U0268438

"十四五"职业教育国家规划教材

老年康复适宜技术

主　编　屠其雷　宋朝功　熊宝林

副主编　陈庆庆　魏晨婧　王　丽　刘锡华

　　　　刘永强

参　编　马晋涛　王　莹　李　炜　李　晶

　　　　杨　杨　陈　蓉　郭　森　徐晴岩

　　　　曹雅娟　雷明化

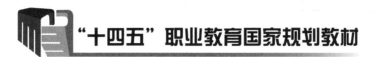

北京理工大学出版社

BEIJING INSTITUTE OF TECHNOLOGY PRESS

图书在版编目（CIP）数据

老年康复适宜技术 / 屠其雷，宋朝功，熊宝林主编
. −− 北京：北京理工大学出版社，2021.6（2024.7重印）
ISBN 978 − 7 − 5763 − 0010− 9

Ⅰ．①老… Ⅱ．①屠… ②宋… ③熊… Ⅲ．①老年病
− 康复医学 Ⅳ．① R592.09

中国版本图书馆 CIP 数据核字（2021）第 134049 号

责任编辑：封　雪　　文案编辑：毛慧佳
责任校对：刘亚男　　责任印制：边心超

出版发行 / 北京理工大学出版社有限责任公司

社　　址 / 北京市丰台区四合庄路 6 号

邮　　编 / 100070

电　　话 / （010）68914026（教材售后服务热线）
　　　　　　（010）68944437（课件售后服务热线）

网　　址 / http：// www. bitpress. com. cn

版 印 次 / 2024 年 7 月第 1 版第 3 次印刷

印　　刷 / 定州启航印刷有限公司

开　　本 / 787mm×1092mm　1 / 16

印　　张 / 17

字　　数 / 378千字

定　　价 / 53. 00 元

编 委 会

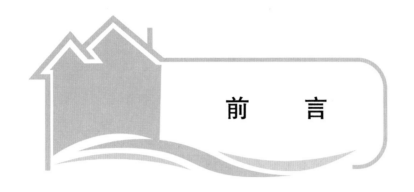

前　言

　　《国家积极应对人口老龄化中长期规划》提出，推进健康中国建设，建立和完善包括健康教育、预防保健、疾病诊治、康复护理、长期照护、安宁疗护的综合与连续的老年健康服务体系。健康老龄化、积极老龄化是中国人口老龄化国家战略的重要理念，老年康复服务是老龄健康促进的重要环节，但是，单纯的医学性康复并不能很好地解决居家社区和机构中的老年康复问题，也不利于老年长期照护的整合效应。随着年龄的增长和自身疾病的影响，老年人康复理念和康复方法需要根据康复环境和康复阶段进行调整，需要将更多的生活元素融入康复，因此，选用一些适宜的老年康复技术补充老年康复服务的不足是很有必要的。

　　在北京理工大学出版社的组织规划和全国老龄协会的支持下，北京社会管理职业学院（民政部培训中心）、河南推拿职业学院、四川护理职业学院、中国健康养老集团研究院等专家团队遵循老年服务与管理专业整体培养目标，突出老年康复特点，更加注重教材的特色，在其中系统地编入生活性康复、文娱性康复、适老化改造、老年辅具的应用、传统康复、运动与理疗等内容，进一步丰富和完善了当前老年康复相关教材体系。

　　本教材共分八个项目，即从新的视角认识老年康复、生活性康复、文娱性康复、轻负荷运动康复与理疗、中国传统康复、居家适老化改造、老年康复辅具的应用、老年康复案例介绍。本教材结合教学目标、思维导图、案例引入，便于教师和学生使用。本教材既适合职业院校健康养老等相关专业的课程教学，也适合教师与相关从业人员参阅。

　　本教材是科技部国家重点研发计划项目"医养结合支持解决方案研究（编号：2018YFC2002400）"、教育部首批国家级职业教育教师创新团队课题"老年服务与管理专业双元现代学徒制人才培养模式实践（SJ2020130101）"、中国工程院咨询研究重点项目"我国老年康养事业发展战略研究（2020－XZ－20）"的阶段性成果。

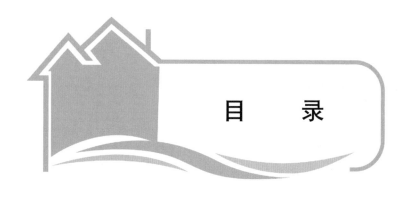

目　录

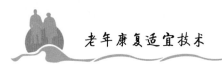

老年康复适宜技术

项目一　从新的视角认识老年康复

【知识目标】

◇ 了解康复发展历程和相关概念；
◇ 了解与老年康复服务对应的法律法规与规章制度；
◇ 理解世界卫生组织发布的《国际功能、残疾与健康分类》（ICF）中阐述的康复理念；
◇ 掌握 ICF 核心内容。

【能力目标】

◇ 能运用 ICF 理论构建多维度的老年康复新思维；
◇ 从老年健康接续性服务的角度对老年康复的重要价值作出新的判断。

【素质目标】

◇ 反思身边老年人康复历程，有意识地自我学习 ICF 与老年康复的相关内容；
◇ 与同组人员分享学习经验，以团队协作的形式巩固 ICF 应用于老年康复的理念和价值。

【思维导图】

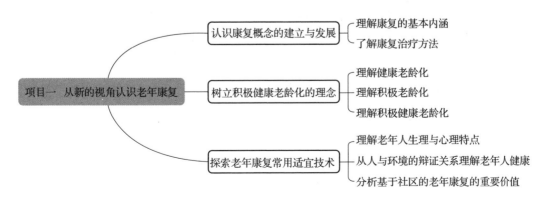

案例导入

赵奶奶有十几年的脑梗死病史，血压维持在 140/80 mmHg 左右，病情稳定，左侧肢体活动功能较弱，但尚能站立和辅助下短距离行走，言语功能尚可。赵奶奶长期居家生活，在老伴的陪同和辅助下，每天进行一定量的行走。不幸的是，老伴突然去世了，赵奶奶被孩子接到家里，孩子白天上班，叮嘱老年人不要自行走动，避免跌倒。由于失去了老伴的辅助，只过了一年，赵奶奶的活动能力由在他人的辅助下行走至长期坐位，最后发展成完全卧床不起。由于在家难以护理，因此赵奶奶被孩子送到养老机构。作为失能老年人，赵奶奶成为养老机构中护理级别最高的老年人之一。

问题：有脑梗死病史的老年人在病情稳定阶段需要哪些重要服务？服务的理念与原则是什么？

任务一　认识康复概念的建立与发展

一、理解康复的基本内涵

关爱老人
康复伴行

　在日常生活中，人们对康复这个词并不陌生。"祝您早日康复"是普通人在生活中祝愿患者的常用语。在专业的康复服务场景中，康复这个词也比较常见，如康复医院、康复医学科、康复训练等。人们应如何更好地理解日常生活中的"康复"和专业康复服务中的"康复"呢？在这两种场景下，康复的内涵又有什么区别与联系呢？

（一）康复与健康

1. 区别生活中的康复与专业康复服务中的康复

日常生活中提到的"康复"，如"祝您早日康复"，常常意味着"祝您早日恢复身体健康"，在某种程度上只能狭义的理解为身体上的"临床痊愈"。国际上的"康复"对应的英文是"rehabilitation"，在不同的国家或地区译名不尽相同，我国大陆译为"康复"，我国香港地区译为"复康"，我国台湾地区译为"复健"，意思是重新获得某种能力、资

2

格或适应正常社会生活。不能简单地把"康复"理解为由疾病恢复至健康的过程，康复的目标不是针对疾病的"治愈"，而是促进病、伤、残者在身体、心理、社会方面的功能最大限度地提高，以回归家庭，重返社会。

世界卫生组织（World Health Organization，WHO）将健康定义为：不仅是没有疾病和虚弱，而是在身体、心理、社会功能上的完满状态。所以，可以理解为有疾病、存在功能障碍的人就是不健康的。一个不健康的人可以通过康复手段（如佩戴眼镜、穿戴假肢、使用轮椅等）重新获得能力。例如，脊髓损伤患者通过代偿与康复训练，甚至可以参加轮椅马拉松竞赛。康复的意义，即通过各种手段，不同程度地改善病、伤、残者的功能障碍，使其重新获得与环境相适应的能力，达到多维度的、综合性的健康状态，而不仅是生理上的健康。

（二）康复、康复医学与治疗医学

1. 康复

1）现代康复概念的诞生

中国对专业化的康复有很重要贡献，按摩、导引、功法等中国传统康复手段历经千年而不衰，直到现在也是伤病者、老年人可以经常选用的康复方式。现代意义上的康复概念来源于西方国家，尤其在 20 世纪初期和中期，全世界经历过两次世界大战，出于对伤残军人的生活照护和协助军人一定程度上回归工作并参与社会的需要，现代康复概念在现代科技与康复方法的不断结合下诞生了，而且还在持续发展。

2）现代康复概念的发展

世界卫生组织提出的现代康复的概念在不同阶段进行过相应的调整。1969 年，世界卫生组织残疾预防与康复专家委员会将康复定义为："康复是指综合和协调地应用医学的、社会的、教育的和职业的措施，对患者进行训练和再训练使其能力达到尽可能高的水平。"1981 年，该委员会又将其定义为："康复是指应用各种有用的措施以减轻残疾的影响和使残疾人重返社会"，更加突出了重返社会的理念。1993 年，联合国的一份正式文件中提出："康复是促使残疾人身体的、感官的、智能的、精神的和/或社会生活的功能达到和保持在力所能及的最佳水平的过程，从而促使他们能借助一些措施和手段，改变其生活而增强自理能力"。2001 年，世界卫生组织发布 ICF，在此基础上，人们共同认为"康复是一套干预措施，旨在使有健康状况的个体在与他们所处的环境交互作用的过程中，使功能最大化并降低功能障碍的影响"。

国际康复概念的变迁充分体现了"生物—心理—社会"医学模式的转变，指出人与环境之间的互动深刻影响着康复行为和康复效果，因此，康复是为了人们在生活、工作和学习中充分发挥自己的潜力。

3）康复的内涵

康复着眼于从生理上、心理上、社会上对人进行全面康复，若要达到这一总目标，单纯依靠医学是不可能实现的，故决定了康复的多学科性和综合性。

（1）康复对象。

康复对象是功能有所缺失或障碍，可能影响日常生活、活动能力、职业工作和社会参与的功能障碍者。

（2）康复领域。

康复涉及的领域较为广泛，不但包括医学技术，而且涉及社会学、心理学、教育学、工程学、信息学等方面以及政府政策、立法等。

（3）康复措施。

康复措施包括医学性康复（各种具体康复治疗手段）、教育康复（义务教育、融合教育等手段）、职业康复（模拟职业训练等手段）、社会康复（法律和人文等手段）、康复工程（工程技术、辅助技术等手段）等方面，以便促进功能障碍者的全面康复。

（4）康复目标。

康复目标是实现全面康复，使功能障碍者尽可能不与社会脱节，在家庭和社会中拥有有尊严的生活。

（5）康复团队。

康复团队不仅包括专业性的康复治疗师和康复医师，也包括社会工作者、其他医务工作者、康复工程师以及家属、养老护理员和其他团队成员等。

2. 康复医学与治疗医学

康复医学是医学的一个分支。随着康复方法的不断完善和改进，康复医学形成了具有一整套独立的理论体系、功能评估方法、治疗技术的医学应用学科。康复医学主要通过来源于不同医学专业的健康照顾人员（康复医生、康复护士、物理治疗师、作业治疗师、心理治疗师、社会工作者、假肢矫形支具师等）以小组工作的方式，采取综合性康复的方法，促进功能障碍者最大限度地改善或提高潜在功能，帮助其回归社会，提高生活质量。

康复医学和预防医学、保健医学、治疗医学并称"四大医学"。国际上，"康复医学"和"物理医学与康复"是一个意思。美国、加拿大等国家用"物理医学与康复"作为学科名称，其他国家多采用"康复医学"。康复医学与治疗医学有很大区别。治疗医学是以疾病为对象，主要采用药物、手术等方式治愈疾病或减轻症状；康复医学是以功能障碍者为对象，主要采用综合性康复措施，针对不同类型、不同程度的功能障碍，采用改善、维持或代偿等不同的康复对策以最大程度地发挥肢体残存的功能。例如，可以利用辅助器具、自助器具，可以配备矫形器、假肢、轮椅等以提高功能障碍者日常生活活动能力。另外，还可以改善环境，调动家属、单位、社会积极参与，确保功能残障者能够得到照顾，改造公共设施（如房屋、街道、交通等）和社会环境，使残障者能方便地活动，同时，要给予其职业教育，促进其就业。对儿童、青少年应确保其可以受教育。对老年人，帮助其维护身体健康、心理健康和社会适应能力，要使其能过有意义的生活，老有所为。

治疗医学与康复医学的区别见表1-1。

表1-1　治疗医学与康复医学的区别

	治疗医学	康复医学
对象	伤病者	功能障碍者
关注	疾病	生活自理、言语、心理、社会参与等功能

	治疗医学	康复医学
目标	临床治愈或减轻症状	回归社会或功能促进
方法	手术、药物等为主	物理治疗、作业治疗、言语治疗等为主
流程	标准化、封闭性	准标准化、开放性

二、了解康复治疗方法

康复医学常用的康复治疗方法包括物理治疗（Physical Therapy，PT）、作业治疗（Occupational Therapy，OT）、言语治疗（Speech Therapy，ST）、心理辅导与治疗、文体治疗、中国传统治疗、康复工程等。适合康复服务的对象群体庞大，包括各种功能障碍者。中国有庞大的、数以亿计的老年人群，老年康复服务非常重要。有证据表明，康复治疗可以降低与老龄化相关的功能障碍并提高生活质量。

（一）物理治疗

物理治疗：通过主动和被动的方式，利用运动治疗并借助各种物理因子（如电、光、声、磁、冷、热、水、力等）来治疗疾病、恢复与重建功能的一种治疗方法，是康复治疗的主要手段之一。

（二）作业治疗

作业治疗：让功能障碍者参与日常生活活动、社区生活等各种形式的作业活动来提高日常生活活动能力和社会参与的一种方法。作业疗法不仅有助于促进身心健康，减轻或纠正病态状况，为将来重返工作或回归家庭做准备，而且可以加强功能障碍者社会性活动的能力，促进社会参与，使功能障碍者感到生活丰富多彩，幸福愉快，从而增进健康。

（三）言语治疗

言语治疗：通过言语功能训练来提高文字语言符号的运用（书写）和接受（阅读）与表达（语言）能力。

（四）其他治疗方法

除上述三种主要治疗方法外，还有心理辅导与治疗、文体治疗、中国传统治疗、康复工程等方法，应采用综合的康复手段，共同促进老年人和其他服务对象的功能维持与改善。

学中做

在这个案例中，赵奶奶由于缺乏有效的持续性康复，很快成为失能老年人。如果你是一名社区养老顾问，请根据所学的上述康复知识向赵奶奶的子女提出几条建议。

请与其他专业人员一起，尝试为赵奶奶制定一个包括康复服务在内的社区照料计划（如果掌握的知识还不够充分，请查找相关资料并寻求团队的帮助）。

任务二
树立积极健康老龄化的理念

从治疗医学到康复医学，从疾病治疗到功能康复，提升了健康理解的加深和健康综合服务水平。现代康复在中国的发展过程中，医疗康复往往占据了主要地位，对于老年群体而言，由于年龄、生理和社会参与因素的多重影响，康复服务还需要作出更多的改变。

20 世纪 80 年代末之前，人们大多关注于老龄问题相关的衰退与缺失方面，很少有研究者关注老年人潜在的成长与发展，因此这段时期也被称为"消极老龄化"时代。自国际上 1987 年提出"健康老龄化"，再到 2002 年提出"积极老龄化"，人们对老年人健康、老年人社会参与以及老年人对于社会的价值有了更深刻的认识。这也对老年康复的发展方向起到了重要的指引作用，若仅依靠医疗性康复服务，则就非常欠缺了。

一、理解健康老龄化

知识链接

2019 年年末，我国 60 岁及以上人口（不包括香港特别行政区、澳门特别行政区和台湾地区）为 25 388 万人，占 18.1%；65 岁及以上人口为 17 603 万人，占 12.6%。与 2018 年比较，老年人口比重持续上升。其中，60 岁及以上人口增加 439 万人，比重上升 0.25 个百分点；65 岁及以上人口增加 945 万人，比重上升 0.64 个百分点。

全年出生人口 1 465 万人，比 2018 年减少 58 万人；全年死亡人口 998 万人，比 2018 年微增 5 万人。人口老龄化进一步加剧。

在全世界范围内，人口老龄化正在加速。伴随老龄化的不断加深，老年人对于医疗保健、康复护理等服务的刚性需要日益增加。老龄化进程与城镇化、家庭小型化、空巢化相伴随，与经济社会转型期各类矛盾相交织，流动老年人和留守老年人规模不断增加，越来越多的家庭面临照料者缺失的问题，因此，人们需要重新认识和理解老龄健康的概念。

世界卫生组织在《关于老龄化与健康的全球报告》（2016）中指出："典型"的老年人并不存在。老年人的能力和健康需要的多样化并不是随机产生的，而是根源于整个生命过程中的所有事件和经历，而这些常常是可以改变的。虽然很多老年人最终都会面临众多的健康问题，但是并不意味着无法独立。健康老龄化并不仅指没有疾病，对大多数老年人来说，维持功能发挥是最为重要的。

（一）健康老龄化的提出

1987年，世界卫生大会首次提出健康老龄化概念。1990年，世界卫生组织把健康老龄化作为一项发展战略提出以应对人口老龄化，提出健康老龄化的三大指标：为老年人提供良好的社会环境；提供良好的健康和社会服务，使老年人身体、心理机能健康；享有"尊严活"和"尊严死"的权利。

1. 理解健康老龄化的内涵

1946年，世界卫生组织关于健康的定义是："健康是身体、心理和社会功能的完美状态"，即从生物学角度检查身体器官功能，测量各项指标正常与否，从心理精神角度判断其有无控制力、能否正确对待外界影响，从社会学角度看其社会适应性、人际关系与应付各类事件的能力等。1987年，世界卫生大会首次提出健康老龄化概念。1990年，世界银行（WB）提出健康老龄化的战略目标，即指老年人群达到身体、心理与社会功能的完美状态，以应对人口老龄化。2002年，"保障"和"参与"两个维度被纳入健康老龄化概念。2007年，随着认知和发展的推进，人们认为健康老龄化是指老年人在老年期其躯体和心理、社会功能方面能够保持健康状态，把病痛和无自理能力的时间延迟至生命最后阶段。2016年，世界卫生组织在《关于老龄化与健康的全球报告》中将健康老龄化重新界定为：健康老龄化是发展和维护老年健康生活所需的功能发挥的过程。功能发挥是指老年个体能够依照自身观念和喜好来生活、行动的健康相关因素。

2. 认识个体与环境的关系

在健康老龄化的这一定义中，关键是要理解"内在能力"和"功能发挥"二者都不是恒定不变的。尽管二者都会随年龄的增长有所降低，但生命过程中不同时点的人生选择和干预措施将决定每一个体的具体轨迹。对于能力处于任一水平的老年人，能否完成自己认为重要的那些事情，最终取决于其生活环境中存在的各种资源和障碍。所以即使老年人的内在能力有限，如果能够得到抗炎药、辅助器材（如拐杖、轮椅、助力车）的帮助或者居住在可负担的、易用的交通设施附近，他们仍然能够去商场购物。这种个体与环境的结合及它们之间的关系就称为功能发挥。

（二）健康老龄化服务体系

传统健康老龄化理念优先且单纯地考虑老年人的个体健康促进，而发展的健康老龄化理念则需要发展以老年人为中心的综合性"医疗、照护与环境"公共卫生服务体系，为老

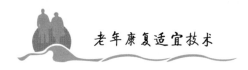

年人提供生命历程中所需的各项健康支持,最终不仅能够改善老年人的身体健康状况,也能够促进老年人能力的发挥。

1. 卫生系统应面向老龄人群提供有效服务

使卫生系统满足老龄人群的需要。针对老龄人群多层次需要的整合性的医疗卫生服务,效果要强于简单针对单独疾病的措施,然而老年人常常面临的服务是专门针对急性疾患或症状的治疗,此种治疗采用独立、分离的方式处理各种健康问题,使不同的卫生保健提供者、医疗机构之间缺乏合作,不同时点、不同情况下的服务也缺乏一致性。这些不仅会导致医疗卫生服务不能有效满足老龄人群的需要,而且会大大增加老龄人群以及卫生系统的负担。推进健康老龄化计划并非仅是努力做好正在进行中的事情,而是应当建立相应的卫生系统,以保证能够针对老龄人群的需要提供可负担的系统服务。与传统的服务方式相比,对于老龄人群而言,这种系统服务的效果更好,而且相关成本也不会增加。

2. 构建提供长期照护的系统

没有任何一个国家能够负担得起缺乏综合性系统的长期照护的后果。这一系统的主旨应当是维护功能发挥已丧失或有严重丧失风险的老年人功能的发挥,应确保尊重老年人的基本权利、自由与尊严。这就要求人们应当重视老年人获得正常生活和尊重的权利。

除了使依赖照护的老年人获得有尊严的生活外,长期照护系统还带来诸多潜在的益处,包括减少对急性医疗服务的不当使用、帮助家庭避免高昂的医疗费用以及解放家庭成员使其能够承担更多的社会职能。通过分担长期照护的负担与风险,长期照护系统能够帮助人们增加社会凝聚力。

3. 创建关爱老年人的环境

采纳 ICF 框架。其中,各种环境和情况包括交通、居住、劳动力、社会保障、通信以及卫生保健服务和长期卫生保健。健康老龄化的公共卫生框架为所有的利益相关者确立了共同的目标,即功能发挥最大化。ICF 探寻了如何在功能发挥所包含的五个密切联系的领域内达到这一目标。这些能力对于帮助老年人完成他们所重视的事情是十分必要的。它们包括满足自身基本需要的能力,学习、成长和决策能力,保持活动的能力,建立和保持各种关系的能力,做贡献的能力。

4. 老年人功能发挥的基本途径

培养老年人这些能力的必要措施可以有多种形式,但均通过两种基本途径实现。第一是建立和保持内在能力,方法包括降低健康风险(如严重的空气污染)、鼓励健康行为(如身体活动)或减少相关障碍(如高犯罪率或危险的交通环境),或提供服务加强相关能力(如卫生保健服务)。第二是使具备特定能力水平者发展出更强的功能发挥。换言之,即缩小其在当前能力水平下所能完成的任务和生活在有利环境下(如提供适当的辅助技术,提供可及的公共交通服务和建立安全的居住环境)所能完成的任务之间的差距。虽然在人群层面的干预措施可以通过以上两种途径改善多数老年人的生活环境,但是如果缺乏个性化的帮助,仍将有很多老年人无法充分获益。康复服务是老年人功能发挥的重要措施。

二、理解积极老龄化

（一）积极老龄化的提出

2002 年，联合国大会通过的《老龄化马德里政治宣言》将"积极老龄化"确定为应对 21 世纪人口结构变化的重要举措，提出以尊重老年人权为前提，以独立、参与、尊严、照料和自我实现为原则，创造条件让老年人发挥其技能、经验。积极老龄化是指人到老年时，为了提高生活质量，使健康、参与和保障的机会尽可能发挥最大效应的过程。积极老龄化的理论于 2002 年在联合国第二届世界老龄化大会上被人们接纳，并在会后发布的《积极老龄化：政策框架》报告中得到确认。

（二）积极老龄化的三个支柱

积极老龄化要求在健康、参与和保障三个基本方面采取行动，积极老龄化具有比健康老龄化更加丰富的内涵。中国也正在向这个方向努力，提出"积极应对人口老龄化，构建养老、孝老、敬老政策体系和社会环境，推进医养结合，加快老龄事业和产业发展"的要求。积极老龄化有三个重要支柱：健康、参与、保障。

1. 第一个支柱：健康

1）理解健康的内涵

积极老龄化中的"健康"是一个动态的、全生命过程的概念。积极健康的老年生活，是指身体、心理和精神各方面都要保持积极健康的状态。"健康"一词的含义不仅包括身体健康，更是指精神健康以及社会适应良好。世界卫生组织在《积极老龄化政策框架》报告指出，促进精神健康和社会接触的政策和机会，同那些促进身体健康的计划一样重要。因此，老年人精神状况良好、幸福感充足也是"健康"的重要表现。积极老龄化中的"健康"是一个动态的、全生命过程的概念。

2）重视健康预防

尽管当进入老年期后，人体功能的衰退和慢性疾病的到来不可避免，但如果在人们进入老年之前，避免或减少有害于人体健康的消极因素，而增加健康的保护因素就会大大推迟人体功能衰退和慢性疾病到来的时间。《积极老龄化政策框架》认为，"当慢性病和机能下降的风险因素（包括环境和行为）降低而保障因素提高时，人们将享受健康时间更长、生活质量更高的生活。这样在进入老年后，大部分老年人仍然能够保持健康和生活自理，只有较少的老年人需要昂贵的医疗和照料服务"。这就需要社会开展持续的健康教育，让人们养成健康的生活方式，建立医疗保险制度和提高医疗服务水平。同时，"那些现在需要照料的人，他们在步入老年时也必然得到全方位的医疗和照料服务"。重视健康预防，就更能理解康复服务的重要价值。

2. 第二个支柱：参与

1）理解参与的内涵

积极老龄化中的"参与"不仅包括物质生产，还包括劳务、志愿服务活动等内容。事实上，老年人社会参与的价值应从超越市场的角度来理解，其中，老年人在家庭中参与的家务劳动、在社会中参与的志愿活动的成果也是其社会参与的价值所在。另外，老年人参与社会的价值和作用还表现在社会文化传承方面，即通过老年人言传身教来传承优秀的文化。老年人通过传帮带的方式，将优秀的文化积淀和实践经验积累传递给年轻一代，从而在知识文化传承中起到重要作用。可见，老年人的社会参与不仅创造了物质财富，还创造了社会价值。在促进老年人社会参与方面，仅靠个体自身的努力远远不够，还需要就业、教育、卫生及社会政策相关部门尽可能地提供支持，保障其基本权利。

2）积极参与的重要功能

积极参与就能使老年人继续生活在主流社会中。因此，积极老龄化政策框架需要下列行动："劳务市场、就业、教育、卫生及社会政策和项目当根据个人的基本人权、能力、需要和喜好，支持老年人参与社会经济、文化和精神活动，通过收入性的和非收入性的活动，为社会继续做出建设性的贡献"，从而使老年人成为人口老龄化形势下，国家和社会可持续发展的宝贵资源。社会参与是康复服务的重要目标的基本原则，促进老年人积极参与社会，即最好的健康预防措施。

3. 第三个支柱：保障

1）理解保障的内涵

保障的目的是让老年人得到各种必要的权利。积极老龄化的保障不仅是指经济保障，还包括医疗保障、社会救助、长期照护等，涵盖了人身安全、食品安全、居住安全等各方面。另外，保障还有"保护"的含义。保护不仅意味着满足老年人的物质需要，更要维护老年人的尊严、确保其参与的权利，满足其受到照顾、实现价值以及个人全面发展的要求。

2）重视保障对老年人健康预防的重要作用

老年人社会保障是对人生晚年阶段实施的社会保护措施，涵盖国家和社会在老年人健康维护、医疗保障和长期照护等方面的制度安排，以此构成应对老年人疾病和失能风险的社会安全网。在个体健康的保障上，要求个人在生命全程中尽量避免残疾，避免生活不能自理，把残疾和不能自理程度降到最低。

积极健康老龄化提倡"在政策和项目解决人们在老龄化过程中的社会、经济、人身安全上的保障需要和权利的同时，保障老年人在不能维持和保护自己的情况下受到保护、照料和有尊严。国家支持家庭和社区通过各种努力照料老年成员"。政府、社区和家庭向老年人提供的保障包括提供诸如供养、医疗、安全、权益等全方位的保障，从而提高其生命和生活质量，保障其基本权利和尊严。社区居家的整合式照护和康复服务的健康保障功能需要得到进一步发挥。

学习园地

积极老龄化理论认为"积极"是核心，其强调老龄人口对社会、经济、文化和相关社会事务的继续参与，认为老龄人群虽然退出了工作岗位，但是仍然可以成为家庭、社区乃至国家的积极贡献者。积极老龄化的主要目的是让所有进入老龄化的社会人群都能够获得健康的身心延续，能够延长预期寿命，能够改善生活质量。

相对于健康老龄化，积极老龄化更加主张老龄人群是社会不可忽视的宝贵资源，保障老龄人群的身心健康，让老龄人群能继续健康地参与社会、经济、文化和相关社会事务，依然能为社会发展创造财富，依然能有效推动社会经济的发展，依然能成为社会发展的积极贡献者。这也是为中国发展互助式养老、老有所学、老有所为提供了重要的理论源泉！

三、理解积极健康老龄化

（一）积极健康老龄化的提出

欧盟委员会（European Commission）在战略部署、学术研究方面频繁地合并使用"健康老龄化""积极老龄化"这两个概念，并在对其进行综合后提出"积极健康老龄化"，使其成为一项重要的创新举措，由此不仅推动了从宏观层面制定政策目标和战略规划，更从医疗、卫生等方面进行了积极推进。2012年，欧盟委员会在《推进积极健康老龄化欧洲创新伙伴关系战略实施计划》中首次提出了"积极健康老龄化"（Active and Healthy Aging，AHA）。

（二）积极健康老龄化的三大支柱

积极健康老龄化具有三大支柱：预防筛查和早期诊断、护理和治疗、积极老龄化和独立生活，每一支柱下都有相应的具体实施办法。

积极健康老龄化的三大支柱见表1-2。

表1-2 积极健康老龄化的三大支柱

支柱	优先行动领域	具体实施办法
预防筛查和早期诊断	提高健康素养，患者授权，重视医治伦理，遵守规则，使用先进的医疗设备，提供高水平的服务 私人化、个性化的健康管理 预防并早期诊断出功能衰退（包括生理层面和认知层面）	确定创新性治疗方案，保证在区域层级上的治疗水平 探寻创新性措施来管理私人健康预防功能性衰退
护理和治疗	进行能力建设及引进成功的综合护理系统	促进慢性疾病综合护理模式，在区域层级使用远程监测
积极老龄化和独立生活	通过开放和个性化方案扩展积极独立老年期生活	开发电子信息科技技术，提高老年人的自主性、积极性

(三) 积极健康老龄化核心理念

积极健康老龄化促进老年人更加"健康"和"活跃",增加老年人社会参与的机会,提高生活质量。"健康"是指身心健康,"活跃"是指持续参与社会、经济、文化、精神和公民事务,而不仅指运动或参加劳动力的简单能力。认为老龄化是机遇而不是负担,是对老龄化的重视,认可老年人及其对社会的贡献。推动积极健康老龄化的重要性被公认为欧洲未来发展的机会。积极健康老龄化的服务和产品创新可能需要投资,当然也带有风险,但是,如果措施有效,它可以带来多重回报。老年人可以通过更好的结果来创造附加值,康复人员以及护理人员的工作满意度提高,有利于节约资源,并提高卫生和社会护理体系的效率。积极健康老龄化的理念对于中国也意义重大。例如,通过及时的康复护理服务,家庭病床的管理模式将大大减少住院天数。采用简易有效的社区居家康复护理服务模式,有利于降低卫生成本;同时,老年人的健康维持、家庭角色的承担、社会活动的参与能够让子女有更多精力投身于工作,从而提高社会的整体效能。

(四) 健康中国与积极应对人口老龄化

中国是世界上老年人口最多的国家,在积极健康老龄化国际背景下,中国积极参与全球健康治理,履行联合国关于"2030 可持续发展议程"的承诺,于 2016 年颁布《"健康中国 2030"规划纲要》。随后,在整个国家层面上,中国又提出积极应对人口老龄化,构建养老、孝老、敬老政策体系和社会环境,推进医养结合;加速老龄事业和产业的发展;建立可接续性发展的老年健康服务体系。

1. 战略主题

"共建共享、全民健康"即坚持政府主导与调动社会,在个人积极参与的共同努力下,推动人人参与、人人尽力和人人共享的"共建共享"健康促进格局。

2. 服务体系

(1) 建设"老有所医""老有所养""老有所学"的老年关爱服务网络。

(2) 提供全生命周期、公平可及、接续性的老年健康服务体系。

(3) 构建居家社区机构相协调、医养康养相结合的养老服务体系。

接续性老年健康服务体系如图 1-1 所示。

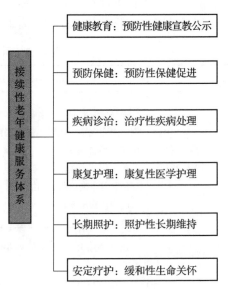

图 1-1 接续性老年健康服务体系

> "健康老龄化""积极老龄化""积极健康老龄化"等是由国际组织提出的政策框架。目前，中国对此尚缺少成熟的理论体系和实施方案。"健康中国 2030，积极应对人口老龄化"是中国提出的具有中国特色、正处于发展阶段、同样未形成系统的理论体系。在积极对应方面，中国和国际上在老龄化理念方面有共通之处，目标都包括促进老年人身心健康、增强老年人活动能力、提高老年人社会参与度；从康复的理念和原则出发，也提出要运用综合的措施，促进老年人的功能发挥，帮助老年人尽量回归家庭、回归社会。
>
> 因此，本书重点介绍如何运用医疗康复之外的措施，促进积极健康老龄化目标的达成。

3. 科技创新

中国将技术创新作为积极应对人口老龄化的第一动力和战略支撑，以此来提升国民经济产业体系智能化水平，提高老年服务科技化、信息化水平，加大老年健康科技支撑力度，加强老年辅助技术的研发力度。

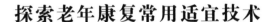

任务三
探索老年康复常用适宜技术

一、理解老年人生理与心理特点

从积极健康老龄化的角度来看，老年人的身体情况并不必然与年龄有关，很多老年人随着年龄增长，身体健康依然保持得很好，因为人的健康状态与很多因素有关，年龄并不是唯一的，但是，随着时间的延长，在同等机会条件下，老年人在生理、心理上仍有一些可以被人们观察和总结的特征。

（一）老年人生理特点

衰老是个体生长、成熟的必然的连续变化过程，是人体对内外环境适应能力减退的表现。老年人的生理状况通常发生以下变化。

1. 体表外形改变

随着年龄的增长，老年人会出现皮下脂肪减少，皮肤松弛；牙龈组织萎缩，牙齿松动脱落；骨骼肌萎缩，骨钙流失或骨质增生，关节僵硬，身形佝偻。

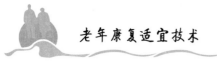

2. 器官功能减退

老年人各种器官的功能都有不同程度的减退，如呼吸功能和消化功能以及视力和听力等，而且对环境的适应能力下降，容易出现各种慢性退行性疾病。

3. 机体调节控制作用降低

老年人不仅动作和学习速度减慢，完成任务能力和反应能力也降低，再加上记忆力和认知功能的减弱和人格改变，常常出现生活自理能力下降的现象。另外，老年人免疫防御能力降低，容易患各种感染性疾病。

（二）老年心理特点

1. 认知能力下降

老年人大脑功能发生改变，中枢神经系统递质的合成和代谢减弱，因此感觉能力降低，意识性差，容易出现反应迟钝、注意力不集中等状况。

2. 孤独和依赖

老年人适应周围环境的能力下降，缺少或不能进行有意义的思想和感情交流；孤独心理常常伴随左右，会导致焦虑不安和心神不定。老年人做事信心不足，被动顺从，感情脆弱，容易产生依赖心理。

3. 易怒和恐惧

老年人情感不稳定，易伤感，易激怒，不仅对当前事情易怒，而且容易出现以往情绪压抑导致的怒火爆发。老年人发火以后又常常感到如果按照自己以前的性格，是不会对这点小事发火的，从而产生懊悔心理。恐惧也是老年人常见的一种心理状态，表现为害怕，有受惊的感觉。当恐惧感严重时，有些老年人还会出现血压升高、心悸、呼吸加快、尿频、厌食等症状。

4. 抑郁和焦虑

抑郁是常见的情绪表现，症状是压抑、沮丧、悲观、厌世等，这与老年人脑内生物胺代谢状况改变有关。长期存在焦虑心理会导致老年人心胸狭窄、吝啬、固执、急躁，久之则会引起神经内分泌失调，使疾病发生。

5. 睡眠障碍

老年人由于大脑皮质兴奋和抑制能力低下，容易产生睡眠减少、睡眠浅、多梦、早醒等睡眠障碍。

二、从人与环境的辩证关系理解老年人健康

（一）由 ICF 获得的启示

1. 了解 ICF 概念模型

随着人口的老龄化，卫生保健系统服务不断改善，卫生保健的重点从急性、传染性疾

病转移到慢性、难以准确说明的疾病；医疗服务的重点从治疗转移到保健，并以提高处于疾病状态的人群生活质量为目的。世界卫生组织为了满足卫生与康复事业发展的需要，建立了新的理论模式与分类系统，于 2002 年正式发布新版本 ICF（图 1 - 2）。同年，联合国也发布了《积极老龄化：政策框架》报告。ICF 虽然是由于残疾人康复的需要而制定，但其理念与框架能够适用于有功能障碍的老年人和伤病者。积极老龄化与 ICF 在维持老年健康、促进社会参与方面起到重要的指导性作用。

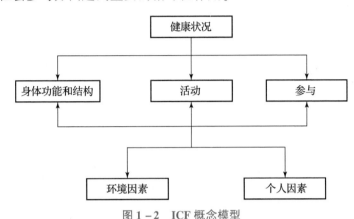

图 1 - 2　ICF 概念模型

1）身体功能和结构

身体功能（Body Function and Structure）是指身体各系统的生理或心理功能。身体结构指身体的解剖部位，如器官、肢体及其组成部分。身体功能和身体结构是两个不同但又平行的部分，它们各自的特征不能相互取代。

2）活动

活动（Activity）是由个体执行一项任务或行动。活动受限指个体在完成活动时可能遇到的困难，这里是指个体整体水平的功能障碍（如学习和应用知识的能力、完成一般任务和要求的能力、交流的能力、个体的活动能力、生活自理能力等）。

3）参与

参与（Participation）是个体参与他人相关的社会活动（家庭生活、人际交往和联系、接受教育和工作就业等主要生活领域，参与社会、社区和公民生活的能力等）。参与限制是指个体的社会功能障碍。

4）环境因素

环境因素（Enviroment Factors）是人们居住和生活的物理、社会和态度环境，包括产品、工具和辅助技术，社会、经济及政策的支持力度，社会文化等。有障碍或缺乏有利因素的环境将限制个体的活动；有促进作用的环境则可以提高其活动能力。

5）个人因素

个人因素（Personal Factors）包括性别、年龄、人种、生活方式、习惯、社会背景、教育职业、过去和现在的经验以及个人的心理优势等。

2. 理解 ICF 的特点

ICF 对于健康状态有新的认识，更加注重健康状态的整体特征，力求客观。ICF 适用

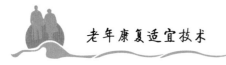

于所有功能障碍者。

1）广泛性

该分类系统可以应用于所有处于不同健康状态的人，而不同于以往将残疾人、功能障碍者作为一个特殊群体加以分离的分类法。

2）平等性

强调促进残疾人和功能障碍者充分参与社会生活，不同健康状态（身体和心理）均无活动或者参与的人为限制，成为社会整体不可或缺的一部分。

3）中性词语

许多类别和项目均使用中性词来说明每个维度的积极与消极的方面，不再延用过去对残疾人带有贬义的消极词汇。

4）结构与功能分离

将身体结构与功能缺损分开处理，以反映身体的所有缺损状态。

5）用"活动"替代"残疾"

活动是一个中性词，用"活动"替代"残疾"反映了目前残疾人对自己状态的新认识。另外，该分类还使用严重程度指标对限制活动的情况进行描述。

6）用"参与"替代"残障"

分类系统用参与（Participation）替代残障（Handicaps）并列举了一系列环境因素，以确定参与社会生活的程度。

> **知识拓展**
>
> ICF 认为，人的健康状况包括身体功能和结构、活动受限程度、社会参与能力三个方面，而这三个方面又会受到个人因素与环境因素的双重影响。例如：依赖轮椅的偏瘫老年人张爷爷，住在没有电梯的普通楼房的 6 层（在中国，6 层或低于 6 层的楼一般没有电梯），和住在拥有电梯住宅同样身体功能和结构的偏瘫老年人李爷爷相比，张爷爷下楼出入社区将面临很大的困难，环境带来的障碍将导致他的活动和社会参与受到更大的限制，进而影响他的健康状态。
>
> 如果运用 ICF 的分类评估方法，就可以对张爷爷的身体功能和结构、活动受限程度、社会参与能力、环境因素进行综合评估，或许通过适老化改造，提供能够爬普通楼梯的辅具改变环境的限制因素，从而提高张爷爷的活动能力和社会参与能力，进而改善张爷爷的健康状态。这也是积极健康老龄化所倡导的核心理念。

三、分析基于社区的老年康复的重要价值

1976 年，世界卫生组织提出一种新的、有效的、经济的康复途经，即社区康复（Community – Based Rehabilitation，CBR）。它顺应了全球功能障碍者的康复需要，在发展中

国家中得到了迅速发展。

（一）社区康复的内涵

社区康复主要是利用本社区的资源，因地制宜地开展社区和家庭的康复，主要提供功能障碍者恢复期及后期康复服务，开展残疾预防工作，同时，也为他们提供教育、社会、职业康复。对老年人而言，社区康复方便、快捷，而且价廉，有利于他们回归家庭和社会，是普及康复服务的基础和主要形式。

（二）社区康复的实施

社区康复计划的拟定和实施主要依靠三股力量。一是依靠社区的领导和组织、社区的群众和团体；二是依靠有关的政府部门（包括卫生、残联、民政、教育、劳动、人事、和社会服务等部门）；三是依靠残疾人本人和他们的家庭。只有三股力量通力合作，社区康复任务才能完成。

（三）社区康复的内容

社区康复由 5 个部分组成，即健康、教育、生存、社会和赋能。每个部分又分为 5 个要素，共计 25 个要素。中国在积极应对人口老龄化的《"十三五"国家老龄事业发展和养老体系建设规划》中强调"居家为基础，社区为依托，机构为补充，医养相结合"的整体框架，随后在重要文件中又提出建立居家、社区、机构养老相协调，医养、康养相结合的应对策略，并逐步完善老龄健康接续性服务体系。

以积极健康老龄化核心理念为指导，通过 ICF 对老年人健康影响因素进行分类，建立基于社区的有中国特色的老年康复服务是维持老年人综合健康、促进老年人社会参与的重要途径。围绕生活展开的康复训练，发挥文化娱乐服务的康复价值，进行适老化改造并应用辅助器具，利用中国传统康复的优势将成为中国老年康复适宜技术的重点内容。基于社区老年的康复康复适宜技术不仅适用于社区、居家养老服务，也同样适用于各种养老机构。

社区康复框架内容见表 1-3。

表 1-3　社区康复框架内容

健康	教育	生存	社会	赋能
健康促进	幼年教育	技能发展	他人帮助	倡导与沟通
疾病预防	基础教育	自我营生	人际关系婚姻家庭	社会动员
医疗保健	中高等教育	有薪就业	文化宗教艺术	政治参与
康复治疗	非正式教育	金融服务	休闲娱乐运动	自助小组
辅助器具	终生学习	社会保护	司法	残疾人组织

【思考】

中国老年人总数已经超过 2.5 亿，90% 以上的老年人长期居住在家里，需要照护的老

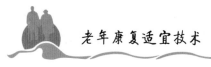

年人部分依托于家庭所在的小区或村庄。本项目首先介绍了赵奶奶的案例，由于家庭照护功能缺失，社区也未能提供可持续的康复服务与照护，赵奶奶的失能期很快到来，这只是众多老年人生活现状的缩影。项目通过"认识康复概念的建立与发展""树立积极健康老龄化的理念""探索老年康复常用适宜技术"3个任务介绍了康复、积极健康老龄化、老年社区康复的内涵。请您从新的视角认识老年康复，并为赵奶奶提供基于社区的老年康复服务制定合理的计划。

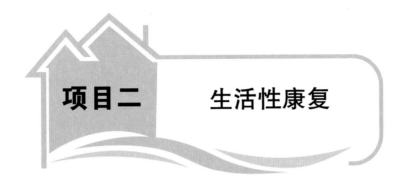

项目二　　生活性康复

【知识目标】

◇ 了解马斯洛需要层次理论与老年康复的重要关系；
◇ 掌握帮助老年人树立康复信心的方法；
◇ 掌握老年人生活性康复的内容和方法。

【能力目标】

◇ 能运用马斯洛需要层次理论帮助老年人建立康复信心；
◇ 能根据老年个人因素和环境因素，为老年人选择合适的生活性康复方法。

【素质目标】

◇ 反思医学性康复的不足，探索将更多生活性内容融入老年康复中的创新方法；
◇ 站在老年人的角度，与他们一起选择生活性康复内容。

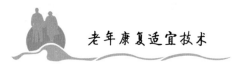
【思维导图】

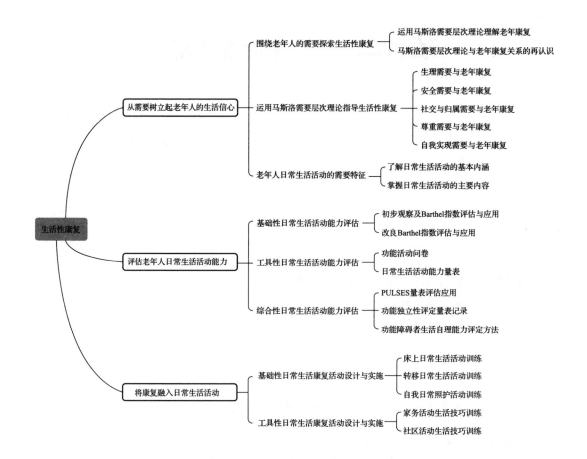

案例导入

李爷爷，75岁，脑卒中后伴有左侧偏瘫，认知功能尚可，言语功能一般，但能进行基本的生活交流。在康复机构进行一段时间康复后，他对于长期重复的肢体功能训练越来越抗拒，不愿意配合，家属也很苦恼。如果你是一名康复人员或养老顾问，将如何处理这种状况？

任务一
从需要树立起老年人的生活信心

一、围绕老年人的需要探索生活性康复

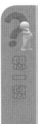

李爷爷的案例在老年人康复服务中并不少见。医学性康复范畴中的功能性康复训练在早期康复中是必要的，但老年人随着时间的延长，由于生理与心理的一些特征，对于单调重复且过于注重功能的恢复方面缺乏信心。老年人对生活参与和社会参与的很多潜在性需要无法得到关注时，他们就会对常见的康复训练产生排斥心理。那么，根据项目一所介绍的相关内容，还有更合适的康复服务内容可以选择吗？

（一）运用马斯洛需要层次理论理解老年康复

马斯洛需要层次理论（Maslow's Hierarchy of Needs）的提出距今已有70多年历史，它由美国心理学家马斯洛（Maslow）于1943年提出。该理论认为，人类的需要像阶梯一样从低到高按层次分为五层，分别是生理需要、安全需要、社交与归属感需要、尊重需要和自我实现需要，如图2-1所示。

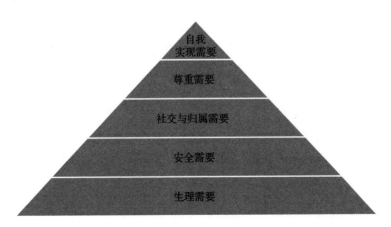

图2-1 马斯洛需要层次理论

1. 生理需要

生理需要是人类维持自身生存的最基本需要，包括食物、水分、空气、睡眠、性的需

要等。如果这些需要得不到满足，人类的生存就成了问题。在这个意义上说，生理需要是推动人们行动的最强大的动力。马斯洛认为，只有当这些最基本的需要被满足到维持生存所必需的程度后，其他需要才能成为新的激励因素。此时，这些已相对满足的需要也就不再是激励因素了。

2. 安全需要

安全需要是人类要求保障自身安全，摆脱事业失败和丧失财产的威胁，避免职业病的侵袭、接触严酷的监督等方面的需要。马斯洛认为，整个有机体是一个追求安全的机制，人的感受器官、效应器官、智能和其他能量主要是寻求安全的工具，甚至可以把科学和人生观都视为满足安全需要的一部分。当然，这种需要一旦被相对满足，也就不再成为激励因素。

3. 社交与归属需要

社交与归属需要需要包括两方面内容。一是友爱需要，即人都需要伙伴之间、同事之间关系融洽或保持友谊和忠诚；人人都希望得到爱情，希望爱别人，也渴望接受别人的爱。二是归属需要，即人都有一种归属于一个群体的感情，希望成为群体中的一员，并相互关心和照顾。友爱需要比归属需要细致，其与一个人的生理特性、经历、教育、宗教信仰有关。

4. 尊重需要

人人都希望自己有稳定的社会地位，要求个人的能力和成就得到社会的承认。尊重需要又可分为内部尊重和外部尊重。内部尊重是指一个人希望在各种不同情境中有实力、能胜任工作、充满信心、能独立自主。总之，内部尊重就是人的自尊。外部尊重是指一个人希望有地位、有威信，受到别人的尊重、信赖和高度评价。马斯洛认为，尊重需要得到满足后人们对自己充满信心，对社会满腔热情，可以体验到自己活着的用处和价值。

5. 自我实现需要

自我实现需要是最高层次的需要，它是指实现个人的理想、抱负，将个人的能力发挥到最大程度，完成与自己的能力相称的一切事情的需要，即人必须做称职的工作，才能感到最大的快乐。马斯洛提出，满足自我实现需要的途径因人而异，主要途径是努力发挥自己的潜力，使自己越来越成为自己所期望的人物。

老年人脑卒中之后的康复需要，在一定程度上可以用马斯洛需要层次理论来解释，他们首先需要的是生存，更加关注生理需要，通过密集的早期康复来避免身体的健康情况进一步恶化。随着身体健康状况的改善，老年人对于个人安全、社会参与、生命尊严、自我实现等方面逐步有了更多需要。

（二）马斯洛需要层次理论与老年康复关系的再认识

1. 从老年康复的角度重新理解马斯洛需要层次理论

从马斯洛需要层次理论来分析老年康复，就能够理解脑卒中后老年人在早期康复中往往配合程度较高，是这是他们的底层需要。在老年人恢复期的康复服务过程中，老年人对于常规性康复服务的依从性降低，康复工作人员和家属为此遭遇挫折，因此我们不能只停留在经典的马斯洛需要层次理论来分析老年的康复需要。从类似李爷爷的案例中可以发现，长期的功能性康复服务试图努力保障老年人的生理需要和安全需要，希望先在这两个层次建立良好的基础，再寄希望于逐步实现后续需要。实际上常常会出现意外的情形，老年人对持续性功能性训练的抗拒也说明，底层的需要即便没有得到充分满足，老年人也会追求高层次的需要，即便是潜在的。例如，老年人常常会发问："我每天都在训练桌上进行手指功能训练，什么时候才能在家做家务并独立生活，甚至回到社区?"因此，康复工作人员在为老年人提供康复服务时，对马斯洛需要层次理论还要有更多的认识。

2. 高层次的需要应充分应用于老年康复服务

一般来说，某一层次的需要相对满足后，就会向高一层次发展，追求更高一层次的需要就成为驱使行为的动力。五种需要像阶梯一样从低到高，按层次逐级递升，但这样的次序不是完全固定的，可以变化，也可能有例外情况出现。

五种需要可以分为高低两级，其中生理需要、安全需要和社交与归属需要都属于低一级的需要，这些需要通过外部条件就可以满足；而尊重需要和自我实现需要是高级需要，它们是通过内部因素才能满足的，而且一个人对尊重和自我实现的需要是无止境的。同一时期，一个人可能有几种需要，但每一时期总有一种需要占支配地位，对人的行为起决定作用。任何一种需要都不会因为更高层次需要的发展而消失。各层次的需要相互依赖和重叠，高层次的需要发展之后，低层次的需要仍然存在，只是对行为影响的程度大大减小。在提供老年康复服务时，需要识别这个问题，重复性的单项功能训练并不能满足老年人的康复需要，因此，应根据老年人的功能状态及其所处环境，讲物理治疗、作业治疗、言语治疗等重新调整并整合，使其能够适当融入老年热的生活，与高层次的康复需要契合。

二、运用马斯洛需要层次理论指导生活性康复

康复服务的内涵是在尊重康复服务对象的意愿基础上，通过个人因素与环境因素的调整，促进功能维持或改善、活动能力增加、社会参与程度提升。马斯洛需要层次理论从生理需要到个体的自我实现，与康复服务的宗旨是一致的。康复服务由医生和专业人员指导，共同对老年人进行康复评估，首先满足老年人基本需要，以老年人的生活为核心，重点评估老年人日常生活活动能力并在此基础上对运动功能、上肢与手功能、言语功能、认知功能、跌倒风险以及其他疾病风险进行评估和筛查，然后结合马斯洛需要层次理论，为老年人提供个性化的康复服务。

（一）生理需要与老年康复

生理需要是维持老年人生命的最基本需要，包括吃、喝、二便、睡眠以及居住环境等。

1. 满足生活基本需要

依赖团队或照料者的努力为老年人营造一个相对舒适的生活环境，满足其生活的基本

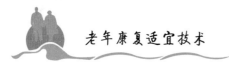

需要。

2. 调节生理功能

可根据老年人疾病和功能来安排必要的营养膳食，对吞咽功能有障碍的老年人开展功能训练，促进机体的恢复。根据老年人的具体情况，协助做好睡眠管理和二便管理，调节生理功能，从而促进身体健康。

（二）安全需要与老年康复

安全需要与生理需要常常相伴而生。

1. 提供安全环境

提供安全卫生的居住环境，评估环境因素，必要时对居住环境进行适老化改造，配置合适的康复辅助器具，降低老年人在生活中的跌倒风险。

2. 做好安全防护

在康复中应注重安全防护，加强康复宣教，开展跌倒预防康复训练，在进食、沐浴、转移中保持良好的康复姿势和体位，预防误吸。老年人卧位时，注意良肢位摆放，减少压迫，避免压疮的产生并保持呼吸通畅。

（三）社交与归属需要与老年康复

1. 家庭角色的回归

在生理需要和安全需要都能满足的情况下，社交与归属需要的层次相对更高，子女的亲情和精神慰藉是老年人的精神支柱。如果子女能够和老年人共同参与制作食物等既有一定的兴趣性，也有康复功能，而且和生活密切相关的康复性团体活动，既有助于提高老年人上肢精细动作的能力，也有助于老年人继续承担家庭角色，使其得以"回归"家庭。

2. 融入社会的行动

康复人员利用机构或社区设施，做好计划，在日常生活中有意识地组织老年人参加集体康复活动等，组织老年人相互交流，为他们缓解心理压力，使他们互相接纳。组织老年人家属、学校和其他单位的志愿者，共同为老年人组织简易的康复活动，这不仅是为了康复训练本身，还为了以康复活动为桥梁，使老年人能够密切融入丰富多彩的社会生活中。

（四）尊重需要与老年康复

1. 尊重老年人的生活选择

可以为老年人提供由益智型、健身型、文化型等多种元素构成文化娱乐康复服务和各种精神慰藉类康复服务，但是要充分尊重老年人的偏好和习惯，给他们充分的选择权利，在康复服务中，应让老年人感到自己获得了尊重并拥有了满足感。

2. 在康复行为中给予尊重

在生活性康复或其他类康复服务过程中，老年人需要更多的耐心对待，在康复计划的制定和康复实施中，要注意维护老年人的生命尊严，而不是只进行单纯的功能性康复，应做到对老年人的一些固有思维模式和行为给予尊重，对老年人提出的非原则性康复要求应尽量尊重和满足。

（五）自我实现需要与老年康复

1. 充分发展老年人的潜能

根据积极健康老龄化和 ICF 的核心理念，在康复服务中不能只关注老年人功能的不足，长时间围绕老年人已经到达功能平台期的肢体活动和认知功能进行单项的功能性训练都是不可取的。例如，上述案例中的李爷爷，若长期采用普通的作业治疗训练患侧的上肢或手功能，并无多大价值。若根据李爷爷曾经的工作经历和其他的功能，设计更具有兴趣性公益活动或手工活动，则康复价值更高。另外，开展老年大学教育活动也是很好的选择。

2. 充分发挥老年人的社会价值

为老年人提供支持其兴趣和潜力发展的康复服务，尤其是对拥有专业技术或复杂知识支撑的退休老年人，联系或组织其他机构或协会，设计康复计划，将能够充分调动老年人的潜在能力，在充分理解和尊重老年人的个性基础上，利用老年人的知识、经验、品德、能力等宝贵财富来参与社会生活，充分发挥老年人的社会价值。

马斯洛需要层次理论与老年康复的对应关系（举例说明）见表 2 - 1。

表 2 - 1　马斯洛需要层次理论与老年康复的对应关系（举例说明）

需要层次	需要层次内容	老年康复
生理需要	进食、排泄、营养维持等	吞咽功能训练、二便管理等
安全需要	居住环境、安全感觉	适老化改造、辅具应用、健康教育等
社交与归属需要	回归家庭、社会接纳	生活技巧性康复训练、社区生活技巧训练等
尊重需要	选择机会、获得认同	文化融入康复中、社会沟通和适应性康复等
自我实现需要	发挥潜能、贡献才智	老年大学课程设计与实施、公益活动性康复等

三、老年人日常生活活动需要特征

学中做

通过对马斯洛需要层次理论的学习，我们再次回顾了本项目中的李爷爷案例。李爷爷脑卒中后，经过一段时间的治疗和康复护理，病情逐渐稳定并进入恢复阶段。由于年龄、生理的因素，基本功能达到到一个平台后，继续训练难以见效，他对于康复的信心也逐渐下降。根据李爷爷的康复需要特征，我们应当如何改变他的康复计划？

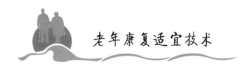
（一）了解日常生活活动的基本内涵

1. 日常生活活动需要特点

日常生活活动从字面上比较容易理解，是每个人从事学习、生产劳动或娱乐活动的基础。对于正常人，这种能力极为普通，不需要作任务特殊努力即可具备，以致我们经常忽略这些能力。试想一下，从清早起床到晚间休息，一天的各种生活活动非常频繁，并没有刻意思考如何完成这些活动，一天就结束了，但是对于一位脑卒中后的老年人，这些看似简单的活动，却需要经过反复甚至艰苦的训练才有可能进行。日常生活活动能力是决定老年人康复进度以及能否及早回归家庭的重要因素，也是马斯洛需要层次理论提出的底层需要。康复训练的基本目的就是改善有功能障碍的老年人的日常生活活动能力，使其能在家庭、工作和社会生活中最大限度地自理。

2. 日常生活活动基本概念

在康复服务中，日常生活活动（Activities of Daily Living，ADL）是一个专业术语，是指一个人为了维持生存及适应生存环境而每天必须反复进行的、最基本、最具有共性的活动，包括进食、更衣、排泄、入浴等生活活动。日常生活活动分为基础性日常生活活动（Basic Activity of Daily Living，BADL）和工具性日常生活活动（Instrumental Activity of Daily Living，IADL）。前者主要是指个人自理（进食、更衣等）和躯体活动类（床上活动、坐、站等）生活活动，后者是指需要借助一些工具或设备来完成的或者一些相对复杂而且流程较多的生活活动。

（二）掌握日常生活活动的主要内容

1. 起居

起居活动包括翻身，坐起，卧坐转换，卧位移动，坐位移动，站立，坐站转换，室内行走或使用轮椅移动，轮椅至床、椅子、便器之间的转移等。起居活动是为了某种目的而进行的一系列动作，构成了全部日常生活活动动作的基础。例如，轮椅使用者为了完成排泄动作，需要先从床上坐起，再转移到轮椅上，进入厕所后再转移到便器上排泄。

2. 进食

进食活动仅限定于从容器中舀起食物送入口中的动作。进食的动作包括将餐具摆在餐桌上、将食物盛在容器里、把食物分开等，不包括周围的其他动作（如吃完饭收拾剩饭及餐具等）。进食时，首先要将食物分成一口大小（如将整条鱼分开、用小刀将肉切成块等），由于食物的种类和形状不同，一口大小的食物可以用筷子夹起，或用勺子舀起，或用叉子叉住等，再放入口中。吃饭姿势、头的位置和活动范围、视觉范围、上肢活动范围、餐具的持握和操作、吃饭时手的活动范围和协调性、口的张开程度等，都与患者的功能障碍有着一定的联系。例如，偏瘫老年人不能保持稳定的坐位平衡，需要健侧肢体支撑，有时不能用上肢完成进食动作；部分偏瘫老年人因为在将食物放入口中、咀嚼、吞咽方面有困难，所以应使用进食辅具。

3. 排泄

排泄活动是指有便意、尿意时，移动到厕所去完成排泄动作。去厕所困难老年人可使用集尿器或使用尿布；部分偏瘫老年人移动能力受限，可使用移动式厕所，床与移动式厕所的位置关系、有无扶手等就必须要根据个人能力采取最佳设置。

4. 梳妆清洁

梳妆清洁是指头面部、手部的清洁，以及基本妆容的保持，包括头面部的清洁、手部的清洁、刷牙、梳理头发、剃须、剪指甲等日常活动。老年偏瘫患者若用两手舀起水洗脸较困难，则身体前屈，脸靠近水龙头，洗脸时不让水顺着手掌流向肘部，动作难度较大；认知功能障碍老年人（失认症等）有可能会出现剃须时将一侧脸部刮伤、刷牙动作笨拙、梳不好头发等异常表现；上肢功能障碍程度较轻的偏瘫老年人，可使用指甲剪自助具解决剪指甲的问题；或者使用剃须自助具，将剃须用品固定在手掌中进行操作。

5. 入浴

入浴是指用水洗澡，包括进入浴盆、浴池或淋浴等，如简单的全身擦洗、手足部分泡洗等。移动困难的老年人，洗澡时可使用自动移动装置如浴缸内的升降机装置，使入浴者向侧方或前后方向移动。

6. 更衣

更衣是指更换衣服，包括穿衣服和脱衣服。完成更衣动作要求老年人有使衣服与身体部位相对应的认知判断能力。着装与时间、场所、目的适应是老年人应掌握的基本常识和行为。但是，对于有些老年人，这已经变得很困难。

7. 交流

交流是由发出信息者和接收信息者相互交流而组成的一系列活动。交流可以是人与人之间的信息交流，也可以是人与周围环境之间的信息交流。信息包括语言方面和非语言方面。使用语言是人们进行信息交流的常用方式，具有简单和方便的特点。非语言交流方式包括身体动作（如手势、表情、眼神等）和声音特点（音质、音调、语速、语调等）以及时间、空间和环境的利用。如手语、在手掌中用手指书写词句、笑代表高兴、哭代表痛苦或难受、故意咳嗽使对方停止谈话、说话时用手轻拍对肩膀代表亲切等。交流障碍还采用代偿方法，如发音困难伴四肢活动能力差的老年人可用嘴或手指操纵计算机来发出声音传达信息，以完成简单的交流活动。

8. 家务

家务是指家庭中的日常事务。家务范围广泛，从简单的扫地到复杂的烹饪都包含在内。家务内容分为三个层次：一是为了满足生理需要的家务，如与进食、睡眠、排泄相关的准备工作；二是为了生活的舒适而进行环境的调整，如扫地、给家具安排位置、给阳台上的花浇水等；三是家族内部及与邻居或社区的各种关系处理等。

家务需具备的能力包括移动、上肢能在一定范围内活动、手的精细动作、体力、智力、交流能力等。以烹饪活动为例，准备工作过程中，需要在厨房内或厨房和储藏室之间来回走动，反复拿起、放下各种物品。完成上述动作需要老年人具有一定的移动能力，以

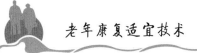

及四肢的配合；在做菜的过程中要放适量的调味品，需要有手的精确配合及具备基本的智力；要能适应较热的环境；若要做出符合要求的饭菜，烹饪者与服务对象之间要进行反复交流，即烹饪者需要具备一定的交流能力。

9. 健康管理

健康管理是指对影响健康的一些日常行为，如将进食、睡觉、运动、休息进行合理安排，养成规律的作息习惯，以利于保持健康状态。以服药管理为例，医生应向老年人说明每种药物的作用，并强调服药的重要性；护士应定时将药品送到老年人手中，并监督老年人按时服药；服药期间有无禁忌、饭前服还是饭后服、常见的不良反应等，应反复向老年人提醒，引起患者注意。

10. 外出

外出是指离开家到外面去活动或办事，包括社会性外出（如上班、上学等）、娱乐性外出（如旅游、体育活动），以及为满足基本生活需要的外出（如购物）。以患者脑血管病的老年人外出活动过程为例，要从室内移动到户外，首先遇到的困难是要经过台阶和狭窄的通道；从居所到道路，老年人可能会遇到高低不平或光滑的路面，容易摔倒；到达公路以后，由于拥挤或交通堵塞可能使老年人移动困难；老年人有可能担心外出时给别人带来麻烦或受到歧视而不愿外出。

11. 作息时间的安排

作息时间可以划分为活动时间和休息时间。活动时间包括工作时间、做家务和维持生活时间以及闲暇或娱乐时间；休息时间是指恢复精神和体力所花费的时间。应重视老年人的作息时间安排，根据老年人自身特点合理规划。

12. 公共设施的利用

公共设施分为公共场所和公共交通两部分。公共场所包括医院、邮局、银行、商场、公园等；公共交通包括公共汽车、火车、地铁、轮船、飞机等。出入公共场所需要解决的问题包括如何从居所移动到道路再移动到场所，如何从一层移动到其他楼层或交通公具内，如何搬运行李，如何购票等。另外，还包括需要别人帮助时如何求助的问题等。

任务二
评估老年人日常生活活动能力

日常生活活动障碍主要表现在上述不同的日常生活活动活动内容中，不同的老年人，甚至同一个老年人在不同阶段在日常生活活动障碍的表现类别、表现形式、表现程度都可能出现很大区别，涉及衣、食、住、行、安全防护等多个方面。可以通过初步观察或利用ADL评定量表了解日常生活活动障碍状况，在日常生活活动评定的基础上实施日常生活活动的干预。ADL评估包括基础性日常生活活动能力评估、工具性日常生活活动能力评估，还有既包含基础性，又包含工具性的综合性日常生活活动能力评估。

一、基础性日常生活活动能力评估

脑卒中的
评估与康复
及照护（上）

（一）初步观察及 Barthel 指数评估与应用

1. ADL 障碍初步观察

ADL 能力不用借助特殊工具或复杂的量表，可以通过日常生活的表现进行简单观察和初步的判断。其不仅能大致观察到基础性日常生活活动，而且也能初步观察到交流、家务、健康管理、外出、作息时间安排、公共设施利用等工具性日常生活活动的基本情况。

ADL 障碍的常见表现见表 2 - 2。

表 2 - 2　ADL 障碍的常见表现

ADL 内容	障碍表现
起居	不能翻身、起坐，移动困难
进食	不能握餐具，吞咽困难
排泄	大、小便失禁
洗漱	不能拿取毛巾、牙刷、梳子
入浴	不能使用毛巾搓澡
更衣	不能完成脱衣服动作
交流	不能听、说、写
家务	不能拖地、烹饪
健康管理	不能按时服药
外出	不能上、下台阶，上、下公共汽车
作息时间安排	作息时间反常
公共设施利用	不能去邮局、银行

2. Barthel 指数评估与应用

ADL 评定是老年综合健康评估中一项非常重要的内容，最为常用的评估 ADL 能力的量表为 Barthel 指数评定量表（Barthel Index，BI）和改良 Barthel 指数评定量表（Modified Barthel Index，MBI）。BI 和 BMI 指数评定简单、操作性强、可信度高、灵敏度高，是目前临床上应用最广、研究最多的 ADL 能力评定方法。其不仅在康复医学中使用广泛，在养老服务领域的健康评估中同样也使用广泛。

脑卒中的
评估与康复
及照护（下）

1）Barthel 指数评定内容及评分标准

Barthel 指数评定内容及评分标准见表 2 - 3。

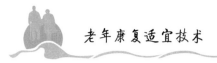

表 2 – 3   Barthel 指数评定内容及评分标准

项目	分类	评分
进食	依赖	0
	需要部分帮助：能吃任何食物，但需要帮助搅拌、夹菜、切分面包等	5
	自理：能使用必要的辅助器具，完成整个进食过程	10
穿衣	依赖	0
	需要帮助：在适当的时间内或指导下，能完成至少一半的工作	5
	自理：能独立穿脱各类衣物（系、开纽扣、关、开拉锁，穿、脱鞋等）	10
大便控制	失禁或无失禁，但有昏迷	0
	偶尔失禁：每周≤1 次，或在帮助下需要使用灌肠剂、栓剂或器具	5
	能控制：在需要时，可以独立使用灌肠剂或栓剂	10
小便控制	失禁：需他人导尿或无失禁，但有昏迷	0
	偶尔失禁：每 24 h≤1 次，每周 >1 次；或需要器具的帮助	5
	能控制：在需要时，能使用集尿器并清洗	10
上厕所	依赖	0
	需部分帮助：穿、脱裤子，清洁会阴或保持平衡时需要帮助	5
	自理：能独立进出厕所	10
修饰	依赖或需要帮助	0
	自理：可独立完成洗脸、刷牙、梳头、刮脸等动作	5
洗澡	依赖或需要帮助	0
	自理：能独立安全进出浴池，进行擦浴、盆浴和淋浴，完成洗澡过程	5
转移	依赖：不能坐起或使用提升机	0
	需大量帮助：能坐起，但需两个人帮助	5
	需小量帮助：需言语指导、监督或一个人帮助	10
	自理：能独立进行轮椅/床、轮椅/椅子、轮椅/坐便器之间的转移	15
行走	依赖：不能行走	0
	需大量帮助：可使用轮椅行走 45 m 及进出厕所	5
	需少量帮助：可在指导、监督或轻度协助下，行走 45 m 以上	10
	自理：可独立行走 45 m 以上（可使用助行器）	15

说明：此表用来评定日常生活活动能力，可以在不同阶段对老年人日常生活活动能力进行评价。应以老年人日常生活活动实际表现作为评价依据，而不以老年人可能具有的能力为准。

2）评定结果

100 分：完全自理。

≥60 分：生活基本自理。

41~59 分：中度功能障碍，生活需要帮助。

21~40 分：重度功能障碍，生活依赖明显，需要很多帮助。

≤20 分：极重度功能障碍，生活完全依赖。

学习园地

BI 和 MBI 这两个量表的内容和应用方法常常容易人们被混淆。BI 从 1955 年开始就在美国马里兰州的部分医院中使用，主要针对一些慢性患者的 ADL 能力进行评定，1965 年由美国学者 Mahoney 和 Barthel 正式发表。1989 年，MBI 由 Shah 等在 BI 的基础上改良而来，分级更细，适用性更强，但是评估所需时间也更长。当前，两种量表都被广泛使用，但根据使用者、使用目的、使用对象的不同进行选择。

（二）改良 Barthel 指数评估与应用

改良 Barthel 指数评定量表的评定标准分级比 BI 更加详细。一般在卫生机构中更多应用 MBI，而在养老服务机构中更多应用 BI。

1. 改良 MBI 主要内容

改良 MBI 见表 2 – 4。

表 2 – 4　改良 MBI

ADL 项目	完全依赖 1 级	最大帮助 2 级	中等帮助 3 级	最小帮助 4 级	完全独立 5 级
修饰	0	1	3	4	5
洗澡	0	1	3	4	5
进食	0	2	5	8	10
上厕所	0	2	5	8	10
穿衣	0	2	5	8	10
大便控制	0	2	5	8	10
小便控制	0	2	5	8	10
上、下楼梯	0	2	5	8	10
床椅转移	0	3	8	12	15
平地行走	0	3	8	12	15
坐轮椅*	0	1	3	4	5

注：＊表示仅在不能行走时才评定此项。

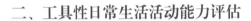

知识链接

  BI 评定时分 2 级（0 分、5 分）、3 级（0 分、5 分、10 分）和 4 级（0 分、5 分、10 分、15 分）。BMI 评定时分为 5 级，但每 1 级的分值随该项目的分值大小而改变，不同级别代表不同程度的独立能力，最低的是 1 级，而最高的是 5 级。级数越高，代表独立能力越高。

  MBI 中的 5 级说明：①完全依赖他人完成整项活动。②某种程度上能参与，但在整个活动过程需要他人提供协助才能完成，其中"整个活动过程"是指超过一半的活动过程。③能参与大部分的活动，但在某些过程中仍需要他人协助才能完成整项活动，其中"某些过程"是指一半或以下的工作。④除在准备或收拾时需要协助外，可以独立完成整项活动或进行活动时需要他人从旁监督或提示以保障安全，其中"准备或收拾"是指一些可在测试前后处理的非紧急活动过程。⑤可以独立完成整项活动而不需要他人在旁监督、提示或协助。

2. 评定结果

同 BI。

二、工具性日常生活活动能力评估

老年人能力评估
在构建养老服务
体系中的意义（上）

（一）功能活动问卷

1. 功能活动问卷的内容

  功能活动问卷（Functional Activities Questionnaire，FAQ）是 Pfeffer 在 1982 年提出的，并于 1984 年修订，主要用于更好的发现和评价功能障碍不太严重的老年人，即早期或轻度认知障碍患者。该问卷常在社区调查或门诊工作中应用，研究社区老年人的独立性和轻症老年痴呆。功能活动问卷在工具性日常生活活动（IADL）评估中效率最高，而且所有评定项目均为工具性日常生活活动的内容，故在评定时应为首选。功能活动问卷由被评估者的配偶、子女、密友或者亲属完成。

2. 功能活动问卷使用说明

  以下列出了 10 项常见活动。请先阅读每一项活动下面的选项，再选择一项最能描述被评估者目前能力的表述。选项应该适用于被评估者的能力情况，而不是评估者的。评估时请不要遗漏任何活动，并在每项活动下面选择一个选项。

  功能活动问卷见表 2 - 5。

表 2-5　功能活动问卷

活动项目	选项	得分
（1）开支票，付账单，结算账单，保存财务记录	A. 完全依赖或几乎完全依赖他人 B. 经常需要他人（亲属、朋友、同事、银行工作人员）的建议或帮助，但在这之前是不需要的 C. 能独立完成，但比过去更困难或者做得不够好 D. 可独立完成活动 E. 从未做过，并且独立完成也显得十分困难 F. 以前不常做，但需要做时稍加练习就可独立完成	
（2）编制社会保险表格，处理业务或文件，整理税务记录	A. 完全依赖或几乎完全依赖他人 B. 相对过去需要他人更多的建议或帮助 C. 能独立完成，但比过去更困难 D. 可独立完成活动 E. 从未做过，即使练习后要完成活动也显得十分困难 F. 不常做，但需要做时也能独立完成	
（3）独自购买衣服、日用品和杂货	A. 完全依赖或几乎完全依赖他人 B. 经常需要他人的建议和帮助 C. 能独立完成，但比过去更困难或者做得不够好 D. 可独立完成活动 E. 从未做过，并且独立做显得十分困难 F. 不常做，但要做时也能正常完成	
（4）玩技巧性的游戏，如桥牌、纸牌、象棋或者进行些绘画、摄影、木工、集邮等业余爱好	A. 几乎不能或者有很大的困难 B. 需要他人建议，或者对手做出让步 C. 能独立完成，但比过去更困难或者不够熟练 D. 可独立完成活动 E. 从未做过，并且独立完成显得十分困难 F. 不常做，但要做时也能正常完成	
（5）烧水、煮一杯咖啡或茶，然后关掉燃气灶	A. 完全依赖或几乎完全依赖他人 B. 需要他人建议否则经常出现问题（如烧锅、忘记关掉燃气灶） C. 能独立完成，但是偶尔会出现问题 D. 可独立完成活动 E. 从未做过，并且独立完成也显得十分困难 F. 不常做，但要做时也能正常完成	
（6）准备平衡膳食，如鸡肉或鱼肉、蔬菜、甜点	A. 完全依赖或几乎完全依赖他人 B. 经常需要他人建议否则经常出现问题（如忘记如何做菜） C. 能独立完成，但会更困难（如由于完成活动困难，多数时候会改成吃速冻快餐） D. 可独立完成活动 E. 从未做过，即使经过稍加练习后再做也会显得十分困难 F. 不常做，但要做时也能正常完成	

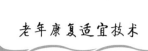
续表

活动项目	选项	得分
（7）关注各种时事	A. 不关注，或者不记得外面发生的事情 B. 对重大事件有自己的观点（如对重大新闻事件的评论） C. 对时事的关注或了解比过去少一点 D. 可独立完成活动 E. 从未太关注过时事并且独立完成时也显得十分困难 F. 从未太关注过时事，但尝试做时，可以和其他人做得一样好	
（8）关注、理解和讨论1 h电视节目的情节或主题；能够在书籍或杂志中有所收获	A. 不记得，或者对所看、所读到的东西感到困惑 B. 能够理解所看、所读的大意、特点和特性，但是一会又记不得了；抓不住所看的主题或者没有自己的观点 C. 注意力、记忆力比过去差 D. 可独立完成活动 E. 从未太关注过电视评论，并且独立完成此项活动可能也显得十分困难 F. 从未关注或阅读过时事，但是尽力阅读或注意可以从中有所收获	
（9）能够记住约会、计划、家务、汽车修理、家庭聚会（如生日或者纪念日）、假期以及用药	A. 完全依赖他人 B. 有时需要提醒（需要提醒的次数比过去或大部分人多） C. 能独立完成，但是严重依赖笔记和计划 D. 可独立完成活动 E. 从未关注过约会、用药、家庭活动，并且独立完成此类活动可能也很困难 F. 过去未关注过上述事情，但是尝试做时，可以和其他人做得一样好	
（10）外出旅游；开车、步行、安排搭乘或换乘公共汽车、火车、飞机	A. 完全或者几乎完全依赖他人 B. 可以在自己居住的小区里四处走动，但在小区外会迷路 C. 外出时比过去有更多的小状况（如偶尔迷路、找不到自己的汽车等），但一般情况下还是做得很好 D. 可独立完成活动 E. 很少开车或者很少独自外出，并且学习公交路线或者做类似的事情比较困难 F. 过去未经常独自外出，但也可以做得很好	

3. 功能活动问卷评分标准及说明

依赖 =3分；需要帮助 =2分；有困难但能独立完成 =1分；正常 =0分；从未做过但现在做有困难 =1分；从未做过但现在可以做 =0分。功能活动问卷评定分值越高障碍越重，评定分值 <5分为正常，评定分值 ≥5分表示该患者在家庭和社区中不能生活完全自理，但并不等于失智症，仅说明社会功能有问题，尚需进一步临床检查确定。做以上内容评定后，需要注意老年人在发病前是否做过此类活动，如下棋、买衣服等，以便客观综合地为其评分。

（二）日常生活活动能力量表

1. 日常生活活动能力量表内容

日常生活活动能力量表是 1969 年由美国的 Lawton 和 Brody 制定的，共 14 项，包括两部分内容：一是躯体生活自理量表（Physical Self - Maintenance Scale，PSMS），共 6 项：上厕所、进食、穿衣、梳洗、行走和洗澡；二是工具性日常生活活动能力量表（Instrumental Activities of Daily Living Scale，IADL），共 8 项：打电话、购物、备餐、做家务、洗衣、使用交通工具、服药和自理财务。

2. 评定标准及结果分析

以上 14 项活动中，1 分：自己完全可以做；2 分：有些困难；3 分：需要帮助；4 分：根本无法做。总分最低为 14 分，为完全正常；大于 14 分有不同程度的功能下降；最高为 56 分，单项 1 分为正常，2~4 分为功能下降，凡有 2 项或 2 项以上≥3 分，或总分≥22 分，为功能明显障碍。评分结果显示患者目前的功能情况，可反映出功能改善或恶化的情况。该量表对处于疾病早期患者的疾病水平和自我照护能力的评估是非常有价值的。

老年人能力评估
在构建养老服务
体系中的意义（中）

3. 注意事项

评定时应按表格逐项询问，如被试者因故不能回答或不能正确回答（如痴呆或失语），则可根据家属、护理人员等的观察进行。

4. 工具性日常生活活动能力量表的内容

工具性日常生活活动需要较高的功能水平才能完成，而在疾病的中晚期和晚期，患者的基础性日常生活能力就会减退，工具性日常生活活动能力减退得更早。实现工具性日常生活活动需要精神上和身体上完好，所以以工具性日常生活活动能力量表（表 2 - 6）主要测量情感、认知、身体上的功能损伤。评分时应基于患者能够做什么以及怎样完成，而不是其正在做什么。

表 2 - 6　工具性日常生活活动能力量表

活动项目	评分标准		评定结果
（1）使用电话的能力	【□不适用（勾选不适用者，此项分数视为满分】		勾选 1 或 0 者，列为失能项目
	□3 独立使用电话，含查电话簿、拨号等	1	
	□2 仅可拨熟人的电话	1	
	□0 仅会接电话，不会拨电话	1	
	□0 完全不会使用电话	0	
（2）上街购物	【□不适用（勾选不适用者，此项分数视为满分】		勾选 1 或 0 者，列为失能项目
	□3 独立完成所有购物需要	1	
	□2 独立购买日常小商品	0	
	□0 每一次上街购物都需要有人陪	0	
	□0 完全不会上街购物	0	

活动项目	评分标准		评定结果
（3）烹饪食物	【□不适用（勾选不适用者，此项分数视为满分） □3 能独立计划、烹煮和摆好一顿适当的饭菜 □2 如果准备好一切佐料，会做一顿适当的饭菜 □1 会将已做好的饭菜加热 □0 需要别人把饭菜煮好、摆好	1 0 0 0	勾选0者，列为失能项目
（4）维持家务	【□不适用（勾选不适用者，此项分数视为满分） □4 能做家务，对于繁重的家务偶尔需要协助 □3 能做较简单的家务，如洗碗、铺床、叠被 □2 能做家务，但不能达到可被接受的整洁程度 □2 所有家务都需要别人协助 □1 完全不会做家务	1 1 1 1 0	勾选1或0者，列为失能项目
（5）洗衣服	【□不适用（勾选不适用者，此项分数视为满分） □3 独立清洗自己的衣物 □2 清洗小件衣物 □1 完全依赖他人	1 1 0	勾选0者，列为失能项目
（6）外出活动	【□不适用（勾选不适用者，此项分数视为满分） □4 能够自己开车或独立乘坐公共交通工具 □3 能够自己乘坐出租车但不会乘坐其他公共交通工具 □2 当有人陪同时可乘坐公共交通工具 □1 当有人帮助时可乘坐出租车或其他公共交通工具 □0 完全不能出门	1 1 1 0 0	勾选1或0者，列为失能项目
（7）服用药物	【□不适用（勾选不适用者，此项分数视为满分） □2 自己能够按时准确地服药 □1 可自行服用他人准备好的有独立包装的药物 □0 不能自己分配药物	1 0 0	勾选1或0者，列为失能项目
（8）处理财务能力	【□不适用（勾选不适用者，此项分数视为满分） □2 可以独立处理财务（如做预算，支付账单，去银行办事）；记录收入情况 □1 可以处理日常的购买，但在银行交易或购买大件商品时需要他人帮助 □0 不能处理财务	1 1 0	勾选0者，列为失能项目

注：1. 上街购物、外出活动、烹饪食物、维持家务、洗衣服五项中有三项以上需要协助者即轻度失能。2. 使用电话的能力，包括使用智能手机，接听和拨出"微信"等。

这个工具性日常生活评估量表在设计之初总分为8分，男性测验去除做饭、家务、洗衣服3项，故总分为5分，女性总分为8分，第3列中的赋分项是以0分或1分的方式计分，即对应了总分为8分的评分方式。

在老年照护和康复评估实际应用中，进行了调整，按第2列的赋分方式计分，从0分至4分都有选择，8个评分项目总共为24分。上表为修正版量表。

老年人能力评估在构建养老服务体系中的意义（下）

三、综合性日常生活活动能力评估

（一）PULSES 量表评估应用

1. 评定内容

PULSES 评定是一种总体功能评定方法。其评定内容共分 6 项，前 5 项主要评估基础性日常生活活动情况，而第 6 项（精神和社会状况）主要评估工具性日常生活活动情况。PULSES 评定的具体含义为：身体状况（Physical Condition，P）；上肢功能（Upper Limb Function，U）；下肢功能（Lower Limb Function，L）；感觉功能（Sensory Component，S）；排泄功能（Excretory Function，E）；精神和社会状况（Status of Psycho - social，S）。PULSES 评定在康复医学的 ADL 评估应用没有 BI 或 BMI 频繁，但在老年人长期照护服务中，PULSES 量表比较简洁，又有一定的综合性，对于确定老年人长期照护服务需要和制定照护方案有较强的参考意义。

PULSES 量表内容及其评分标准见表 2 - 7。

表 2 - 7 PULSES 量表内容及其评分标准

项目	分值和内容
（　）P 身体状况	包括内脏疾病和神经系统疾病 1 分：病情很稳定，3 个月复查一次即可 2 分：病情尚稳定，需 3 个月以内复查一次 3 分：病情不稳定，至少每周复查一次，需有人照顾 4 分：病情很不稳定，需每日监护
（　）U 上肢功能	主要是指上肢自理功能，如餐、饮、穿衣、使用假肢、洗澡等 1 分：生活自理，上肢无残损 2 分：生活自理，上肢有一定残损 3 分：生活自理有困难，需要指导和帮助，上肢有残损或无残损 4 分：生活完全依赖别人，上肢有明显残损
（　）L 下肢功能	主要是指下肢的行动，如由椅转至浴盆、淋浴或便器、步行、上楼、操纵轮椅等 1 分：独立行动，下肢无残损 2 分：行动稍受限，下肢有一定残损，如可行走，但需应用辅助或假肢，可操纵轮椅在无障碍处行走 3 分：经他人帮助才能行动，下肢有残损或无残损，轮椅行动需帮助或遇到障碍时需帮助 4 分：完全依赖他人行动，下肢有明显残损
（　）S 感觉功能	与语言交流和视力有关的功能 1 分：独立进行语言交流，无视力残损 2 分：独立进行语言交流，视力有一定残损，但有轻度构音障碍，轻度失语，配戴眼镜或助听器，或需用药 3 分：经帮助方能完成语言交流，如语言交流、视力障碍严重，需指导或翻译 4 分：完全不能进行语言交流，不能视物

续表

项目	分值和内容
E （　）排泄功能	指大、小便管理能力 1分：可完全自主管理 2分：可完全自主管理，但便意急，使用导管、栓剂或其他用具时不需要帮助 3分：需要他人帮助以管理大、小便，但常有失禁 4分：大、小便失禁，经常尿床、溢粪
S （　）精神和 社会状况	指智力和感情适应能力，家庭的支持、经济能力和社会关系 1分：能胜任本职工作，可完成日常工作任务 2分：需对本职工作及日常工作任务进行调整 3分：需要帮助、指导和鼓励才能完成本职工作，或需由公共或社会服务组织协助 4分：完全不能适应家庭和社会环境，需长期住院（医院或疗养院）

2. 评定结果与意义

以上各项评出分数后相加，得出总分：

6分为功能最佳；

7~12分为基本自理；

13~16分为生活受限。

≥16分表示日常生活严重受限。

（二）功能独立性评定量表记录

功能独立性评定量表即FIM量表（表2-8）可以用于评估老年人长期照护服务和制定照护方案，可以通过照护前、照护过程中的阶段性评估来优化照护方案。

表2-8　FIM量表记录

项目	照护前第1阶段-第2阶段
自我照顾 　1. 进食 　2. 梳洗 　3. 洗浴 　4. 穿脱上装 　5. 穿脱下装 　6. 上厕所 括约肌控制 　7. 排小便管理 　8. 排大便管理 转移 　9. 床、椅、轮椅转移 　10. 上厕所 　11. 浴盆、淋浴室 行走 　12. 步行/轮椅或两者 　13. 上、下楼梯	

项目	照护前第 1 阶段 – 第 2 阶段
运动项目总分	
交流	
14. 理解（视、听或两者均可）	
15. 表达（视、听或两者均可）	
社会认知	
16. 社会交往	
17. 解决问题	
18. 记忆力	
认知项目总分	
FIM 总分	

老年人：　　　　　　　　评估人：　　　　　　　　评估日期：

学习园地

　　FIM 是 1983 年由美国物理医学与康复医学会提出的医学康复统一数据系统中的重要内容，临床应用范围广，用于各种疾病和创伤后的日常生活活动能力评定，在反映功能障碍（残疾）水平或需要帮助量上比 BMI 更详细、精确和敏感，也更接近 ICF 理念下的综合性康复总体目标。FIM 不但评价运动功能损伤而致的 ADL 能力障碍，也评价认知功能障碍对日常生活的影响。美国已把 FIM 作为衡量医院管理水平、医疗质量和康复效益的一个客观指标。FIM 目前仍有版权专利的保护，不像 BMI 那样已经开放版权，可以免费使用。FIM 的正式使用需要加入美国医学康复统一数据系统，进行注册，并缴纳费用，在中国还没有正式应用。从长远度考虑，开发类似的在中国能够广泛使用的老年人长期照护统一量表势在必行。

（三）功能障碍者生活自理能力评定方法

1. 功能障碍者生活自理能力评定内容

1）日常生活自理能力分级

对功能障碍者的日常生活能力进行分级评定，可将功能障碍者的日常生活自理能力分为生活完全不能自理、生活基本不能自理、生活小部分自理、生活大部分自理、生活基本自理和生活完全自理6个等级。

2）日常生活自理能力评定量表

日常生活自理能力评定量表适用于生命体征平稳、有功能障碍的人群的日常生活自理能力的评定，将人们的日常生活活动分为床上、家庭和社区3个层次，从每个层次中选择有代表性的3项活动，根据功能障碍者的完成情况，分别评为1分、2分和3分。

床上人日常生活自理能力评分细则见表2-9。

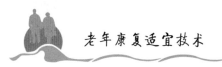

表 2 - 9　床上人日常生活自理能力评分细则

项目	1分	2分	3分
大、小便控制	大、小便时既没有感觉，也不能控制	大、小便时有便意，但控制能力差，每日出现不止1次大、小便失禁	大、小便时可自行使用便盆或尿套、尿袋
进食	需要他人帮助进食（经鼻饲管）	可在他人帮助或借助辅助具可以进食	在无帮助情况下可独立进食
娱乐	被动听广播、看电视或与他人说话	主动要求听新闻、看电视、使用计算机等	可独立使用设备获取娱乐、休闲信息

家庭人日常生活自理能力评分细则见表 2 - 10。

表 2 - 10　家庭人日常生活自理能力评分细则

项目	1分	2分	3分
上厕所	全程在他人帮助下，于房间内使用坐便椅或其他工具就近完成大、小便	可在他人或辅助器具的帮助下到厕所完成大、小便	可自行到厕所完成大、小便
清洁	在他人完成准备工作后可在卧室中独立完成修饰活动（刷牙、洗脸、剃须、化妆等）	在他人完成准备工作后可在卧室中独立完成擦身清洁等活动	可独立到厕所完成洗澡活动
家务	可协助家人完成部分家务，如盛饭、端碗等	可借助辅助器具独立完成热饭、扫地等较简单家务	可独立完成做饭、炒菜、煮汤等较复杂家务

社区日常生活自理能力评分细则见表 2 - 11。

表 2 - 11　社区日常生活自理能力评分细则

项目	1分	2分	3分
小区锻炼	可在他人监护下到小区进行锻炼	可利用辅助器具自行到小区进行锻炼	不需要他人监护或使用辅助器具，能自行到小区锻炼
购物	可利用互联网等通信工具进行网上购物	可在他人监护下自行到超市等场所购物	可自行步行、骑车、乘坐公交车或驾车到超市等场所购物
社区活动	可利用通信工具与亲朋好友交流	可利用辅助器具或在他人监护下参与棋牌类等低强度活动	可独立参与、组织集体活动，如喝茶、聚餐等

2. 功能障碍者生活自理能力评定结果解读

日常生活能力评定量表等级划分见表 2-12。

表 2-12 日常生活能力评定量表等级划分

评定层次	得分	得分解读	等级	等级解读
床上 ADL	3分	仅能进行极少量主动运动，甚至完全不能运动	生活完全不能自理	仅有极少量主动运动，甚至完全不能运动，活动范围局限于床上
	4~6分	仅能主动完成床上的少量活动	生活基本不能自理	活动范围局限于床上，可主动完成部分床上运动，但不能主动从床上下地或转移到轮椅上
	7~9分	能主动完成床上的大部分活动		
家庭 ADL	3分	仅能完成家庭环境中的少量活动	生活小部分自理	可完成坐、站和床椅转移，仅能完成家庭环境中的少量活动，不能主动转移到户外（由于本身的原因或环境的制约）
	4~6分	能完成全部家庭环境中的部分活动	生活大部分自理	可完成坐、站和床椅转移，可完成家庭环境中的大部分活动，不能主动转移到户外（由于本身的原因或环境的制约）
	7~9分	可完成全部家庭环境中的大部分活动		
社区 ADL	3分	仅能完成户外环境中的少量活动	生活基本自理	可主动转移到户外，但只能完成户外环境中的少量活动，且需要借助辅助器具或者需要他人监护
	4~6分	尽管可独立生活，但在社会层面上仍有障碍难以融入社区生活	生活完全自理	不需要他人的帮助或监护，可融入社区，独立生活
	7~9分	不仅可独立生活，而且可融入社区生活		

四、老年人能力与康复需求评估

借鉴前述不同的老年人日常生活活动能力评估量表，中国在积极应对人口老龄化工作中，也开发了中国版本的老年人能力评估工具，指导老年照护和老年康复服务。

（一）评估目的

老年人康复服务的宗旨是根据老年人功能障碍特点，通过对老年人能力的康复需求的评估，获取老年人基本信息，评估老年人身体基本情况，了解老年人功能障碍特点，分析老年人生活自理能力，结合居家、社区和机构中的环境因素，在康复服务中尽可能发挥老年人现存功能，协助老年人主动参与生活。

（二）初步评估

初步评估内容包括收集客户基本信息、基本健康状况、家庭成员信息、家庭关系、爱好兴趣 、社交情况等。

1. 老年人基本信息收集

老年人基本信息收集见表1。

表1　老年人基本信息收集

姓名		性别	□男　□女	血型	□A 型 □B 型□O 型 □AB 型		长者照片
出生日期	年　月　日		国籍	中国	籍贯		
身份证号							
户籍地址							
担保人姓名		电话		关系		单位	
				年龄		职务	
第一紧急联系人		电话		关系		单位	
				年龄		职务	
第二紧急联系人		电话		关系		单位	
				年龄		职务	
文化程度	1.□研究生以上　2.□大学　3.□专科　4.□高中职　5.□初中　6.□小学　7.□认字　但未曾就学　8.□文盲　9.□其他_____						

职　业	1. □国家机关、党群组织、企业、事业单位负责人　2. □专业技术人员　3. □商业、服务业人员　4. □农、林牧、渔、水利业生产人员　5. □生产、运输设备操作人员及有关人员　6. □军人　7. □不便分类的其他从业人员
婚姻状况	1. □未婚　2. □已婚　3. □丧偶　4. □离婚　5. □未说明的婚姻状况
宗教信仰	1. □基督教　2. □天主教　3. □佛教　4. □道教　5. □伊斯兰教　6. □无　7. □其他
原居住状况	1. □独居　2. □仅与配偶同住　3. □与家人亲友同住（关系）＿＿＿＿＿＿　4. □老人机构＿＿＿＿＿＿　5. □其他＿＿＿＿＿＿
主要照顾者	1. □配偶　2. □儿子　3. □女儿　4. □媳妇　5. □亲戚　6. □朋友　7. □聘顾看护　8. □其他＿＿＿＿＿＿
经济来源	1. □本人　2. □配偶　3. □子女，关系＿＿＿＿　4. □亲友，关系＿＿＿＿　5. □政府补助＿＿＿＿　6. □其他＿＿＿＿
平均收入/月（主要经济来源）	1. □4 000 元以下　2. □4 000 - 6 000 元　3. □6 000 - 8 000 元　4. □8 000 - 10 000 元　5. □10 000 元以上
医疗费用支付方式	1. □城镇职工基本医疗保险　2. □城镇居民基本医疗保险　3. □新型农村合作医疗　4. □贫困救助　5. □商业医疗保险　6. □全公费　7. □全自费　8. □其他＿＿＿＿＿＿
入住原因	□1. 独居　□2. 与家人同住，但白天无人照顾 □3. 原与家人（　　　　）同住，但家属现难以照顾 □4. 不想增加子女负担　□5. 自我生涯（退休）规划 □6. 喜爱本中心环境，希望来中心静养　□7. 公费安置 □8. 短期托养，原因＿＿＿＿＿＿＿＿＿＿＿＿＿＿＿＿＿＿ □9. 希望扩增生活圈，添加生活乐趣　□10. 因疾病而需来机构专业照顾 □11. 其他＿＿＿＿＿＿＿＿＿＿＿＿＿＿＿＿＿＿＿＿＿＿
入住者意愿	1. □高　2. □普通　3. □低　4. 抵抗□，原因＿＿＿＿＿　5. □其他＿＿＿＿＿＿
（家庭/社）支持系统	1. □有 支持者＿＿＿＿关系＿＿＿＿以前来往频率＿＿＿＿次/月，互动关系＿＿＿＿ 支持者＿＿＿＿关系＿＿＿＿以前来往频率＿＿＿＿次/月，互动关系＿＿＿＿ 2. □无
入住者生活习惯病史/身体状况	
本人/家属期待	

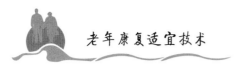

2. 爱好与兴趣评估

表 2　爱好与兴趣评估表

1. 具有哪些爱好与兴趣（看书、阅读、唱歌、打麻将等）：
2. 对于哪些节日习俗特别重视（春节、中秋节等）：
3. 具有哪些才艺（烹饪、书画，舞蹈，音乐等）：
4. 喜欢的物品：
5. 喜欢的颜色：

3. 社交生活情况评估

表 3　社交生活情况评估表

1. 经常与哪些朋友联系（邻居、退休工友等）：
2. 经常主动探视的朋友（邻居、退休工友等）：

　　初步评估收集到的基本信息、老年人爱好与兴趣、社交生活等内容，有助于分析老年人的基本特征，了解身体健康状况、心理健康状况、家庭关系、经济支付能力，兴趣爱好、以及社会支持范围，为之后的老年能力评估、康复服务、照护服务奠定基础。

（三）老年人能力评估

　　国内目前常用的老年人能力评估量表主要来源于民政部于 2013 年发布的《老年人能力评估（MZ/T 039 – 2013）》行业标准，一级指标有日常生活活动、精神状态、感知觉与沟通、社会参与等 4 项，二级指标共有 22 项。2021 年，民政部组织专家进一步完善老年人能力评估工作，编制《老年人能力评估规范》（征求意见稿），向社会公开征求意见，将上升为国家标准。新修订的国家评估标准，以及在一些省、市正在使用的地方评估标准，其评估指标仍然是参考国际评估标准和 2013 年民政部发布的行业标准，评估内容总体上没有本质的区别。下面内容仍然以《老年人能力评估（MZ/T 039 – 2013）》行业标准为基础进行介绍。

1. 日常生活活动能力评估

　　日常生活活动评估是指对于老年人基本生活能力的评估，个体为了独立生活而每天必须反复进行的、最基本的、具有共同性的身体动作群，即进行衣、食、住、行、个人卫生等日常活动的基本动作和技巧。二级评估指标有 10 项，见表 4。

表 4　日常生活活动评估表

进食：指用餐具将食物由容器送到口中、咀嚼、吞咽等过程	（　）分	□ 10 分，可独立进食（在合理的时间内独立进食准备好的食物）
		□ 5 分，需部分帮助（进食过程中需要一定帮助，如协助把持餐具）
		□ 0 分，需极大帮助或完全依赖他人，或有留置营养管

洗澡	（ ）分	□ 5 分，准备好洗澡水后，可自己独立完成洗澡过程
		□ 0 分，在洗澡过程中需他人帮助
修饰：指洗脸、刷牙、梳头、刮脸等	（ ）分	□ 5 分，可自己独立完成
		□ 0 分，需他人帮助
穿衣：指穿脱衣服、系扣、拉拉链、穿脱鞋袜、系鞋带	（ ）分	□ 10 分，可独立完成
		□ 5 分，需部分帮助（能自己穿脱，但需他人帮助穿脱衣物、系扣/鞋带、拉拉链）
		□ 0 分，需极大帮助或完全依赖他人
大便控制	（ ）分	□ 10 分，可控制大便
		□ 5 分，偶尔失控（每周 <1 次），或需要他人提示
		□ 0 分，完全失控
小便控制	（ ）分	□ 10 分，可控制小便
		□ 5 分，偶尔失控（每天 <1 次，但每周 >1 次），或需他人提示
		□ 0 分，完全失控
如厕：包括去厕所、解开衣裤、擦净、整理衣裤、冲水	（ ）分	□ 10 分，可独立完成
		□ 5 分，需部分帮助（需他人搀扶去厕所、需他人帮助冲水或整理衣裤等）
		□ 0 分，需极大帮助或完全依赖他人
床椅转移	（ ）分	□ 15 分，可独立完成
		□ 10 分，需部分帮助（需他人搀扶或使用拐杖）
		□ 5 分，需极大帮助（较大程度上依赖他人搀扶或帮助）
		□ 0 分，完全依赖他人
平地行走	（ ）分	□ 15 分，可独立在平地上行走 45 m
		□ 10 分，需部分帮助（因肢体残疾、平衡能力差、过度衰弱、视力等问题，在一定程度上需他人地搀扶或使用拐杖，助步器等辅助用具）
		□ 5 分，需极大帮助（因肢体残疾、平衡能力差、过度衰弱、视力等问题，在一定程度上需他人地搀扶，或坐在轮椅上自行移动）
		□ 0 分，完全依赖他人

上下楼梯	（　）分	□ 10 分，可独立上下楼梯（连续上下 10—15 个台阶）
		□ 5 分，需部分帮助（需他人搀扶，或扶着楼梯、使用拐杖等）
		□ 0 分，需极大帮助或完全依赖他人
日常生活活动总分	（　）分	上述 10 个项目得分之和
日常生活活动分级	（　）级	□ 0 能力完好：总分 100 分 □ 1 轻度受损：总分 65—95 分 □ 2 中度受损：总分 45—60 分 □ 3 重度受损：总分 ≤40 分

通过对 10 个二级指标的评定，将其得分相加得到总分，可以判断为能力完好、轻度受损、中度受损、重度受损 4 个等级。

2. 精神状态评估

精神状况评估是指对于老年人在认知功能、行为、情绪等方面的外在表现的评估，二级指标共有 3 项，见表 5。

表 5　精神状态评估表

认知功能	测试	"我说三样东西，请重复一遍，并记住，一会儿会问您"：苹果、手表、国旗
		（1）画钟测试："请您在这儿画一个圆形的时钟，在时钟上标出 10 点 45 分"。
		（2）回忆词语："现在请您告诉我，刚才我要您记住的三样东西是什么？" 答：_____ 、_____ 、_____　（不必按顺序）
	（　）分	□ 0 分，画钟正确（画出一个闭锁圆，指针位置准确），且能回忆出 2—3 个词
		□ 1 分，画钟错误（画的圆不闭锁，或指针位置不准确），或只能回忆出 0—1 个词
		□ 2 分，已确诊为认知障碍，如老年痴呆
攻击行为	（　）分	□ 0 分，无身体攻击行为（如打/踢/推/咬/抓/摔东西）和语言攻击行为（如骂人、语言威胁、尖叫）
		□ 1 分，每月有几个身体攻击行为，或每周有几次语言攻击行为
		□ 2 分，每周有几次身体攻击行为，或每天有语言攻击行为
抑郁症状	（　）分	□ 0 分，无
		□ 1 分，情绪低落、不爱说话、不爱梳洗、不爱活动
		□ 2 分，有自杀念头或自杀行为
精神状态总分	（　）分	上述 3 个项目得分之和

续表

精神状态 分级	( )级	□ 0 能力完好：总分为 0 分 □ 1 轻度受损：总分为 1 分 □ 2 中度受损：总分为 2—3 分 □ 3 重度受损：总分为 4—6 分

通过对 3 个二级指标的评定，将其得分相加得到总分，可以判断为能力完好、轻度受损、中度受损、重度受损 4 个等级。

3. 感知觉与沟通评估

感知觉与沟通能力评估，是对老年人在意识水平、视力、听力、沟通交流等方面的主观条件的评估。共有 4 项二级指标，见表 6。

表 6 感知觉与沟通能力评估表

意识水平	( )分	□ 0 分，神志清醒，对周围环境警觉
		□ 1 分，嗜睡，表现为睡眠状态过度延长。当呼唤或推动其肢体时可唤醒，并能进行正确的交谈或执行命令，停止刺激后又继续入睡
		□ 2 分，昏睡，一般的外界刺激不能使其觉醒，给予较强烈的刺激时可有短时的意识清醒，醒后可简短回答提问，刺激减弱后又很快进入睡眠状态
		□ 3 分，昏迷，处于浅昏迷时对疼痛刺激有回避和痛苦表情；处于深昏迷时对刺激无反应（若评定为昏迷，直接评定为重度失能，可不进行以下项目的评估）
视力：若平日带老花镜或近视镜，应在佩戴眼镜的情况下评估	( )分	□ 0 分，能看清书报上的标准字体
		□ 1 分，能看清楚大字体，但看不清书报上的标准字体
		□ 2 分，视力有限，看不清报纸大标题，但能辨认物体
		□ 3 分，辨认物体有困难，但眼睛能跟随物体移动，只能看到光、颜色和形状
		□ 4 分，没有视力，眼睛不能跟随物体移动
听力：若平时佩戴助听器，应在佩戴助听器的情况下评估	( )分	□ 0 分，可正常交谈，能听到电视、电话、门铃的声音
		□ 1 分，在轻声说话或说话距离超过 2 米时听不清
		□ 2 分，正常交流有些困难，需在安静的环境或大声说话才能听到
		□ 3 分，讲话者大声说话或说话很慢，才能部分听见
		□ 4 分，完全听不见
沟通交流：包括非语言沟通	( )分	□ 0 分，无困难，能与他人正常沟通和交流
		□ 1 分，能表达自己的需要及理解别人的话，但需要增加时间或给予帮助
		□ 2 分，表达需要或理解有困难，需频繁重复或简化口头表达
		□ 3 分，不能表达需要或理解他人的话

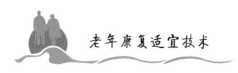
续表

感知觉与沟通分级	（ ）级	□0 能力完好：意识清醒，且视力和听力评为0或1，沟通为0 □1 轻度受损：意识清醒，但视力和听力中至少一项评为2，或沟通评为1 □2 中度受损：意识清醒，但视力和听力中至少一项评为3，或沟通评为2；或嗜睡，视力或听力评定为3及以下，沟通评定为2及以下 □3 重度受损：意识清醒或嗜睡，但视力或听力中至少一项评为4；或沟通评为3；或昏睡/昏迷

通过对4个二级指标的评定，将其得分相加得到总分，并结合受损特征，可以综合判断为能力完好、轻度受损、中度受损、重度受损4个等级。

5. 社会参与评估

社会参与评估是指对长者与周围人群和环境的联系与交流状况的评估。共包含生活能力、工作能力、时间/空间定向能力、人物定向、社会交往能力等5个二级指标的评定内容，见表7。

表7　社会参与能力评估表

生活能力	（ ）分	□0分，除个人生活自理外（如饮食、洗漱、穿戴、二便），能料理家务（如做饭、洗衣）或当家管理事务
		□1分，除个人生活自理外，能做家务，但欠好，家庭事务安排欠条理
		□2分，个人生活能自理，只有在他人帮助下才能做些家务，但质量不好
		□3分，个人基本生活事务自理（如饮食、二便），在督促下能洗漱
		□4分，个人基本生活事务（如饮食、二便）需要部分帮助或完全依赖他人帮助
工作能力	（ ）分	□0分，原来熟悉的脑力工作或体力技巧性工作可照常进行
		□1分，原来熟悉的脑力工作或体力技巧性工作能力有所下降
		□2分，原来熟悉的脑力工作或体力技巧性工作明显不如以往，部分遗忘
		□3分，对熟悉工作只有一些片段保留，技能全部遗忘
		□4分，对以往的知识或技能全部磨灭
时间/空间定向	（ ）分	□0分，时间观念（年、月、日、时）清楚；可单独出远门，能很快掌握新环境的方位
		□1分，时间观念有所下降，年、月、日清楚，但有时相差几天；可单独来往于近街，知道现住地的名称和方位，但不知回家路线
		□2分，时间观念较差，年、月、日不清楚，可知上半年或下半年；只能单独在家附近活动，对现住地只知名称，不知道方位
		□3分，时间观念很差，年、月、日不清楚，可知上午或下午；只能在左邻右舍间串门，对现住地不知名称和方位
		□4分，无时间观念；不能单独外出

人物定向	（ ）分	□0分，知道周围人们的关系，知道祖孙、叔伯、姑姨、侄子侄女等称谓的意义；可分辨陌生人的大致年龄和身份，可用适当称呼
		□1分，只知家中亲密近亲的关系，不会分辨陌生人的大致年龄，不能称呼陌生人
		□2分，只能称呼家中人，或只能照样称呼，不知其关系，不辩辈分
		□3分，只认识常同住的亲人，可称呼子女或孙子女，可辩熟人和生人
		□4分，只认识保护人，不辩熟人和生人
社会交往能力	（ ）分	□0分，参与社会，在社会环境有一定的适应能力，待人接物恰当
		□1分，能适应单纯环境，主动接触人，初见面时难让人发现智力问题，不能理解隐喻语
		□2分，脱离社会，可被动接触，不会主动待人，谈话中有很多不适词句，容易上当受骗
		□3分，勉强可与人交往，谈吐内容不清楚，表情不恰当
		□4分，难以与人接触
社会参与总分	（ ）分	上述5个项目得分之和
社会参与分级	（ ）级	0 能力完好：总分0—2分 1 轻度受损：总分3—7分 2 中度受损：总分8—13分 3 重度受损：总分14—20分

通过对5个二级指标的评定，将其得分相加得到总分，可以判断为能力完好、轻度受损、中度受损、重度受损4个等级。

6. 老年人能力综合判定

综合日常生活活动、精神状态、感知觉与沟通、社会参与这4个一级指标的分级，将老年人能力划分为0（能力完好）、1（轻度失能）、2（中度失能）、3（重度失能）4个等级，表8。当"精神状态"中认知功能评定为受损时，需要进行专项评估；对有精神疾病的老年人，宜进一步进行专科诊断。

表8 老年人能力等级判断标准

能力等级	等级名称	等级标准
三级	能力完好	日常生活活动、精神状况、感知觉与沟通分级均为0，社会参与分级为0或1。
二级	轻度失能	日常生活活动分级为0，但精神状态、感知觉与沟通至少一项分级为1或2，或社会参与的分级为2；或日常生活活动分级为1，精神状态、感知觉与沟通、社会参与中至少有一项的分级为0或1。

续表

能力等级	等级名称	等级标准
一级	中度失能	日常生活活动分级为1，但精神状态、感知觉与沟通、社会参与均为2，或有一项为3；或日常生活活动分级为2，且精神状态、感知觉与沟通、社会参与中有1－2项的分级为1或2。
特级	重度失能	日常活动的分级为3；或日常生活活动、精神状态、感知觉与沟通、社会参与分级均为2；或日常生活活动分级为2，且精神状态、感知觉与沟通、社会参与中至少有一项分级为3。

注1：处于昏迷状态者，直接评定为重度失能。若意识转为清醒，则需重新进行评估。

注2：有以下情况之一者，在原有能力级别上提高一个级别：a 有认知障碍/失智；b 有精神疾病；c 近30天发生过2次及以上跌倒、噎食、自杀、走失。

对于能力完好的老年人，可以协助设计更多的文娱活动、注重健康管理，加强健康预防，推迟失能期的到来。

对于轻度失能、中度失能的老年人及时进行康复，能取得较好的康复效果，鼓励老年人主动参与生活和社会活动，尽量减少过度地被动照护。同时要考虑到，轻度失能、中度失能的老年人，也会有个体的不同的情况，比如有的中度失能老年人可能在基本生活的某些方面自理程度不高，但对于另一些方面较好，就需要针对性训练自理程度稍弱的那些功能，注重康复服务的个案性。

对于重度失能的老年人，需要加强照护，但也需要将康复与照护结合起来，既便卧床不起的老年人，也可以开展床上康复训练，促进老年人功能的尽量维持。

任务三
将康复融入日常生活活动

一、基础性日常生活康复活动设计与实施

（一）床上日常生活活动训练

以偏瘫老年人为例（下同），在活动能力比较差的情况下，采用被动训练方式为主；活动能力较好的，采用从旁适当协助、观察或主动训练的方式，提高床上活动能力。

1. 床上卧位移动训练

1）肢体摆放

对于偏瘫老年人，从医院回家或者直接入住养老机构时，良好的肢体摆放是康复的基

础。即便经过一段时间，进入恢复期阶段，也有必要维持偏瘫老年人良好的体位。卧位时，一般采用患侧卧位、健侧卧位、仰卧位。

为增加偏瘫侧的感觉刺激，多主张偏瘫侧卧，此时偏瘫侧上肢肩关节前屈90°，伸肘、伸指、掌心向上；偏瘫侧下肢伸髋，膝稍屈，踝背屈90°，上肢和后背及健侧下肢垫软枕，健侧肢体放在舒适的位置。患侧卧位如图2-2所示。健侧卧时，偏瘫侧上肢有支撑（垫枕），肩关节前屈90°，伸肘，伸腕，伸指，掌心向下；偏瘫侧下肢有支撑（垫枕），呈迈步状（屈髋，屈膝，踝背屈90°，患足不可悬空）。健侧卧位如图2-3所示。仰卧位时，偏瘫侧肩胛骨和骨盆下应垫薄枕，以防止日后的后缩，偏瘫侧上肢肩关节稍外展，伸肘，伸腕，伸指，掌心向下；偏瘫侧下肢呈屈髋、屈膝，足踝在床面上（必要时给予一定的支持或帮助），或伸髋，伸膝，踝背屈90°（足底可放支持物或置丁字鞋，痉挛期除外），健侧肢体可放在舒适的位置。仰卧位（右侧为患侧）如图2-4所示。

偏瘫患者的
康复护理（上）

偏瘫患者的
康复护理（下）

偏瘫患者的
照护原则（上）

偏瘫患者的
照护原则（下）

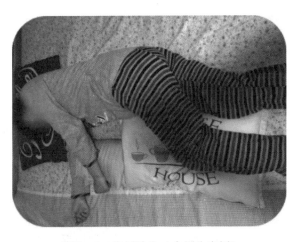

图2-2 患侧卧位（右侧为患侧）

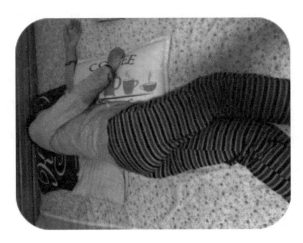

图2-3 健侧卧位（右侧为患侧）

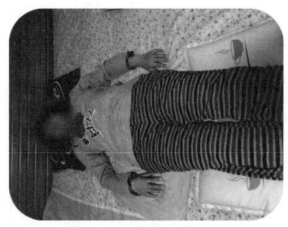

图2-4　仰卧位（右侧为患侧）

2）卧位移动

卧位移动是老年人变换身体位置、减少压疮风险、便于床上照料和床单位整理等经常要做的活动，需要掌握一定的技巧，以节约体力和便于操作的方式进行。

（1）床上横向移动（图2-5）：健侧下肢屈曲，插入患侧腿下方，健侧带动患侧下肢向健侧移动；健侧下肢从患侧抽出并屈髋、屈膝，抬起臀部移向健侧；以头部和臂部为支撑，将躯干移向健侧，完成整个活动过程。如果老年人完成有困难，则可以借助悬吊式辅助器具，用健侧握住辅助器具，带动身体横向移动。

（2）床上纵向移动：健侧下肢屈髋，屈膝，足平放于床面；以健足和肘部为支撑，抬起臀部向上移动身体，完成整个活动过程。如果老年人完成有困难，可以借助床上移位垫等辅助器具，协助老年人保持屈髋、屈膝，患侧的屈曲程度要根据老年人实际情况而定，照护人员可以站在床尾，抵住双下肢踝关节，老年人利用反作用力，通过健侧带动患侧，躯干向床头移动。如果老年人力量有限，可以由2名照护人员协助，其中1名照护人员在床尾支撑；另1名照护人员可以一手托住老年人肩背部，另一手托住老年人腰骶部，叮嘱老年人同时发力，合力将其移向床头。

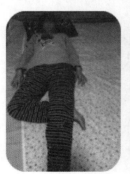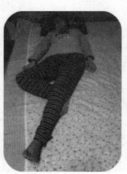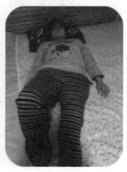

图2-5　床上横向移动（右侧为患侧）

2. 床上翻身训练

定时翻身（每2h进行1次）是预防压疮的重要措施，开始以被动为主，待患者掌握翻身动作要领后，由其主动完成。照护人员可以在康复专业人员的指导下，运用"分析—准备—实施—评价"（四步法）的训练流程，完成床上翻身训练。其他基础性日常生活活动也可以遵循类似的训练流程。

由于每个偏瘫老年人的情况都是个性化、有差异的，即便是同一位偏瘫老年人，当在家中、社区服务中心或者机构等不同的环境中，也会有不同的生活需要和康复目标。因此，本任务所介绍的各种训练方法，只能作为常见训练方法的参考，必要时，照护人员仍需要咨询康复专业人员，为老年人提供更加科学、合理的照护服务。

1）训练流程

（1）活动分析。

（2）训练准备。

（3）训练实施。

（4）效果评价。

2）活动分析

（1）老年人生命体征和意识。

（2）老年人认知能力及配合意愿。

（3）老年人皮肤状况及是否有压疮。

（4）老年人患肩是否疼痛及疼痛程度。

（5）老年人肌肉萎缩情况和肌力大小。

（6）老年人上肢和下肢关节僵硬程度。

3）训练准备

（1）环境准备：室内整洁，温湿度适宜，寒冷天气关闭门窗，便于老年人移位训练。

（2）照护准备：服装整洁，洗净并温暖双手，对老年人情况比较熟悉；提前告知老年人要进行床上翻身以使其配合，询问并提前帮助老年人解决饮水、上厕所等其他需要。

（3）物品准备：软枕或体位垫若干个、记录单、笔，必要时准备合适的移位垫等辅具。

4）训练实施

（1）照护人员站在床边，将老年人头部偏向自己一侧，帮助老年人将双手放在胸前，健侧手握住患侧手，帮助老年人双下肢弯曲，双足踩在床面上。

（2）照护人员一手扶住老年人对侧肩部，另一手扶住老年人髋部，翻转老年人身体成健侧/患侧卧位。

（3）照护人员整理老年人衣服，整理床单位。

5）注意事项

（1）翻身过程中注意观察老年人的肢体情况，避免拖、拉、拽、推，以免挫伤皮肤或引起骨折。

（2）对留置输液、导尿管的老年人转换体位前先将管路妥善安置固定，转换体位后注意检查管路，确保通畅。

（3）体位转换时注意保护老年人安全。

（4）全过程动作轻稳、准确、熟练、节力、安全，体现人文关怀。

（5）对于体重较重的老年人，可由两名照护人员共同完成翻身动作。

3. 床上坐起训练

当卧床脑卒中老年人的功能恢复到一定程度时，可在照护人员的帮助下进行坐起训练。由卧到坐是老年人离开床，扩大生活活动范围的关键步骤，也是提高老年人生活信心的重要环节。

照护人员站在偏瘫老年人健侧，协助其转至健侧卧位，并帮助老年人将双下肢放到床边。照护人员控制老年人肩外侧部，注意不能牵拉患侧肩部，防止受伤或疼痛。偏瘫老年人头部向前上方侧屈，同时，用右侧肘部支撑床面抬起躯干，并逐渐改为前臂及手支撑，在照护人员的协助下，以骨盆为轴用力使身体转换至坐位。帮助老年人调整姿势，取舒适坐位，老年人刚坐起时可让其用健侧手支撑床面以保持平衡。

训练时可以借鉴翻身训练"四步法"，注意与老年人的沟通，并观察老年人在训练中的表现。

4. 床上桥式运动训练

对于年龄较小的偏瘫老年人，在出院后可以在照护人员或家属的指导下，适当进行床上桥式训练，促进躯干力量的维持和改善，并降低躯干肌张力，为坐、站行动做好准备。偏瘫老年人仰卧位，上肢放于体侧，双下肢屈髋屈膝挺腹，足平踏于床面，伸髋，使臀部抬离床面，维持以姿势并酌情持续 5～10 s。照护人员根据偏瘫老年人的实际能力，可以通过控制其足部或髋部，施加力量从旁辅助、小范围辅助、从旁指导等。

5. 床上肢体活动训练

有些卧床的偏瘫老年人主动活动能力较差，可以使用被训练方式，主要目标是保持关节活动度，预防关节肿胀和僵硬，以被动活动偏瘫肢体为主，使偏瘫侧肢体的主动活动早日出现。活动顺序为由近端关节到远端关节，一般每日 2～3 次，每次 5 min 以上，直至偏瘫肢体主动活动恢复。与此同时，引导老年人头转向偏瘫侧，通过视觉反馈和照护人员的指导，有助于老年人的主动参与。被动活动宜在无痛或少痛的范围内进行，以免造成软组织损伤。在被动活动肩关节时，偏瘫侧肱骨应呈外旋位，即手掌向上（仰卧位），以防止肩部软组织损伤产生肩痛。

随着老年人体力的增强，可由卧位被动活动过渡到主动活动。老年人双手交叉进行上举运动，采取 Bobath 握手法，即双手叉握，偏瘫手拇指置于健手拇指掌指关节之上，然后在健侧上肢的帮助下进行双上肢伸肘、肩关节前屈的上举运动。照护人员应注意观察并时刻询问老年人，以避免出现肩部疼痛的情况。

（二）转移日常生活活动训练

1. 协助老年人坐、站体位转移

卧床脑卒中老年人功能恢复到一定程度时，可在照护人员的帮助下进行由坐到站体位转移训练。

老年人臀部尽量往床边移动，即约 1/2 在床面上，便于站立时运用自己身体的重心带动躯干离开床面。双脚分开与肩同宽，照护人员在协助老年人站立时，要与其做好沟通交流。老年人的双手搭在照护人员肩上，不能放置于照护人员后颈部位，以防止照护人员的颈椎受到伤害。照护人员可以利用保护腰带或老年人的裤腰带施加力量，双侧膝关节夹住患侧，以保证老年人站起时膝关节的稳定。照护人员应嘱咐老年人身体向前倾，将重心前移并用力抬臀、伸直膝盖，使其在照护人员的帮助下完成站立动作。

2. 协助老年人床、轮椅间转移

轮椅为残疾者使用最广泛的辅助性工具，轮椅的使用应视具体情况而定，轮椅应具有坚固，轻便耐用，容易收纳、搬动，便于操纵和控制的特点。

1）从床转移到轮椅

轮椅置于老年人健侧，面向床尾，与床成 30°~45°角，关好轮椅闸。老年人按照床上体位训练方法坐起。坐稳后，用健手抓住床挡并支撑身体，将身体大部分重量放在健腿上，健手扶住轮椅远侧扶手，以健腿为轴心旋转身体，缓慢平稳地坐在轮椅上。调整位置，用健足抬起患足，用健手将患腿放在脚踏板上，松开轮椅闸，轮椅后退离床。

2）从轮椅转移到床上

移动轮椅到床边，使其朝向床头，健侧靠近床边，与床成 30°~45°角，关闭轮椅闸。患者用健手提起患足，将脚踏板移向一边，身体向前倾斜并向下撑而移至轮椅前缘，双足下垂，使健足略置后于患足。健手抓住床扶手，身体前移，用健侧上、下肢支撑身体站立，转向坐到床边，推开轮椅，将双足收回床上。

3）轮椅与厕所便器间的转移

坐便器一般高于地面 50 cm，两侧应安装扶手。先使老年人坐在轮椅上靠近坐便器，关闭轮椅闸，双脚离开脚踏板并将脚踏板翻起；双脚分开，稳稳地踏在地面上，躯干微向前倾，以健手支撑身体站起；转向将两腿后侧靠近坐便器，解开裤带，并将裤子脱到臀部以下、膝盖以上，再坐到坐便器上排便；便后用健手擦拭并冲洗坐便器，再拉上裤子站起后整理、洗手。

训练时应注意下列事项：①使用方法应由老年人自己选定，尽量发挥患者的功能；②反复练习，循序渐进，多练习肢体的柔韧性和力量；③全程应有人保护，以防老年人发生意外；④保证厕所的扶手牢固耐用，保持地面干燥。

3. 使用辅助器具协助老年人转移

使用辅助器具协助老年人转移是现代科技与长期照护服务相结合的典型案例。常用的转移类辅助器具包括天轨、移位车等。同样，采用类似"翻身训练"的四步法协助转运老年人，评估和分析老年人的活动能力、做好转移的各种准备（包括检查转移辅助器具）、正确操作辅助器具（与老年人进行良好沟通，对于失智老年人要多观察）、转移活动结束后的观察与评估。

天轨如图 2-6 所示。

（三）自我日常照护活动训练

偏瘫老年人的自理训练中，有 3 种方式有助于加强偏瘫侧上肢和手的应用，包括患侧负重（Weight bearing）、对患侧的引导（Guiding）、健侧和患侧的双侧辅助（Bilaterally）。

患侧上肢、手的协同活动如图 2-7 所示。

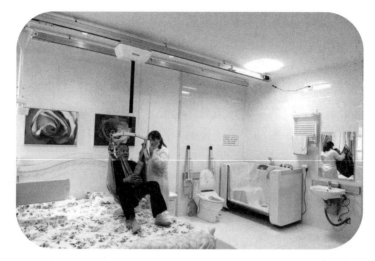

图2-6 天轨

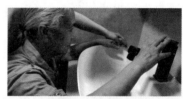

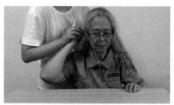

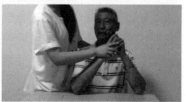

图2-7 患侧上肢、手的协同活动

1. 更衣

衣物的穿脱是日常生活活动中不可缺少的动作，因身体功能障碍而不能自行完成穿、脱衣物动作的偏瘫老年人如能够保持坐位平衡，健侧肢体具备基本活动能力，有一定协调性和准确性，即可指导其穿脱衣服、鞋袜等训练。

1）穿、脱上衣训练

（1）穿、脱套头上衣法。

穿衣：偏瘫老年人先穿患侧衣袖并拉到肘部以上，再穿健侧的衣袖，最后以健手为主将衣服套入头部，拉下衣角。

脱衣：先以健侧手为主，拉起衣角，将衣服脱至胸部以上，再用健侧手将衣服拉住，从背部将头脱出，脱出健侧手后再脱患侧手。

（2）穿、脱开襟上衣法。

穿衣：先穿患侧，后穿健侧。首先，用健侧手找到衣领，将衣领朝前平铺在双膝上，将患侧衣袖垂直放于两腿之间，患手伸入衣袖内后伸出手腕，将衣领拉到患侧的肩上；其次，健侧手转到身后将另一侧衣袖沿患肩拉至健肩，将健侧手臂穿入另一侧衣袖；最后，整理衣服，系好扣子。

脱衣：顺序与穿衣顺序相反，先脱健侧，再脱患侧。步骤如下：首先，将患侧脱至肩以下；其次，拉健侧衣领到肩上，两侧自然下滑甩出健侧手；最后，再脱患侧手。偏瘫老年人脱患侧衣袖时，在坐位下要注意保持上身的前倾，这样就会更加顺利。偏瘫老年人脱上衣患侧衣袖上身前倾如图 2 - 8 所示。

2）穿、脱裤子训练

穿衣：将患腿屈髋、屈膝放在健侧腿上，套上裤腿后拉到膝以上，放下患腿，全脚掌着地，健侧腿穿裤腿并拉至膝关节以上，抬臀或站起向上拉至腰部，整理系紧。

脱衣：顺序与穿裤顺序相反，先脱健侧，后脱患侧。

3）穿、脱袜子和鞋训练

穿袜子和鞋：首先，将患腿抬起放在健腿上，用健手为患足穿袜子和鞋，放下患足，双足着地，重心转移至患侧；其次，再将健侧下肢放到患侧下肢上方；最后，穿好健侧的袜子和鞋。

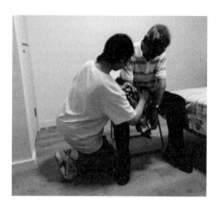

图 2 - 8　偏瘫老年人脱上衣
患侧衣袖上身前倾

脱袜子和鞋：与穿袜子和鞋的顺序相反。偏瘫老年人用一只手穿/脱有鞋带的鞋子比较困难，照护人员可以对鞋带的系法进行调整。鞋带一端打上结，从鞋面最前方一排的一个小孔穿进去，打好的结留在外面固定，另一端一直穿行在扣眼中，直到鞋面最后一排小孔内，然后再次回头穿行于最后一排的对侧小孔中，这样偏瘫老年人用一只手就能将鞋带的一端通过"C"形打结固定在鞋子上。偏瘫老年人鞋带系法如图 2 - 9 所示。

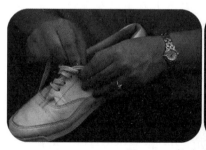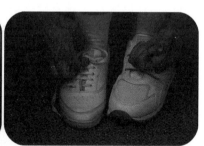

图 2 - 9　偏瘫老年人鞋带系法

更衣训练时应注意下列事项：①选择衣物时，应选择大小、松紧、薄厚适宜，易吸汗，又便于穿脱的衣、裤、袜、鞋，纽扣、拉链和鞋带使用尼龙搭扣，裤带选用松紧带等；②必要时使用辅助用具，如纽扣牵引器、鞋拔等；③偏瘫老年人应注意，穿衣时先患侧后健侧，脱衣时先健侧后患侧。

2. 进食

1）进食体位训练

进餐时宜选择半坐位或半卧位，最简单的动作是训练偏瘫老年人从仰卧位改变为相应

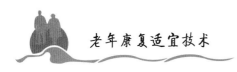

体位。根据偏瘫老年人残疾程度选择不同的方法，如指导偏瘫老年人用健侧手和肘部的力量坐起，或由他人帮助使用辅助设备等坐起；若偏瘫老年人无法坐起，应指导其采取健侧在下的侧卧位。

2）餐具及食物放置

将餐具及食物放在便于偏瘫老年人使用的位置，必要时在餐具下面安装吸盘或防滑垫，以防止滑动，使用盘挡防止饭菜被推出盘外。对视觉空间失认、全盲的偏瘫老年人，食物按顺时针方向摆放并告知偏瘫老年人，偏盲患者食物放在健侧。

3）抓握餐具训练

丧失抓握能力、协调性差或关节活动范围受限的偏瘫老年人常无法使用普通餐具，应将餐具改良，如特制碗、碟，特制横把或长把匙、刀、叉，必要时进行固定。

4）进食动作训练

指导偏瘫老年人用健手持食物进食，或用健手把食物放在患手中，再由患手将食物放入口中，以训练两侧手功能的转换。

5）咀嚼和吞咽训练

吞咽困难的偏瘫老年人在进食训练前应先做吞咽动作的训练。在确定无误咽危险并能顺利喝水时，可尝试自己进食。先用浓汤、稀粥、糊状食物等，逐步从流质过渡到半流质再到普食，从少量饮食逐步过渡到正常饮食。

6）饮水训练

水是流速最快的食物，对于偏瘫老年人而言，最容易发生呛咳。首先，将水杯中倒入适量的温水，放在偏瘫老年人便于取放的位置；其次，偏瘫老年人用患侧手持水杯，健侧手协助稳定患侧手；最后，端水杯至口边饮水。如使用加盖及有饮水孔的水杯，必要时用吸管饮水。

进食障碍训练时应注意下列事项：①创造良好的进食环境，排除干扰用餐因素；②根据患者的吞咽和咀嚼功能选择食物，进食后观察口中有无残存食物，必要时床旁备吸引器；③鼓励偏瘫老年人自己进食，必要时给予协助；④照护人员在整个训练过程中必须守候偏瘫老年人。

3. 个人卫生

个人卫生是人的基本生理需要之一。个人卫生特别是头面部的清洁影响其精神状态和社会交往。当因身体功能障碍而不能完成个人卫生活动的偏瘫老年人生命体征平稳、能够保持坐位平衡30 min以上，并具有一定的移动能力；健侧肌力良好，可独立进行修饰、沐浴时即可进行个人卫生训练，具体包括洗脸、洗手、刷牙、剪指甲、洗澡。

1）洗脸、洗手训练

洗患侧：偏瘫老年人坐在洗脸池前，用健侧手打开水龙头放水，调节水温，洗脸、患侧手和前臂。

洗健侧：洗健手时，偏瘫老年人贴在水池边伸开放置或将毛巾固定在水池边缘，涂过香皂后，健侧手及前臂在患侧手或毛巾上搓洗。

拧毛巾：拧毛巾时，先将毛巾套在水龙头上，然后用健侧手将毛巾两端合拢，使毛巾向一个方向旋转拧干。

2）刷牙训练

借助偏瘫老年人身体将牙膏固定（如用膝夹住），用健侧手将牙膏盖旋开，刷牙时由健侧手完成；还可使用辅具协助进行，如环套套在手掌上，将牙刷插入套内使用。可以充分应用卫生间洗手池的支撑功能，照护人员在患侧辅助，帮助偏瘫老年人挤出牙膏（图2－10），使其患侧手能够充分参与日常生活。

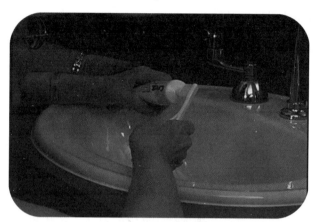

图2－10　照护人员在患侧辅助挤出牙膏

3）剪指甲训练

将指甲剪固定在桌子上，一端突出桌沿，偏瘫老年人伸入需修剪的指甲于剪刀口内，用患侧手掌下压指甲剪柄即可剪去指甲。双手力量均差的偏瘫老年人可用下颌操作指甲刀。

4）洗澡训练

盆浴：偏瘫老年人坐在浴盆外木制椅子上（椅高与浴盆边缘相等），脱去衣物，先用健侧手把患腿放入浴盆内，再用健侧手扶住盆沿，健侧腿撑起身体前倾，抬起臀部移至盆内椅子上，再把健侧腿放于盆内。另一种方法是偏瘫老年人将臀部移至浴盆内横板上，再将健侧腿放入盆内，然后帮助患腿放入盆内。洗浴完毕后，出浴盆顺序与入浴盆顺序相反。

淋浴：偏瘫老年人坐在椅子上，先开冷水管，再开热水管调节水温。洗澡时可用健侧手持毛巾擦洗或用长柄的海绵协助擦洗背部和身体的远端。如果患侧上肢肘关节以上有一定的控制能力，可将毛巾一侧缝上布套，套于患臂上协助擦洗。将毛巾压在腿下或夹在患侧腋下，用健手拧干。

个人卫生训练时注意下列事项：①洗澡水适宜温度38～42℃；②注意防滑，出入浴室时应穿防滑拖鞋，应有人在旁边保护；③患者洗澡的时间不宜过长，浴盆内的水不宜过满。

二、工具性日常生活康复活动设计与实施

（一）家务活动生活技巧训练

家务活动是老年人较高层次的需要，是个人生存需要向社会性需要过渡阶段，不仅是生活自理能力提升的标志，也是个人价值在一定程度的体现。家务活动按不同目标、复杂程度可以分为很多类别。如果参照马斯洛需要层次分类，可以将其分为三层：第一层是为

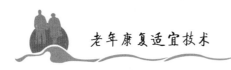

了满足生理需要的家务，如卫生间的清理；第二层是为了生活品质的提升，如为自己做一道爱吃的菜肴；第三层是为了社会交往的需要，如布置房间和修剪花草以供家人和客人拥有良好的交流环境。

下面以偏瘫老年人烹饪为例，介绍家务生活技巧训练。烹饪比打扫卫生更加复杂，不仅有利于提高身体活动能力以及上肢和手的精细功能，也有利于扩大老年人的生活范围，为其参与社会生活提供了良好的基础。

1. 训练流程

（1）活动分析。

（2）训练准备。

（3）训练实施。

（4）效果评价。

2. 活动分析

（1）老年人认知能力及配合意愿（对于烹饪活动内容的理解和过往的生活习惯）。

（2）老年人在厨房内的移动能力（在食材和厨具、洗菜池等不同位置的转移）。

（3）老年人上肢和手的协调性与精细动作完成能力（放调味品、处理食材等）。

3. 训练准备

烹饪活动的难度也有高低之分，从简单的凉拌菜或水果色拉，到复杂的多种食材混杂炒菜所带来的训练效果和训练难度是不同的。偏瘫老年人功能障碍有不同阶段的特点，每个偏瘫老年人的生活背景、烹饪爱好、家居环境、家属支持的程度也不同。但是也没有必要等到各项功能都比较强的时候才开始家务技巧训练，只要方法得当，偏瘫老年人又有一定的能力，就可以开展这些方面的训练，但是准备工作非常重要。

（1）与偏瘫老年人及其家属进行生活访谈，激发其参与家务活动训练的意愿。

（2）与偏瘫老年人、家属共同确定烹饪目标和需要的食材。

（3）根据偏瘫老年人是否需要借助轮椅以及转移的难度，考虑厨具的应用，甚至可以用电磁炉代替煤气灶，因为电磁炉的摆放比较简单，高度可以调节。

（4）若有可能，可以由家属陪同偏瘫老年人到超市购买食材。这对于有一定的社会参与能力和社区生活技巧训练基础的偏瘫老年人比较适用。

4. 训练实施

将烹饪活动分为食材处理与环境适应、烹调、环境整理、分享四个阶段，便于偏瘫老年人理解，同时，也能分析每一环节的难度和照护人员需要帮助的比例。

1）食材处理与环境适应

根据偏瘫老年人的社区生活能力和确定好的烹饪目标，可以选择未加工、粗加工、精加工的食材，已经是精加工的食材处理难度最小。在厨房里进一步处理食材、清洗食材时，注意患侧负重、患侧引导和双侧辅助，同时，要让偏瘫老年人进步适应厨房环境，偏瘫老年人可能有很长时间没来厨房了，需要一个适应过程。这在准备工作中就需要提前完成，在正式训练的时候仍有必要重复进行。根据需要，也可以考虑对厨房进行适老化改造。

可调节橱柜高度的无障碍厨房如图 2 – 11 所示。

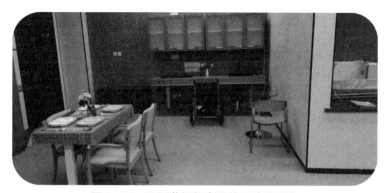

图 2 - 11　可调节橱柜高度的无障碍厨房

2）烹调

对于清炒这种单一食材的烹调比较简单，也是烹饪活动训练的常见内容。烹调时需要充分考虑评估分析和训练准备阶段所做的工作，依赖轮椅还是能够独立站立，患侧剩余功能的强弱，偏瘫老年人脑卒中之前的烹饪水平，偏瘫老年人的认知功能，厨房环境的适用程度等多种因素都是决定照护人员如何协助、如何指导以及老年人如何顺利完成烹调任务的重要性环节。在烹调的时候，照护人员同样要注意偏瘫老年人患侧负重、患侧引导和双侧辅助。

3）环境整理

烹调之后，需要对厨房卫生进行处理，工具清洗并回收，这是烹饪工作完整过程必不可少的环节。在环境整理和清洗厨具的过程中，照护人员同样要注意偏瘫老年人患侧负重、患侧引导和双侧辅助。

照护人员通过患侧引导协助偏瘫老年人清洗盘子如图 2 - 12 所示。

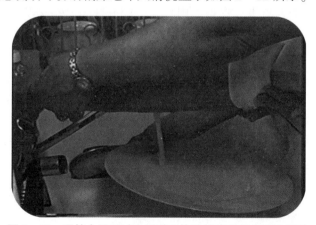

图 2 - 12　照护人员通过患侧引导协助偏瘫老年人清洗盘子

4）分享

考虑到这仍然属于日常生活活动训练的一部分，而且是工具性日常生活的范畴，偏瘫老年人的需要和康复水平已经达到新的阶段，需要将偏瘫老年人及其家属召集在一起，分享这次的烹饪活动。健侧与患侧的协同应用并不是烹饪训练的核心目标，菜的品质的高低也不是活动训练的焦点。分享的主要目标是与偏瘫老年人共同感受生活的回归、生活的参

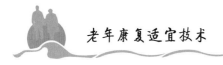

与、生活的继续以及在这种功能水平上又开始的新的生活方式。

5）效果评价

烹饪活动是偏瘫老年人在基础性活动之上的一次新尝试，从计划、准备到实施，需要照护人员和家属耐心细致的准备和陪同，对于偏瘫老年人在活动前的访谈、活动中的表现、活动后的反应都需要进行评估，对每个环节的不足成分加以分析，为后续的家务活动训练和社区生活训练做好准备。

（二）社区活动生活技巧训练

基础性的日常生活活动训练有助于满足偏瘫老年人的生理需要和安全需要，如果想达到社交与归属感需要、尊重需要和自我实现需要等更高层次的需要，若只进行一般的日常生活活动就不够了。家务活动的训练为更高层次的需要目标打下了基础，社区活动则为偏瘫老年人社会参与、获得更多的尊严和满足感提供了更广阔的舞台。

> **学中做**
>
> 社区活动并不需要偏瘫老年人具备非常完善的躯体功能这一前提，马斯洛需要层次理论、积极心理学等都已经指出，可以通过生活方式的调整、居住环境和社会环境的改善、康复辅助技术的应用、生活信心的重建等多种途径来促进有偏瘫老年人参与社区生活，使其不与社会脱轨。

1. 社区活动训练的主要目标

这里可以将社区看作一个宽泛的概念，社区是一定地域范围内的人们所组成的社会生活共同体。根据中国老龄事业规划和国际老龄服务规律，90%以上的老年人都将依托社区，采用居家方式养老。世界卫生组织也积极倡导发展基于社区的康复，因此社区承载了老年人参与生活、回归社会的重要使命。社区活动训练主要目标包括：

（1）利用社区的资源，将老年人生活范围从家中扩大到社区，进一步参与社会生活。

（2）照护人员和家属等一起帮助老年人提升购物、乘车、社区事务活动等的参与能力。

（3）引导老年人参加文体、音乐、园艺等社交性活动，提高生活的兴趣和信心。

（4）通过健康教育和技能讲座，帮助老年人增强自我健康管理意识和社区活动技能。

2. 老年人社区活动信息采集

照护团队需要了解社区老年人病史、功能、家庭成员、家庭和周边物理环境、可利用的社会资源等情况，为制定其社区活动评估和目标做好准备。

1）老年人身心相关信息

很多老年人长期带病生存，或者从医院回家，需要了解医务人员给出的疾病治疗建议、服用过的药物、已经接受过的康复服务、现有的日常生活活动以及其他方面的功能障碍、社区医生和护理人员的访问记录等，这些信息可以用于对老年人社区活动的分析。除了已经呈现的信息之外，照护团队还需要进行进一步的访谈，了解老年人的康复和照护需要，以及参加社区活动的能力基础。

2）家庭和社会成员的支持

家庭关系和社会网络是老年人回归社会的重要软环境。通过与老年人及其家属交谈，了解家属成员的支持情况，社会成员之间的关系和互动情况，也可以从社区日间照料中心和其他关系人中进一步了解老年人周边社会环境，为制定社区照护计划提供信息。

3）家庭和社区的物理环境

家庭住宅环境和社区周边的物理环境可以通过了解前两项相关信息时得以观察，但是还不够。需要与康复辅助技术咨询师（该职业已于2020年纳入国家职业分类大典，新职业由屠其雷团队推荐）共同实地考察，了解老年人在家庭里如何转移、生活，社区是否有良好的无障碍出行环境，在日常生活方面是否还需要居家的适老化改造或者适合出入社区的辅助器具。适老化改造的程度和辅助器具选配的种类需要根据老年人自身功能状态和要达到的康复与照护目标确定。

社区无障碍活动环境改造如图2-13所示。

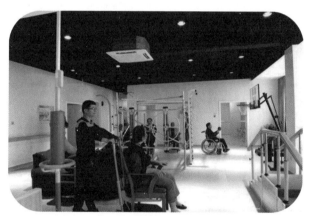

图2-13 社区无障碍活动环境改造

4）能够利用的社区服务设施和福利政策

社会工作者是资源链接的专业人员，也是照护团队的重要组成部分。社区与居家养老、社区老年健康服务组成的社区老年人照护体系正在发展，不同区域、不同城市发展程度不同，需要照护团队去调查、挖掘能够利用的设施、服务和福利政策，为老年人社区活动和回归社会提供良好的社会康复基础，围绕服务来源、服务费用、服务人员和服务目标进行整体考虑。

老年社区活动信息采集见表2-13。

表2-13 老年社区活动信息采集

采集类别	主要采集内容
身心状况	疾病史、药物管理、生活能力、其他功能、情绪控制
社会环境	家庭成员、邻居、工作伙伴、社区人员、朋友
物理环境	居家无障碍、辅助适配、社区环境、周边生活设施
社区资源	社区照料、社区卫生、街道政策、政府福利、老年大学

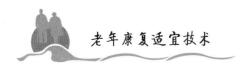

3. 老年人社区活动评估分析

根据老年社区活动所采集的信息进一步评估老年人的社区活动能力。评估内容包括身体功能、生活能力、家庭与社区环境。在评估中不仅要考虑到老年人实际功能特点，还要了解老年人及其家属的照护需要，以及可以利用的环境资源。具体评估方式可以参考本章任务二中日常生活活动能力评估以及其他项目任务中的评估内容。

老年社区活动评估分析见表2-14。

表2-14　老年社区活动评估分析

采集类别	主要采集内容	评估分析
身体功能	躯体功能、感觉、认知、精神心理等	躯体功能分析：肌力、关节活动度、平衡、耐力、上肢与手活动等功能 感觉功能分析：视觉、听觉、触觉等功能 认知功能分析：时间定向、空间定向、人物定向、记忆、理解、表达等功能 精神心理功能分析：攻击行为、抑郁、意识状态等
生活能力	基础性日常生活活动、工具性日常生活活动、社会参与	基础性日常生活活动分析：进食、洗澡、修饰、穿脱衣、二便控制、上厕所、床椅转移、平地行走、非步行移动、上下楼梯等 工具性日常生活活动分析：上街购物、外出活动、制作食物、清洗衣服、使用电话、服用药物、处理财务等 社会参与分析：社会交往活动等
家庭与社区环境	居家适老化改造、社区适老化改造、辅助器具应用	居家适老化分析：厨房、卫生间、卧室、客厅等功能区域的适老化 社区适老化分析：室外楼梯、活动场所等公共区域的适老化 辅助器具应用分析：生活类辅助器具、移动类辅助器具、交流类辅助器具、文娱类辅助器具、训练类辅助器具的适配

4. 老年人社区活动目标制定

在老年人信息采集和社区活动评估的基础上，需要为老年人社区活动制定目标。这个目标需要由老年人及其家属还有照护人员共同制定，必要时还可征求社工以及医务人员的建议。

1）制定原则

制定出科学合理、个性化的社区活动目标并不容易，因为存在很多变量，所以目标的制定往往是动态的、经常需要调整的。制定原则主要包括：具体明确的（Specific）、能够测量的（Measurable）、可以达到的（Attainable）、相关的（Relevant）、有设定期限的（Time-based）。目标不需要制定得过多、过高，重要的是能完成，哪怕起点低一些也是可以接受的。

2）长期目标

长期目标是一种远景，也不能是完全遥不可及的。不需要卧床的偏瘫老年人、有轻度认知功能障碍的老年人的长期目标是能够重新回归社会，能够在有限的协助下重新恢复或部分恢复社区中的生活，对将来的生活依然充满信心，与社会和家庭不脱节，符合世界卫生组织倡导的康复理念和积极健康老龄化的内涵要求，也是马斯洛需要层次理论中提到的高阶需要。长期目标一般有 4~6 条，根据情况以 6 个月或 12 个月为期限。

具体的长期目标还要根据老年人及环境的总体情况来调整，如有的老年人本身就不愿出门，生活情趣不多，出院之后，对于这种老年人的长期目标就需要降低要求，如能够在家属的陪同下步入社区，欣赏街边美景可能就是一个需要努力完成的长期目标。有的老年人生病前就很活跃，有很多生活爱好，对于这样的老年人而言，社区活动的长期目标就需要提高，在克服自身功能障碍的情况下，运用环境调整、社会网络重建、功能代偿、辅助器具配置、社会资源链接等多种方式，让其不仅能在社区内进行良好的活动，而且能成为积极老龄化的倡导者，甚至达到马斯洛需要层次理论中的最高阶。

3）短期目标

短期目标是根据长期目标而来，将长期目标中的项目进行分解细化，以 1 周或 1 个月为单位制定具体性的操作目标。例如，偏瘫老年人出院以后，基础性生活活动能力有了一定程度的提高，根据社区生活参与的长期目标，可以考虑如何在他人的协助下通过电梯下楼到达小区，逐步过渡到独立操作电动轮椅到达小区。电动轮椅的操纵、电梯的使用、小区环境的适应等都需要一定的时间来训练，这样，偏瘫老年人才能实现安全、顺利地依靠轮椅到达小区的基本目标。

老年人社区活动目标制定见表 2-15。

表 2-15　老年人社区活动目标制定

制定原则	长期目标	短期目标
具体明确	社区生活信心	居家活动能力
能够测量	社区生活兴趣	居家环境适应
可以达到	社区生活能力	出入家门活动
相关性	社区生活方式	小区普通活动
设定期限	社区环境适应	社区高级活动

5. 老年人社区活动训练实施

老年人社区活动训练形式非常丰富，而具体的实施方法则要根据其社区活动长期目标和短期目标有序展开。与制定标准类似，社区活动的实施仍然需要老年人及其家属的全力配合，再根据需要进行适当调整。下面以脑卒中后有轻度认知功能障碍的老年人购物为例进行介绍。

1）社区活动前的沟通与生活访谈

通过信息采集和评估分析，确定老年人购物这项社区活动的训练目标。在正式实施前，由照护人员、老年人及其家属进行关于出门购物活动的沟通，了解老年人对于去社区附近超市购物的活动兴趣和信心，对一系列活动过程可能出现的障碍进行确定，提出解决方法，帮助老年人建立参与社区活动训练的信心。

2）制定社区活动训练方案

由照护人员与老年人及其家属共同确定要实施的社区活动训练方案。将购物社区活动进行分解：确定社区附近的超市名称并定位——根据老年人意愿共同编制购物清单——选择合适的助行类辅助器具——从家门到超市行进路线和方法——在超市选购商品并结账离开——沿原路返回并识记道路两边 1~2 个标志性商店名称——返回家中分享购物经历。这 7 个步骤并不是唯一的、标准的，每位老年人都需要根据具体情况调整，因为每个步骤也不是一成不变的。例如，在超市购物结账时，就要根据老年人认知能力和信心程度，研究照护人员和家属协助的比例和时机。除了购物这一常见的社区生活活动之外，还有很多可供选择的活动项目。

3）实施社区活动训练

根据拟定的训练方案，由照护人员和家属陪同老年人共同实施这项训练。按照 7 个步骤逐步实施，在实施过程中也是观察和评估老年人社区生活能力的重要契机。老年人如果需要依赖轮椅，在家中就需要开展使用轮椅的训练，进一步巩固老年人的轮椅操纵技能。可以选用电动轮椅，也可以选用普通轮椅，需要视老年人家庭经济环境、社区环境和个人生活习惯而定。在超市定位、超市内选购商品、结账、路标识记过程中，对老年人的认知能力进行评估，并有意识地进行强化训练。了解老年人以往的生活经验，开始训练时尽可能选择其最熟悉、最喜欢的商品及其患病之前经常光顾的超市。

4）购物社区活动结束后的分享

对于照护人员和老年人家属来说，购物社区活动后的分享是一次老年人的社区活动训练；但对于老年人本人来说，这并不能让他强烈地感受到这只是一次模拟活动，而是一次真实的和患病之前一样的社区中日常生活活动。这两者并不矛盾，越是有经验的照护人员，越能够组织家属和老年人实施社区活动训练的时候越容易淡化模拟训练的痕迹，这种经验需要长时间的积累，很多计划在正式实施的过程都需要见机行事，因为老年人的兴趣、态度和能力会根据环境的变化而变化。这就需要每一次社区活动训练结束后，都有必要采用比较巧妙的方式与老年人及其家属再一次沟通和交流，分享社区活动中的一些关键性环节，围绕老年人对社区活动参与的信心、兴趣、能力等展开，推动新的社区活动的目标达成。

社区活动训练实施流程如图 2－14 所示。

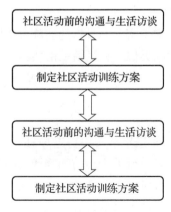

图 2－14　社区活动训练实施流程

6. 老年人社区活动效果评价

社区活动的效果评价可以很复杂，也可以很简单。如果从病情的变化、生活能力的改变、环境的适应等角度综合评价，可能比较复杂，也比较规范，甚至需要医务人员参与，照护人员根据老年人及其家属一段时间的表现进行多种量表赋分，但是对于常规性、普通的社区居家养老服务而言，选择操作性强、便捷式的效果评价也是可以考虑的。例如，老年人及其家属的满意度，工具性日常生活活动 6~8 个方面的变化，老年人对待生活的信心。

学习园地

社区日常生活活动要坚持老年人与社区环境的相互适应的理念，因此，在制定社区活动计划时，要以老年人为中心，做到个性化与社区活动的长期目标和短期目标紧密结合。改变老年人活动方式和调整社区居家物理环境以及社会环境是同等重要的。

项目三　　文娱性康复

【知识目标】

◇ 了解文娱性康复与医疗康复区别；
◇ 理解文娱活动中的康复功能；
◇ 掌握具体项目活动的设计实施流程。

【能力目标】

◇ 运用文娱活动中的康复功能设计活动实施方案；
◇ 能运用园艺、音乐、体感游戏、健康旅游、老年大学课程等活动方法对老年人开展文娱性康复训练。

【素质目标】

◇ 反思活动组织过程，有意识地加强文娱性康复理论的学习；
◇ 与小组成员分享学习经验，以团队协作的形式巩固文娱性康复活动的相关知识。

【思维导图】

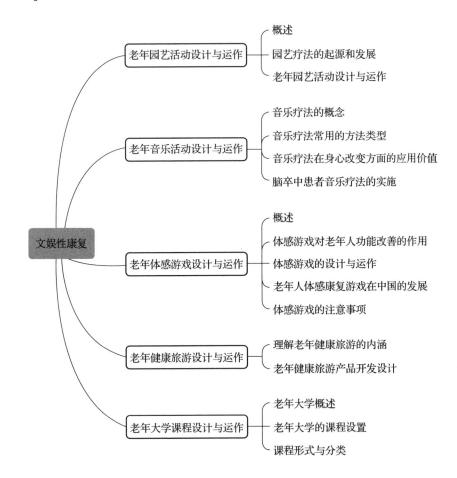

案例导入

张大爷，男，68岁，与朋友乘车外出办事，上车后突然感觉眩晕，开始胡言乱语，不认得同行人员。朋友及时将其送医院救治。张大爷被诊断为脑卒中言语功能障碍，临床表现为口齿不清、词不达意、逻辑混乱、识别功能障碍、部分记忆丧失、四肢不协调；精神方面，易激动、脾气暴躁。康复科医生在给张大爷做数字康复的时候，张大爷总感觉这些康复内容像是在糊弄自己，不好好配合，但听到音乐后情绪会稳定，并跟着音乐打拍子哼唱。

问题： 脑卒中患者在病情康复阶段，医疗康复与文娱康复对功能促进分别有什么作用？如何运用音乐疗法为其进行活动康复？还可以运用哪些方法为其进行康复活动？

任务一
老年园艺活动设计与运作

一、概述

随着经济水平的提高，很多老年人对精神文化生活的要求越来越高。城市老年人退休后独居在家，空闲时间多，容易出现焦虑、烦闷，甚至抑郁等问题，长此以往，极易诱发身心疾病。老年人适当参加园艺活动，可转移注意力、缓解压力、陶冶情操、修身养性，使全身肌肉在适度活动中得到锻炼。

认知功能
促进（上）

（一）园艺活动

园艺，简单来说是指果树、蔬菜以及观赏类植物的栽培、繁育技术和生产经营方法。如今，园艺活动是老年人社交、改善情绪的有效途径之一，不仅可以强健身体，还提升生活质量。

认知功能
促进（下）

（二）园艺疗法

园艺疗法，顾名思义就是以"园艺"为"媒介"的疗法。根据美国园艺疗法协会（Ameirca Hoticutural Therapy Association，AHTA）的定义，园艺疗法是指以植物栽培和园艺操作活动为手段，作用在身体和精神方面有问题的人身体上，使其在社会、教育、心理以及身体等诸多方面可以进行调整与更新的一种有效方法。

所以，园艺疗法区别与一般的园艺活动，园艺疗法需要受过专业培训的园艺治疗师在评估服务对象的需要和能力后，设计具体可行的园艺治疗方案，帮助服务对象在整个园艺治疗过程中，获得生理、心理、精神与社会交往等方面的益处，从而恢复服务对象的身体机能与精神状态。可以看出，园艺疗法涉及范围较为广泛，不仅需要园艺学领域的知识，还需要具备心理学、社会学、社会工作等专业背景；不仅专注于参与者个体，更要着眼于园艺治疗的整体过程。

二、园艺疗法的起源和发展

早在古埃及的文献中就有了关于医师鼓励患者在庭院中散步进而改善

认知症康复护理

身心状况的记录。

1699 年，《英国庭院》首先公开了园艺对身体和心灵的影响。18 世纪 70 年代，美国许多医院要求贫穷患者以替医院工作来抵扣医疗费，这些患者在医院附近设的菜园和牧场工作，然而医院却意外发现这些患者康复得比其他患者还快，于是园艺疗法的功效受到重视；同时，精神病学先驱和美国国家独立宣言人 Dr. Benjamin 在 1786 年公开宣布挖掘土壤对精神病患者有医疗效果。

1871 年，园艺疗法开始出现。1973 年，美国建立了世界上第一个全国园艺疗法协会，它从学科和职业的角度开始探索和研究园艺疗法，突出了"环境 – 植物 – 人"的密切关系，以平等的态度对待不同群体的需要。随后，英国、加拿大和日本也建立了自己的园艺疗法协会，这些国家的园艺治疗也在实践和应用中迅速发展，其使用主要以身心残疾特殊群体为主。随着园艺疗法的不断突破，园艺疗法已经可以针对亚健康进行治疗，可以带给人们健康和幸福。

三、老年园艺活动设计与运作

（一）老年园艺活动的设计原则

1. 健康舒适性原则

健康舒适性原则是指园艺活动的整体设计，需要给参与园艺活动的老年人健康和舒适的感觉。此原则包括舒适性原则、健康性原则、便捷性原则。

1）舒适性原则

老年人每天休闲时间充足，在室内或小区内活动时间较长，因此需要在园艺活动的空间内创造让老年人感到舒适的环境，如老年人处于坐着的状态下，视线的高度、手臂向上伸直的高度等景观设计尺寸必须根据人体工程学设计进行。室内和室外的过渡区域要进行遮阳处理，防止光差太大引起老年人的视觉不适。

除考虑身体上的舒适外，还要兼顾老年人的心灵舒适，因此独处的私密区域必不可少。老年人若能在鸟语花香的环境中独处，放松心情和沉淀自我，能消除不少烦恼。

2）健康性原则

如针对老年人怕风直吹的特点，需利用植物和景墙等做好防风措施。老年人夏天喜欢在树荫下纳凉，冬天喜欢晒太阳，可以利用植物、亭廊等设计来实现。

在绿地中散步，老年人可以呼吸新鲜空气，闻到植物散发出的清香味道，对身体有益。

3）便捷性原则

随着年龄的增长，老年人的运动能力、记忆力、辨识力和判断能力都有所下降，因此园艺活动的场地一定要便于到达，并且易于识别。由于老年人的活动场所大多集中在建筑和宅间绿地的过渡结合区域，可以把这个区域设计成老年人们活动交友的区域，放置座椅供他们休息和聊天。

2. 安全性原则

安全性原则是指尽可能保证老年人在园艺活动期间的安全，由无障碍、无毒害以及控制感原则组成。

1）无障碍原则

无障碍原则是指老年人年纪增大，行动能力下降，应尽量避免在园艺活动期间遇到各类障碍，用无障碍设计营造安全的活动场所，如道路和铺装的防滑防反光处理，并且材质不能过硬；出入口无障碍通道，包括斜坡、扶手等；抬升园艺设施的高度，方便轮椅通行。

2）无毒害原则

无毒害原则是指植物应选择无毒害类，形状以及散发出的气味等均不会给老年人的健康造成损害。

3）控制感原则

控制感原则是指活动区域的标识系统应清晰可识别，以增强老年人对此区域的控制感。

3. 社交性原则

社交性原则指园艺活动空间需要提供友情、归属感和尊严等人际交往情感。例如，园艺活动空间为老年人提供了集体活动的空间，增强了朋友间的友情；大家一起举行怀旧主题活动，可以找到归属感；栽培种植等活动结束之后，园艺活动空间给大家提供了展示自己作品的机会，可以用拍照、可以找到集体点评、成果展示等方式帮老年人寻找自我尊重和他人尊重的感觉。

4. 自我成就性原则

除生理需要、安全和社会情感需要等之外，老年人对于参与和改造社会有各种想法，小到家庭的装饰和运作，大到国家层面的运营，每个人都会有自己的想法，但绝大多数老年人已退休，参与社会层面改造的机会少，若和子女住在一起，家庭的运营也多为子女掌控。

因此，园艺活动为老年人提供了良好的自我成就机会，可以对各类瓜果蔬菜花卉等植物进行改造，如插花活动、制作植物精油、采摘瓜果、摆放果盘，把这些当成作品展示出来，当被人欣赏时，由于老年人的想法得到实现，会产生一种自我成就的价值感。

（二）园艺活动对老年人健康的益处

1. 生理益处

（1）园艺活动涉及各种程度的体力活动，老年人使用适当的工具进行运动，有助于改善其手眼协调能力。

（2）园艺活动中需要各种身体活动（抓、握、伸展、弯曲、行走、站立等），这种潜在性的运动可以增强老年人的生理功能，提高其生活自理能力。

（3）老年人在园艺活动中可接受到不同颜色的刺激，有研究表明，处在绿色的视觉环境中，可缓解情绪，降低血压。

2. 心理益处

（1）在园艺活动中，老年人因表现出创造力而得到赞扬时，可以增强其自信心。

（2）园艺活动可有效提高老年人的积极情绪，如幸福感；减少负面情绪，如孤独、焦虑、抑郁等。

（3）通过观察植物的整个生长过程，让老年人感受生命的节奏与循环，重拾对生活的信心，找到自身的价值。

（三）老年园艺活动的设计

针对老年人生理、情感与归属、尊重、认知与审美、自我成就等需要，老年园艺活动有不同主题、不同功能类型的区域和活动设计，包括观感类：只需观赏和感受；感官花园：视觉与触觉疗养、满足情感与归属需要；私密区域：听觉疗养；草药区域：嗅觉疗养；参与类：需改造物品或环境，参与活动；园艺体验区：满足情感与归属、尊重、认知与审美、自我成就等需要；园艺厨房：满足味觉疗养、自我成就需要。

设计各类活动与区域时，要注意因地制宜，根据当地的风土人情和生态环境来进行具体内容的取舍。

1. 感官花园的设计

感官花园的设计包括视觉与触觉疗养区的设计。感官区域利用园艺中各种景观元素，对老年人提供感官刺激，主要针对人的视觉和触觉，如不同颜色的植物对视觉的刺激、不同质感的植物对触觉的刺激可达到舒缓身心、提高健康水平的作用。

1）视觉疗养区的设计

视觉疗养区如图 3 –1 所示。

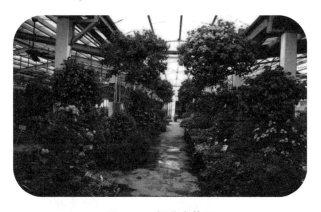

图 3 –1 视觉疗养区

视觉疗养区的设计见表 3 –1。

表 3 –1 视觉疗养区的设计

项目	内容
工具和材料	形态要求：大树、花坛、假山、置石、雕塑等景观元素构成的视觉疗养区，两排种植了树木的小区道路、水景等
	颜色要求：红、橙、黄、绿、蓝、白、紫等不同颜色植物的搭配

续表

项目	内容
活动内容	散步、在座椅上休息、跳舞、聊天、棋牌等社交活动
空间设计	步行道的要求：在步行道两旁种植树木和绿篱植物，将空间延伸，形成廊道景观，使老年人的视线更加集中，在步行时增加视觉冲击感，但应注意控制好疏密程度，以不造成老年人心理负担为宜
	空间层次的要求：通过植物围合，草木、灌木、乔木、水景等元素的高低配置，形成虚实相生的空间效果，利用有空间层次的景色打造不一样的景观氛围
	过渡区域建筑物的要求：尤其是住宅的室内室外过渡区域是很多老年人首选观景、休闲和社交之地，而老年人由于视力减退，不能很快适应光线强弱的转换。所以，设计时应注意强弱光过渡，利用植被等做好遮光，并控制遮光程度，让老年人在过渡区域夏天可以纳凉，冬天可以晒太阳。过渡区域要视线通畅，座椅舒适，安排好遮风挡雨设施并保持空气流通
元素设计	植物色彩在很大程度上影响人的心理、认知和思维能力等。研究显示，当一个人处在绿色的视觉环境中时，脉搏会变得平稳，有利于稳定情绪，缓解精神疲劳，降低突发疾病发生的概率。因此，在植物的色彩设计中，应选择绿色为主色调，用其他不同色彩植物为点缀，打造调节不同情绪的区域。例如要达到吸引老年人的作用，可使用暖色调植物，如红色、黄色、橙色；如果要达到舒缓情绪、放松心情的作用，可使用蓝色、绿色等冷色调植物
活动作用	不同颜色和形态的植物对老年人的视觉和触觉产生不同的刺激，达到缓解压力、舒缓情绪、延迟视觉退化的目的，改善精神状态和生理健康
	老年人一起在花园、园林中散步，还可满足其在社交、情感、归属等方面的需要
注意事项	白色植物容易产生炫光，不可大片种植
	不要在同一区域内设计太多颜色，以免引起老年人视觉上的过度冲击
	以绿色为底色，适当选取2~3种其他颜色来搭配，以达到相应的效果

2）触觉疗养区

触觉疗养（图3-2）是指触摸植物、墙面、泥土等物品的表面时，老年人可以得到触觉刺激，能够达到释放情绪和促进身心健康的目的。

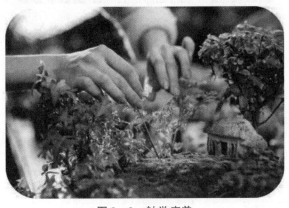

图3-2　触觉疗养

触觉疗养区的设计见表 3 - 2。

表 3 - 2 触觉疗养区的设计

项目	内容
工具和材料	植物的不同部位，如树皮、树叶、花朵、种子；墙面、泥土、水景；鹅卵石铺装等
活动内容	触摸不同种类、高度、形状、温度、材质的植物，会给老年人带来不同的触觉感受
空间设计	步行道路可设置一段鹅卵石铺装，起到按摩脚底的作用
	老年人经常接触到的座椅和扶梯把手可使用较好的木材，以使其能够体验较强烈的触觉感受
	可以设置小型水景，且高度设置妥当，让老年人可以感受水流的顺畅
	设置一部分泥土暴露在适当高度，让老年人可以感受其细腻
	在高度适宜的墙面刻上盲文，让有视力障碍的老年人可以通过触摸来了解内容，正常老年人则可通过触摸材质变化而感受不同力度的触觉刺激
活动作用	植物表面被人触摸时，叶片等部位会升温，进而加速挥发出氧气和其他有益物质，通过皮肤进入老年人体，可以促进健康
	触觉神经的强化和清新充足的氧气也让老年人感觉十分清爽
	触摸植物不同部位和不同质地的植物，可带来不同的触觉刺激，以激发老年人的情感
注意事项	应该选择种植无飞絮、无毒、无刺激性气味、无刺的植物，避免种植易于流淌汁液或掉落果实的植物，以保证老年人的安全

2. 草药园嗅觉疗养区的设计

草药园嗅觉疗养（图 3 - 3）是通过许多草药植物净化空气和释放有益物质进入空气中，对人体起到保健作用的一种疗养方式。有提高健康水平需要的老年人可以在布满保健

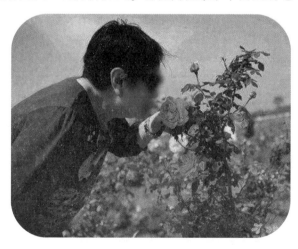

图 3 - 3 草药园嗅觉疗养

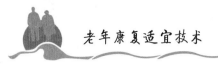

植物的草药区域吸入各类有益物质，以达到嗅觉疗养效果。研究表明，植物散发的香气及其提取出的精油对人体有调节作用，如香草精油具有抗压、安神、抗衰老和抗氧化的作用，能够调节情绪、调理胃肠。

草药园嗅觉疗养区的设计见表3-3。

表3-3　草药园嗅觉疗养区的设计

项目	内容
工具与材料	各种产生香气的草药植物以及桌子、椅子、太阳伞、亭廊等
活动方式	草药园内散步、独坐、运动或聊天
空间设计	挑选植物：不同种类的植物散发出不同的香气，其中不同的芳香分子和老年人嗅觉细胞结合后，会产生不同物质，对老年人情绪产生不同的影响。因此，需要根据不同目的来选择植物的种类，以产生不同香气来实现嗅觉疗养
	种植方法：分层种植，以防香气混合后干扰嗅觉疗养效果；尽量将产生有利气味的部位暴露在空气中，不被遮挡；根据季节变化搭配植物，尽量打造四季都有香气四溢；根据功能分区选择植物，如草药园嗅觉疗养区选择分泌可杀菌杀毒香气植物，其他区域可选择普通香草类和香花类植物
活动作用	医疗保健：根据测试，处于芳香花草丛中，可以使人的皮肤温度降低1~2℃，呼吸缓慢而均匀，血流减缓，心脏负担减轻；同时，还可增强嗅觉、听觉以及思维活动的敏感度
	记忆联想：嗅觉疗养能引起老年人的记忆联想，激发老年人的记忆力。品味花香的时候，通过嗅觉刺激，促进大脑活动，可唤起老年人儿时的记忆。另外，嗅觉疗法还可以引起老年人的联想，如桂花的香气可引起老年人的思乡之情，含笑的香气则让老年人联想到和煦的阳光与温暖的春风
	净化环境：花香的化学成分具有杀菌和净化环境的作用
注意事项	香气无毒害：有些植物香气对人体有利，但有些植物的香气对人体有害，如夹竹桃的茎、叶、花都有毒，并且久闻气味会让人昏昏沉沉、智力下降；蒿类植物的气味会让有过敏体质的老年人更加严重；夜来香会在夜里排放出较多的废弃和有害气体，心脏病患者闻到夜来香的香气会头痛，这都是对健康有害的，故香气无毒害是选择嗅觉疗养植物时首先应考虑的因素
	无过敏：有些芳香气味对一部分老年人有治疗或康复作用，但可能会导致另一部分老年人过敏。因此在选择嗅觉疗养区植物前，除毒害作用外，还应考虑过敏因素

3. 园艺体验区

园艺体验可满足老年人的情感与归属，得到尊重，实现认知与审美以及自我成就。园艺体验活动如图3-4所示。

园艺体验区的设计见表3-4。

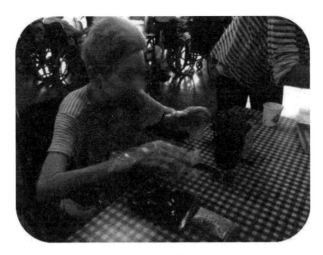

图 3 - 4　园艺体验活动

表 3 - 4　园艺体验区的设计

项目		内容
工具和材料		教学：白板、讲台、白板笔、板擦、长桌、座椅
		栽培设施：田地、悬空种植床、立面种植槽、廊架、工具架等设施
		园艺设施：种植池、吊篮、立体花墙、容器栽植、不同尺度的花坛
		操作工具与材料：植物及种子、蔬菜水果及种子、花卉、花盆、铁锹、耙子、花剪、铲子、水桶、喷壶、手套、塑料薄膜等
活动内容		室内园艺栽种：栽种、瓶栽、花卉摆设、插花、压花、干花制作、干果与种子的装饰品制作等；盆景与花艺、简易花器种植、室内植物的扦插繁殖、照明、梳枝
		室外园艺作业：割草、修剪、除边、锄草与移植；室外果蔬农作物栽种培育；播种、松土、浇水、施肥、除草、摘叶、采花、果实采摘
空间设计	教学区	户外教室：只有讲课区域（白板、讲台、白板笔等）和座椅，供老年人在户外听课使用
		室内教室（教学＋室内操作）：前方教课区域，有白板、讲台、白板笔等，后方学习区域，屋顶透光，有展示橱窗供老年人展示作品
	操作区	瓜果园：上层果树（夏天开花，秋天收果的本地果树）、下层蔬菜（本地蔬菜，如白菜、土豆、茄子、南瓜、番茄等）；廊架＋座椅
		农作物区：耕作区（玉米、向日葵、小麦等农作物，生长周期长，照料时间长）、瓜果区（主要采摘）
		植物园：种植常见可作为插花材料的植物，如玫瑰、非洲菊、康乃馨、唐菖蒲等（触摸闻香、辨识种类）

续表

项目	内容
作用	生理疗养：刺激触觉、嗅觉、视觉，增强识别、记忆以及平衡、关节活动等运动能力
	心理疗养：舒缓情绪、放松心情，通过与玩伴一起活动带来彼此尊重
	自我成就：看到自己栽种的植物蔬果等生根发芽结果，感到满足与自豪
注意事项	选择活动所用的蔬果或农作物时，考虑过敏因素，尽量选择不会引起过敏的种类，参与活动前也要统计参与者的过敏史，尽可能避免发生过敏事件
	适宜选择生长周期短或外形优美的花卉、蔬果，以便让老年人在较短周期内看到成果，产生成就感；农作物可选择生长周期较长的品种，主要用于户外照料，让老年人进行体力和认知锻炼
	室外活动前，需做好防摔倒措施，考虑到地面平整或障碍物可能导致的事故
	部分操作工具比较锋利，可能给使用者造成伤害，尽量避免有攻击他人或自残倾向的老年人选择这些工具
	应严格保管、恰当使用化肥、杀虫剂等有害活动材料
	活动时应根据老年人身体情况选择适坐位、立位或轮椅位等体位；应根据老年人的活动能力选择进行室外还是室内活动

学中做

设计一个小型易操作的园艺活动方案，有条件的可以将其落地并结合专家意见与实战经历，修正此活动方案。

4. 园艺厨房的设计

老年人通过设计园艺厨房可以增强动手能力，提高手眼协调性；同时，老年人根据自己的喜好设计菜品，可以满足不同的味觉刺激，提升成就感和幸福感。

园艺厨房体验如图 3-5 所示。

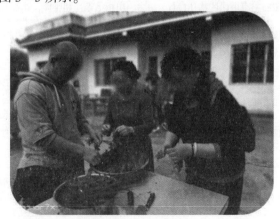

图 3-5　园艺厨房体验

园艺厨房的设计见表 3 – 5。

表 3 – 5　园艺厨房的设计

项目		内容
工具和材料		食材：水果、蔬菜、药用植物
		厨房用具：燃气管道、燃气灶、锅碗瓢盆、筷子、刀叉、勺子、盘子、剪刀
		调料：油、盐、酱、醋等
		清洗用品：水管、洗碗池、抹布等
活动内容		食材的采摘、处理、制作和摆盘
空间设计	地点	若有条件，可以在一楼，食材种植园附近设立一个园艺厨房，备好燃气、水、电等，并使用落地窗，让老年人在进餐的同时能观赏自己的栽种的植物
	食材的选择	水果：桃子、李子、梨、樱桃、柑橘、柚子、枇杷等
		蔬菜：白菜、豌豆尖、莴苣、芥菜、蒜苗、芹菜、甘蓝、豇豆、辣椒等
		药用植物：苦苣菜、二月兰、猪殃殃、天蓝苜蓿、鱼腥草等
活动作用		味觉刺激：酸甜苦辣咸五味，对老年人的味觉产生刺激，训练老年人退化的味觉
		营养补充：水果、蔬菜和药用植物，其中含有许多维生素、无机盐、糖类和蛋白质，尤其是对于一些平时不喜欢吃蔬菜和水果的老年人来说，可以一起制作和享用蔬果大餐，不知不觉间就摄入比平时多的蔬菜和水果，起到补充营养的作用
		唤起童年记忆：许多老年人的童年在乡村度过，大家一起种植和收获植物，能唤起童年记忆
		精神成就：老年人一起品尝自己种和自己做的菜，十分有成就感，精美的摆盘也赢得了大家的赞叹，可以带给老年人成就感
注意事项		根据情况合理分工：采摘、处理和制作环节需要一定的体力和精细操作能力，适合有自理能力的老年人完成；自理能力欠佳的老年人可以完成摆盘和食用的过程
		餐具适老化：对患有阿尔茨海默病或帕金森病或手部/手臂力量不足的老年人，需要选用合适的适老化餐具，然后在照护人员的帮助下进餐
		尽量避免农药：为防止老年人误食，尽量避免使用农药，并控制化肥用量
		燃气灶的安全使用：活动结束后，检查燃气灶或煤气罐（尽量不使用煤气罐，因其过于危险），确保其关闭
		尖锐物品的采购、使用和保管：刀、叉、剪刀等很尖锐，容易划伤老年人，采购时应选取适老化产品，使用时由照护人员协助，活动完毕后需收集并保存妥当

学中做

设计一场易于实施的园艺厨房活动，根据方案在家中厨房实施，然后修正方案，再看有无可能在社区或养老机构中实践此活动方案，最后写出活动总结。

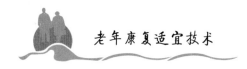

（四）老年园艺活动运作探索

1. 业务管理

园艺活动（尤其是上文提到园艺体验区的活动落地）需要业务管理流程处理制度，包括 Plan（计划）、Do（执行）、Check（检查）、Action（再执行）流程，即 PDCA。其中，计划对应活动设计，检查对应效果监控。

老年园艺活动业务管理见表 3-6。

表 3-6 老年园艺活动业务管理

项目				具体内容
活动设计				工具材料、内容、方法、作用、注意事项
执行流程设计				执行时间点与时长、目标地点、负责人、执行事件、所需物品列表的采购与保存
效果监控设计	流程	主动收集数据		设计问卷、收集问卷、复盘分析结果、总结经验修正下次设计计划
		被动收集数据		活动参与老年人信息上报的流程（渠道、责任人、反馈回复机制）
	数据	客观数据	环境数据 视觉	视觉疗养区内环境色相、明度、饱和度
			环境数据 嗅觉	草药园内的气味和有益物质浓度
			环境数据 听觉	私密区域内自然与人工声音分贝
			环境数据 味觉	园艺厨房中不同味道的等级（甜度、辣度等）
			环境数据 触觉	触觉疗养区内植物或物体的硬度
			生理数据	感官系统、运动系统、心血管系统、中枢神经系统、呼吸系统
		主观数据		健康水平前后对比、活动是否有趣味、是否易于理解、生理和心理上完成活动困难度、和参与同伴与工作人员的关系

2. 团队搭建

园艺活动专业性较强，对实施者的要求较高，如果不能将其作用解释清楚，当遇到老年人提出质疑或者遇到困难想放弃时，没有经验或能力的工作人员很难解决问题，因此不能使活动顺利进行。

只有构建一个以专业园艺治疗师为主，以工作人员和志愿者为辅的团队，针对老年人的需要特性和园艺活动的功效特点建立以上一整套活动管理流程，并落地执行，不断修正与实践，才能最大限度地发挥老年园艺活动的作用，为老年人带来更优质的晚年生活。

团队角色包含园艺治疗师、工作人员和志愿者等，老年园艺活动业务管理团队的分工见表3-7。

表3-7 老年园艺活动业务管理团队的分工

角色	工作状态	工作内容	素质要求
园艺治疗师	可全职也可兼职	主导活动设计和管理	熟练的全套活动流程与内容设计、结果收集分析复盘、临场控制、协调资源能力
工作人员（园艺治疗师助理）	全职	活动运营管理落地执行	执行力、理解力、人际关系处理能力
志愿者	兼职或活动参与者也可	以第三方视角参与活动，提出意见，并协助活动现场管理	对园艺治疗活动感兴趣，最好由活动参与者担任

3. 活动安全

由于生理和心理的退化，老年人在参与园艺活动时很容易发生安全事故，因此园艺活动运作也需要考虑安全因素。

老年园艺活动安全保障机制见表3-8。

表3-8 老年园艺活动安全保障机制

项目	具体内容
定期安全检查	包括场地、工具和材料的危险因素排查
安全教育	针对所用参与者，包括活动参与的老年人、组织者和志愿者
安全事故上报机制	渠道和负责人
安全事故紧急处理流程	负责人、值班人员轮岗，最长处理时间和处理结果的记录
安全事故处理团队对接	医生、护士或者附近医院的绿色通道

任务二

老年音乐活动设计与运作

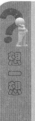

音乐能够缓解人们的不良情绪并调节心情。人们处在优美悦耳的音乐中时，神经系统、心血管系统、内分泌系统和消化系统的功能可以得到改善，音乐促使人体分泌一种有利于身体健康的活性物质，其可以调节体内血管的流量和神经传导。

你能想到哪些形式的音乐活动？其中适合患病老年人参与的有哪些？对其身体康复有哪些促进作用？

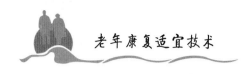

对于有功能障碍的老年人而言，音乐具有独特的治疗价值，因此即兴演奏式音乐疗法、再创造式音乐疗法、接受式音乐疗法可以改善其健康状况，促进功能的恢复。

一、音乐疗法的概念

音乐疗法是指利用乐音、节奏对生理疾病或心理疾病的患者进行治疗的一种方法。它主要是针对在身心方面"有需要"进行治疗的个案的"需要治疗"的部分进行"有计划""有目的"的治疗。音乐疗法属于心理治疗方法之一，即利用音乐促进身体健康，特别是作为消除精神障碍的辅助手段。

音乐疗法自20世纪70年开始传入亚洲。如日本目前较大的医院中都设有专门的音乐疗法医师，相关人员以"可以在现场实际带动的音乐疗法"为主进行了长期研究，主要形式有听、唱、演奏、创作、律动、音乐其他艺术形式等。

二、音乐疗法常用的方法类型

（一）接受式音乐疗法

接受式音乐疗法的核心是借助音乐的聆听行为引发生理与心理的体验。这种方式主要涉及三方面内容，即歌曲讨论、音乐回忆和音乐想象。歌曲讨论需要由活动组织者对歌曲进行选择，在聆听之后对音乐相关内容进行讨论，从而引发情感与语言的交流；音乐回忆需要由患病老年人选择歌曲（通常是其喜欢的，或者是对于其意义重大的歌曲）并在特定范围内播放，从而对音乐引发的情感与回忆进行思考；音乐想象需要对音乐进行目的性编排，在播放过程中引发患病老年人的自由想象，实现与其内心世界和潜意识的对接。

（二）再创造式音乐疗法

再创造式音乐疗法不仅让聆听者倾听音乐，更重要的是亲身参与音乐的活动，包括音乐技能和音乐操作的学习两类，其核心在于根据治疗的需要，对音乐作品进行再创造性的运用、充实自我，改善个体行为、认知、情绪、心理等多方面的状态，达到身心平衡。音乐技能的学习将穿插于整个治疗过程，主要包括简单的乐理知识（旋律、节奏、节拍等）和简谱读法及最粗浅的作曲方法；音乐操作可以训练患病老年人通过直接参与简单的唱奏练习，亲自感受到音乐的律动，把自己融入音乐并辅以肢体动作，在组织者编排简单的舞蹈基础上发挥想象力和创造力再次编排，逐步激起活力，触发情感。

（三）即兴演奏式音乐疗法

即兴演奏式音乐疗法采用的乐器较为简单，不需要学习和训练即可随着自己情绪感觉的变化表演。即兴演奏式音乐疗法不是一成不变的，而是可以有多种变化的。比如，正性情绪的音乐被加工为节奏平稳、速度轻快、旋律和谐的音乐，在轻松柔和的气氛中帮助人们重现往日情景事件，从而改变其对曾经的心理创伤事件的认知体验，一旦改变了对创伤的认知，也就宣泄了不良情绪，解决了内心深处的矛盾冲突。

三、音乐疗法在身心改变方面的应用价值

音乐的频率和声压会引起生理上的反应。音乐的频率、节奏和有规律的声波振动，是一种物理能量，而适度的物理能量会引起人体组织细胞发生和谐共振现象，能使颅腔、胸腔或某一个组织产生共振，这种由声波引起的共振现象会直接影响人的脑电波、心率、呼吸节奏等。音乐疗法的选择要因人而异。

（一）提高参与度，建立社会支持

轻松的氛围、富有年代感的音乐和动人的旋律能够让老年人有代入感，本能地对音乐作出回应，有利于无障碍地搭建人与人之间的交流桥梁。对于功能障碍者来说，主动参与本身就是一种价值，参与度会促成行为结果。

（二）产生积极的情感情绪体验

无论是聆听音乐，还是跟着音乐律动随意或有规律地敲打节拍或者身体各部位，都可以周而复始。在音乐活动中，老年人可以完全消除功能障碍者的挫败感，反而会因专心致志的参与产生"心流"，从而产生情绪体验的自豪感。

（三）功能的保持及改善

基于个体差异化，音乐节奏可以刺激老年人的记忆，唤起他们年轻时代的记忆，还可以采用唱歌的方法来锻炼其逐渐衰退的语言功能；也可以刺激和唤醒身体中运动系统的机能。如果将极富韵律的音乐应用于老年人行走能力康复训练中，就能够依靠强有力的节奏刺激其听觉，促使其行走更具规范化。

音乐疗法不受时间、地点、对象的限制，操作简便，易于使老年人接受。

四、脑卒中患者音乐疗法的实施

音乐疗法可以采取个性化、个别化治疗方法，也可以采用团体治疗方法，个别化治疗方法针对性更强，团体治疗方法参与、互动性更强。

具体实施操作步骤以本章中的张大爷脑卒中后有言语障碍为例来开展个体音乐疗法。

（一）第1阶段治疗：接受式音乐疗法

1. 治疗目的

改善思维和记忆能力并恢复说话功能。

2. 具体内容

（1）与家属沟通后，选取《打靶归来》《洪湖水浪打浪》《小白杨》3首患病老年人

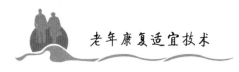

熟悉并喜欢的歌曲播放。

（2）请患病老年人试着说出歌曲名字及其年代背景下的记忆。

3. 治疗效果

患病老年人并不能准确地说出歌曲名字，但却能跟着唱出大半歌词，这正是因为大脑对正常事物的记忆功能与音乐的记忆功能是在不同区域工作的，所以该患病老年人虽因脑卒中丧失部分记忆，但通过音乐回忆仍然能够想起以前忘记的那部分记忆。

在团体接受式音乐疗法时，可通过评估，选择适合患病老年人的不同风格的音乐，调动其积极性，让他们变得更加活跃；通过音乐激发患病老年人回想以前的事，引发说话能力，促进参与者之间彼此关系的改善。

（二）第 2 阶段治疗：接受式音乐疗法 + 即兴演奏式音乐疗法

1. 治疗目的

引领患病老年人自我表达，抒发此时此刻的自我感受，促进患病老年人的正性情绪，增强患病老年人的成就感，激发对美好生活的向往。

2. 具体内容

（1）患病老年人挑选喜爱的乐器，并试着让其发出声音敲击。

（2）采用"音乐 + 乐器演奏"的方式，使患病老年人伴随音乐随意敲打节拍，继而有规律地跟着节奏敲打乐器。

（3）活动组织者设计乐点节奏、方向，使患病老年人有意识模仿。

（4）给予活动规则或规定，引导患病老年人增加或减少乐点节奏。

（5）活动过程中，伴随音乐节奏引导患病老年人进行适当的运动。

3. 治疗效果

该患病老年人存在现实定向能力减弱的问题，包括对时间、地点等与现实相关部分感知能力退化的情况发生，设计器乐演奏环节，可通过触觉、听觉以及视觉的不同感知觉刺激，强化其现实定向能力；该患病老年人的肢体不协调，所以在这个活动过程中，不要求患病老年人准确使用手中的乐器，仅让其跟着音乐的律动随意敲打手中的乐器即可。经过 2~3 次的治疗活动后，患病老年人能稍微的跟上歌曲的节奏敲打节拍。

（三）第 3 阶段治疗：再创造式音乐疗法 + 接受式音乐疗法 + 即兴演奏式音乐疗法

1. 治疗目的

改善认知、提升学习能力、引发肢体训练。

2. 具体内容

1）肢体律动

设计简单的拍打动作并配以乐器，将自己的身体作为一件打击乐器，用拍击身体不同部位发出不同的声响组成节奏组合演奏。该操作主要将声音的节奏刺激作为媒介，引发患病老年人肢体活动，并通过动作来锻炼其注意力和反应能力。

2）行走康复

根据患病老年人的行走特点来挑选适合的音乐并进行相应改编，让患病老年人伴随音乐节奏练习行走。

3）歌曲创作

与患病老年人共同创造音乐的活动形式——歌曲创作，这是音乐疗法中对于功能障碍水平较高者常用的一种治疗形式。

3. 治疗效果

大脑对四肢的控制更加灵活，节奏感增强；歌曲创作未完成，但患病老年人可以自己记下一些零散的记忆。

音乐疗法作为应用学科有许多设置和规定，首先需要由活动组织者对患病老年人进行初次访谈，了解其需要；其次根据评估确定治疗目标；再次，才会进行后期的音乐疗法干预，在干预过程中通过收集治疗对象行为的改变判断音乐疗法的效果；最后根据双方协商结束这一阶段的治疗或开启下一阶段的治疗。

> **学中做**
>
> 张大爷愿意通过音乐疗法来改善自身的健康状况，请你尝试根据音乐疗法原理为其设计一张音乐课程表。

任务三 老年体感游戏设计与运作

老龄化时代，老年人除了面临着多种疾病带来的肢体损伤，还面临行动缓慢、听视觉下降、记忆减退等问题。与此同时，很多老年人长期与子女分离，经常需要忍受孤独，因此性格容易变得孤僻内向，幸福感缺失，因此老年人在身心方面的医疗需要都成为严重的社会问题。体感游戏具有直观易学、趣味性高、针对性强等特点，不仅可以改善或维持身体机能，还能调节情绪，改善其心理状况，对老年人的康复治疗有较明显的促进作用。

一、概述

（一）概念

游戏种类繁多，按照功能主要可将其分为益智类游戏、运动类游戏、益智和运动相结合的游戏。随着科技的进步，体感游戏（Somatic Sense Game，SSG）悄然走进人们的视线，突破了以往单纯使用鼠标、键盘或手柄按键等进行游戏的操作方式的限制，因此在给人们带来快乐的同时，还产生了一定的锻炼效果。

体感游戏也称动作感应控制技术，是由机器通过某些特殊方式对使用者的动作进行辨识、解析，并按照预定感测模式，对相应动作在机器端作出反馈，属于虚拟现实技术范畴，需要使用特殊的设备。体感游戏除具备电子游戏那种可以提升老年人认知能力、情绪体验、心理素质等优点外，还可增加老年人的体力活动，帮助其恢复肢体运动能力。

（二）体感技术的分类

按照体感方式与原理，可将体感技术分为三大类：惯性感测、光学感测、惯性与光学联合感测。目前，体感技术在康复领域的应用主要为光学感测及惯性与光学联合感测。

（三）体感设备的分类及应用

体感技术的实现离不开体感设备。目前，运用于运动康复的体感设备主要有以下几类：

（1）2004 年，日本索尼公司推出的光学感应套件——EyeToy，主要通过光学传感器获取人体影像，再将此人体影像的肢体动作与游戏内容互动。EyeToy 以固定频率采集图像对相邻两侧图像进行简单处理，可以得到画面中的不同部分，进而可感知是否有运动物体及其属性。

自上市以来，EyeToy 应用于运动康复的研究不断涌现。有研究显示，应用 Sony PS2 EyeToy 及配套游戏对脑卒中患者进行运动康复训练可改善其上肢运动功能、平衡功能和协调性，且在训练过程中，患者未出现跌倒或疼痛加剧的情况。

（2）2006 年日本任天堂公司推出的惯性及光学联合感测套件——Wii，通过在手柄上安装一个重力传感器以及一个红外线传感器，用以侦测手部三轴向的加速度和感应红外线发射器信号，通过侦测手部在垂直及水平方向的位移来操控空间鼠标。Wii 包括主机和模拟控制器两个部分。使用者可通过 Wii 手柄和平衡板来控制游戏。平衡板中集成了压力传感器，可侦测用户运动的压力和重心，用户通过改变重心的位置控制游戏环境。

目前，已有学者将此项技术及设备应用于肢体运动康复训练中，如基于 Wii 的电颤琴游戏可以起到对手腕和手臂的康复训练的作用；Wii 平衡板康复系统训练对姿态不稳及平衡失调患者起到很好康复效果。

（3）2010 年，美国微软公司推出全新体感套件——Kinect，同时，使用激光及摄像头来获取人体影像信息，可捕捉全身 3D 影像，不需要使用任何操作手柄可达到体感效果。Kinect 可以实现实时运动捕捉、影像辨识、麦克风输入、语音辨识、社群互动等功能。Kinect 采用光编码技术对测量空间进行编码并通过芯片运算解码来生成 3D 深度图像。识别 3D 图像深度信息后，Kinect 通过渲染数据，计算得到人体主要的 20 个骨骼的位置，以此来判断人体姿势并进行骨架追踪，进而实现虚拟环境中的人机交互。

国内外学者发现该技术在医疗康复领域的应用有着巨大的潜力，开始研究基于 Kinect 传感器的肢体运动康复训练技术。目前，对于 Kinect 的运动康复研究表明，基于 Kinect 传感器的肢体运动康复训练可改善上肢运动功能，提高人的平衡感知能力，降低跌倒风险，评估手指运动能力等。

二、体感游戏对老年人功能改善的作用

（一）改善认知能力，包括感知、注意、理解、逻辑思考等

随着年龄的增长，老年人认知能力逐步减退，因此延缓老年人认知能力减退是康复训练的目标之一。研究表明，以游戏作为康复训练方法，引导老年人接受并主动参与其中，再通过特定训练，可延缓老年人认知能力减退。

（二）调节情感和意志力，包括情感控制、压力控制等

老年人各项技能减退，各种活动能力逐渐减退，与外界接触减少，导致与社会隔离；加之长期与子女分离，进而诱发出各种心理问题和情感问题。老年人可以通过游戏获得的自我成就感，增加主观幸福感，从而产生积极情绪，释放压力。

（三）改善运动控制能力，包括眼手脚协调、反应时间、平衡感等

由于身体功能老化，大脑反应迟钝，肢体协调性、平衡能力、协调能力等下降，因此老年人跌倒发生概率增加。跌倒对于老年人而言，不仅提高了照护成本，同时也增加了卧床时间并减少了社会活动，加速了基础疾病的恶化。

（四）提高个人素质，包括自我观察、自我约束等

体感游戏虽然可给老年人带来各种益处，但在游戏过程中可能会对其产生依赖性，以致于沉迷游戏，但通过专业人员的指导与制定个体化的游戏训练方案，规定科学的训练时间，可有助于提高老年人的自我约束能力与自我观察能力。

（五）增强社交能力，包括协作、同理心、交流技巧等

体感游戏可以让老年人身临其境，沉浸在不同故事情节中，可以增加其同理心。研究表明，若老年人与他人分享在体感游戏中获得的成就感与幸福感，可以增强其社交能力。

三、体感游戏的设计与运作

（一）Kinect 体感游戏的设计与运作

1. 简化版娱乐乒乓球游戏的设计与运作

上肢与手是人体运动中最灵活的部位，可以精确、快速、敏捷、高效地完成各种复杂动作，是完成日常活动、学习工作、休闲娱乐的基础。老年人若缺乏对上肢锻炼的正确认识，很可能出现挛缩、肩痛等症状。简化版娱乐乒乓球是针对老年人行动缓慢等特点而设计的，而且降低了难度，以减少他们在游戏中的挫败感，增加荣誉感和成就感。简化版娱乐乒乓球游戏（图 3-6）主要针对上肢运动，帮助老年人活动筋骨，以维持神经系统的活跃性。

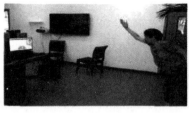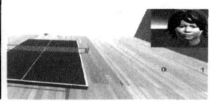

图 3 - 6 简化版娱乐乒乓球游戏

简化版娱乐版乒乓球游戏的设计系统灵活性相对比较缓慢，同样包括发球阶段、抛物阶段和接球阶段。在该游戏中，老年人使用双手进行操作，即当球落在显示屏右侧时，用右手进行操作，落在左侧时用左手进行操作，由此可以增加老年人上肢的运动量。乒乓球应设计得尽可能大，以便于老年人观察，手眼结合运动，不仅能锻炼上肢，同时也能锻炼大脑。

2. 简化版足球游戏的设计与运作

简化版足球游戏包括足球射门与膝盖垫球两部分。

在足球射门游戏场景中，代表老年人的虚拟人物站立于足球框前，足球框状态可变化为固定或移动，老年人站立于显示屏前，作出踢腿动作使足球射出，规定时间结束后，显示屏将显示进球数和得分。

在膝盖垫球游戏场景中，代表老年人的虚拟人物处于一开阔场地中。老年人站立于显示屏前，不断重复原地抬腿动作，屈髋屈膝进行上下抬腿的动作垫起足球，保证球不掉落，垫球频率可根据自身情况调节。

上述两种体感游戏有利于改善老年人的膝关节、踝关节等的活动度及单腿的支撑躯体能力，能够预防肢体痉挛或挛缩，利于促进肢体的协调性，在一定程度上增加下肢肌力和平衡力。游戏过程中，需要在游戏场地安装柔软地垫、护栏等安全设施。同时，需要有照护人员一对一看护，防止因肢体痉挛、挛缩或体力不支等意外情况的发生。

Kinect 体感游戏包含计算、判断、记忆在内的五大类型训练的 20 多种游戏，如切水果、滑雪、打地鼠、滑板、疯狂兔子等，游戏内容的多样性为存在下肢活动障碍的老年人提供了参与身体活动的机会。研究显示，此项目的体感游戏不仅可改善老年人肢体的运动功能和平衡功能，还可改善老年人的认知功能。值得注意的是，对老年人进行体感游戏训练时，一定要根据其兴趣与爱好选择，这样才能使其在游戏中体会幸福感和成就感，以达到训练的目的。

（二）Wii 运动类游戏的设计与运作

科学的运动能够有效改善老年人的心肺功能，提高其运动能力。由于 Wii 运动类游戏中的 Wii Sports 和 Wii Fit 模拟的是真实体育运动的效果，因此被称为具有健身作用的游戏。

1. Wii Sports

Wii Sports 包含高尔夫、保龄球、网球、拳击、舞蹈等游戏，可根据老年人自身情况及兴趣选择运动类型。研究发现，Wii 中的拳击游戏、舞蹈游戏的能量消耗约为看电视的3 倍；保龄球的游戏及水平 1 舞蹈游戏的能量消耗约为看电视的 2 倍；网球游戏的代谢当量是 4.5±1.1 METS，因此，Wii Sports 相当于中等强度水平运动，其以游戏的方式吸引老年人参与体育锻炼，在增加能耗的同时，不仅可提高其参与积极性，而且有助于提高体能，不仅有趣，还在一定程度上确保了运动的安全性。

例如，老年人可坐在显示屏前，通过保龄球和网球游戏进行肩的屈伸和旋转运动；通过网球游戏进行手腕的旋前和旋后运动。所有游戏都涉及腕关节不同角度的屈伸运动和拇指屈伸运动，因此，Wii Sports 是一种安全、可实施的，对促进老年人运动功能恢复有潜在效应的游戏。

2. Wii Fit

平衡能力在人们的日常生活和工作中有着重要的作用，尤其对于身体素质呈下降趋势的老年人来说，良好的平衡能力可以减少摔倒的发生概率，也能避免损伤和心脑血管意外的发生。

Wii 运动类游戏中不仅有游戏手柄，还应用了平衡板装置。Wii Fit 的主要内容就是平衡能力的发展练习，老年人需站在平衡板上依照屏幕的操作提示保持平衡，可以根据自己的兴趣爱好在平衡板上完成瑜伽、滑雪、原地踏步走、呼啦圈等游戏。Agmon 等将 7 名 84 岁的老年人集中起来进行 Wii Fit 训练，内容包括原地踏步走、顶球、障碍滑雪及表面倾斜 4 项，每周 3 次，每次 30 min，每次游戏结束后，这些老年人都能体会到游戏的乐趣，经过 3 个月的训练，他们的平衡能力和步行速度均提升了。

四、老年人体感康复游戏在中国的发展

由于人口基数大，中国是世界上失能老年人数量最多的国家。中国失能老年人在养老康复服务方面有很迫切的需要，然而，社会提供的康复服务资源与老年人的需要严重不平衡。随着体感技术在国内的快速发展，很多学者正在研究通过体感游戏技术充实养老康复资源。目前，老年人体感康复游戏的研究结合中国国情和中国老年人的特点，呈现出以下发展趋势。

（一）游戏背景社交化

有研究显示，让老年人玩体感游戏时，反复多次后他们会觉得无聊，不想玩，但在游戏中增加社交元素后，老年人玩游戏的动机就会增强。有学者推出了一种体感游戏与社区板块相结合的游戏平台，老年人可以通过这个平台与朋友分享游戏心得，对老年人的社交能力和心理健康都起到积极作用。因此，社交化在中国老年人即兴体感游戏中是很重要的元素。

（二）游戏内容多样化和中国化

游戏内容从最初的简单动作的模仿训练到借助于不同载体的球类游戏、冒险游戏、益

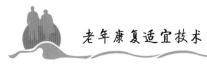

智游戏、竞赛类游戏等，越来越多样化，可以满足老年人的多种需要。其中，部分游戏结合中国元素，如有设计者将中国传统太极运动作为游戏原型，也有设计者将中国特色的蟾蜍形象加入游戏中，以增加老年人对游戏的亲切感、认同感及信任感。

（三）康复功能集成化

游戏的设计由之前的只针对某一项具体功能的康复（如平衡能力的恢复、上肢运动能力的康复等）逐渐趋于利用同一个游戏同时训练患者的多个功能，如给脑卒中患者进行运动能力训练时，游戏功能的设计同时还有意识地集成了认知和心理的康复。

五、体感游戏的注意事项

（1）做好准备活动和整理活动。
（2）避免沉迷游戏，造成运动量过大。
（3）避免用力不当，出现意外损伤。
（4）避免久居室内，影响身体健康。
（5）根据老年人个体情况，选择个体化的体感游戏。
（6）专业人员要给予老年人正确的指导和监督。

知识链接

随着体感游戏的宣传与推广，越来越多的医疗工作者将其应用于临床研究中，有文献报道，体感游戏在缓解烧伤患者焦虑情绪，改善关节活动度；缓解系统性红斑狼疮患者疲劳程度、疼痛及减轻体重以及提高唐氏综合征患儿肌肉协调性与感知度方面也有显著效果。

任务四
老年健康旅游设计与运作

一、理解老年健康旅游的内涵

（一）旅游

旅游是人类在漫长的历史生活中形成的一种社会实践活动，是非定居者的旅行和暂时居留而引起的一种现象及关系的总和。这个定义的优点是明确界定了旅游活动的四个基本特征，即空间的异地性、时间的暂时性、内容的综合性和活动的享乐性。

1. 空间的异地性

旅游是指旅游者离开自己的常住地，到异国他乡从事观光、游览等活动。

2. 时间的暂时性

旅游是指旅游者前往旅游目的地短暂停留，待旅游活动结束后，仍返回常住地继续生活、工作。

3. 内容的综合性

旅游活动内容广泛，涉及政治、经济、文化、体育、宗教等领域，有利于促进各国各地人民增进了解，从而学会尊重差异，"各美其美，美美与共"。旅游要素包括吃、住、行、游、购、娱，涉及交通、餐饮、住宿、娱乐等多个行业，因此，其是社会经济发展的产物，同时也繁荣丰富了社会系统。

4. 活动的享乐性

旅游者参与旅游活动的目的主要是休养生息、愉悦身心、丰富知识与体验，总的来说，属于以享乐为主的审美、休闲活动。

（二）老年健康旅游

老年健康旅游是指老年人在较为优美的生态环境中，进行以健康为主题，以预防疾病、保健养生、延年益寿为目的的旅游活动。它是融合健康产业与生态旅游为一体的一种全新体验式旅游活动。当然，这里需要强调健康旅游与近些年较为风靡的医疗旅游有着本质上的区别，医疗旅游以医疗产业为依托，强调对于健康问题的补救和疾病的治疗，而健康旅游侧重于保养与预防。健康旅游希望通过积极的身体管理、心理慰藉，良性社会关系的构建使长者呈现出心理和谐和身体健康的良好状态。

"旅居养老"作为老年健康旅游中的明星产品，集中表达了顶层设计所倡导"多元社会主体协同参与、多种产业融合"的养老新模式。

所谓"旅居养老"，是指老年人在常住地域以外的地方旅行并居住，是一种"旅行＋养老"的生活方式，集旅游、休闲、度假、疗养、居住、学习、生活等多种要素为一体。目前，"旅居养老"有乡村旅游模式、异地养老社区模式、旅居换住模式等多种形式。首先，"旅居养老"最基本的目标是对老年人身体机能进行养护，通过保健、养生、运动、休闲、医养等产品或服务，保证老年人生理不断趋于最佳状态或保持在最佳状态。其次，"旅居养老"对老年人心理健康关注和引导，通过心理咨询、养心娱乐、文化影视、休闲度假等相关旅游产品和服务，使其得到舒缓、放松与疗愈。最后，构建与维系老年人朋辈群体、社会关系，通过群体出游、活动组织设计、兴趣小组创建等实现老年人正常、和谐的人际交往。

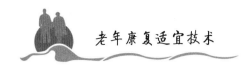

二、老年健康旅游产品开发设计

（一）老年健康旅游产品开发的市场分析

伴随着现代化与城市化进程，我国家庭结构发生变化，社会养老心态发生转变。尤其是20世纪50年代和60年代出生的人开始进入老龄化阶段，这个群体普遍经历了共同的国家制度安排事件——"计划生育"，与之相伴的就是大量的独生子女家庭出现。这种家庭结构让老年人意识到养老再也不是简单的家庭行为，而应该转化为社会行为。因此，抱团养老、旅居养老观念在这个人群中率先形成。

其次，经济发展、社会保障体系完善，百姓生活富裕，对养老品质提升和养老形式多元化提出了要求。据《中国老龄产业发展报告》，2014—2050年，我国老年人口的消费潜力从4万亿元增长到106万亿元；2016年，我国60岁以上老年人出游共8.24亿人次，占全国旅游总人数的20%以上。这些老年人普遍身体健康，拥有一定的经济基础且退休后时间自由，因此老年健康旅游产品非常符合他们的需要。

当然，老年群体由于其生理、心理、人生阅历等情况的特殊性，与其他年龄组的旅游出行需要依然存在差异，主要有以下特征。

1. 老年人出游目的多元，但以"健康"为主旋律

老年人闲暇时间充裕，人生阅历丰富，出游目的也相对多元，对自然山水、历史文化有浓厚兴趣，但最受他们青睐的旅游产品依然是与健康相关。在旅游产品选择中，会把安全、健康纳入关键考虑因素，希望出游过程中有健全的医疗保障体系，配备随团医护人员，提供卫生、营养的食物，保证充足睡眠等。

2. 老年人旅游消费观较成熟，偏向理智性和实惠性

尽管现阶段人民生活水平提高，老年人可支配收入渐长，但是中国居民长久以来形成了节俭和储蓄的习惯，因此老年群体在旅游消费选择中更倾向于经济实惠的产品。

当然，成熟理性的消费观不代表不消费，现阶段老年旅游产品需要正在由粗放型向精细型转变，层次化、多元化的消费需要出现，如何整合老年旅游产品市场，开发真正适合老年人的产品，改变市场"有效供给不足"的现状，已经成为迫切需要解决的现实问题。

3. 老年人出游时间灵活，错峰出游为佳

老年人拥有相对充裕的闲暇时间，出游时间灵活，因此选择错峰出行为佳。对老年人而言，避开旅游旺季和节假日，可以降低减少拥挤程度，确保在较为舒适、从容的状态下开展旅游活动；对旅游产品供给企业而言，淡季出行有利于控制成本，可以实现双赢。

4. 老年人社会交往需要增强，倾向于团队出游

老年人退休后，从职业角色进入赋闲角色，生活习惯改变，难免出现失落感，因此社会交往需要增强，在休闲活动方面更倾向于选择团队出游的形式。

（二）老年健康旅游产品开发原则

老年健康旅游产品在促进老年人身体健康和满足老年人精神享受的同时，也为现阶段旅游产业提供了全新的商机。优质老年健康旅游产品开发不仅是经济发展所需，也是社会福利所在。开发老年健康旅游产品应遵循以下原则。

1. 市场导向，适应老年人需要

首先，从产品的价格定位方面来看，在老年健康旅游产品的开发中，应当考虑老年人收入水平的地区差异和群体差异，采取高端产品和中低端产品相结合、实惠游和豪华游相结合、传统游和特色游相结合的形式，使有旅游愿望的不同收入群体的老年人都能选择适合自己的旅游项目价位。一方面，要重点开发经济发达地区的老年旅游市场，积极为高收入老年人群体提供多种形式和层次的旅游项目；另一方面，要适当开发经济不发达地区的旅游市场，从简单、价廉、近途开始，鼓励老年人出游，并给这部分老年人提供相应的优惠政策。

其次，从旅游活动要素方面来看，老年健康旅游产品的开发对"吃、住、行、游、购、娱"都提出了差异化需要。

吃：人体在老化的过程中生理功能弱化，老年群体在出游过程中面临外部环境明显的变化，可能会出现消化功能紊乱，同时，老年群体很多都患有高血压病、糖尿病等，因此在老年健康旅游产品设计中需特别关注食物的安排，应尽量为老年人提供适宜的、营养价值高的食物。若条件允许，可安排营养师或健康管理师随行。

住：睡眠质量的好坏直接影响一个人的身体健康，老年群体普遍有睡眠时间少的特点或者早睡早起的生活习惯，因此老年健康旅游产品设计应尽量安排舒适安静、远离噪声的居住地。与此同时，除考虑到老年人身体适应和平衡能力弱化的特点，还要注意入住环境的适老化设计，如卫生间的防滑设施、灯光的亮度，是否有紧急求救设备等。

行：老年群体出行要考虑其身体承受能力，因此健康旅游产品的设计要考虑交通工具的安全性和舒适性，通常乘坐客车不宜超过 3 h，乘坐高铁不宜超过 5 h，长途旅行建议安排老年人乘坐火车卧铺或飞机。

游：考虑到老年群体生理特殊性，产品设计中旅行日程安排宜松不宜紧，每日活动量不可过大，连续游览时间不宜超过 3 h，每日午间应适当安排老年人午休；在导游的选择上，建议安排经验丰富且掌握急救技能的人员。

购：由于老年群体长久以来养成的消费习惯，在旅游中更多倾向于理性消费，消费支出大部分在吃、住、行等基础环节，因此在健康旅游产品的设计中不应强制安排购物，尽量安排充裕的时间让老年人休息和游览，如老年人有购物需要，可提供具有地方特色、价廉物美的旅游产品供其选择。

娱：老年人是时代的财富，在他们身上往往蕴藏着智慧与才华，因此在健康旅游产品设计中，可安排行前调研，事先了解老年人的特长，然后在途中安排适当的娱乐活动，邀请老年人开展才艺表演，这样不仅可以缓解疲劳，也可以帮助其塑造积极快乐的生活态度，以增强自信。

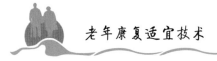

2. 健康导向，引领老年人需要

一个优异的产品设计方案不仅需要适应市场需要，在更高层次上应该引领老年人形成积极健康的生活方式。因此在老年健康旅游产品设计中，应该严格遵循健康导向，科学合理地安排饮食、出行、休憩、养生等环节，帮助他们树立起正确的健康理念并养成良好的生活习惯。

另外，可以不断学习引进国际先进的康养理念和健康管理技术，使园艺疗法、芳香疗法等手段为健康旅游增加助力。

3. 情感导向，创造老年人需要

每位老年人都是时代的见证者，每个个体展现在我们面前的都是岁月与过往在他身上留下的悄无声息的痕迹。因此，在老年健康旅游产品设计中，遵循情感导向，关注老年人身体健康，差异化设计具有历史印记的产品，诸如怀旧游、纪念游，丰富老年健康旅游产品的形式和内涵，必将创造连续性需要。

情感导向的设计不仅有利于旅游业创造"满意加惊喜"的服务，培养客户忠诚度，更大程度上是对老年群体生命的回溯、记录与肯定，有利于使老年人形成较好的自我认同观念。

学中做

1967 年 11 月 16 日，20 多辆汽车载着 400 多名中学生由天安门广场缓缓西行，开往内蒙古大草原——他们是当年响应毛主席的号召，第一批自愿报名去内蒙古与工农结合的好青年。周爷爷就是其中一员，当时他在大草原上放马牧羊，直到现在，虽然早已回归城市，退休在家的他依然对青春岁月念念不忘，请遵循健康旅游产品设计中的情感导向原则，为周爷爷设计一个专属于他的健康旅游产品。

知识链接

2016 年 3 月 1 日，为了充分保障老年旅游者的合法权益、规范旅行社的经营行为和服务内容、提高旅行社行业的服务质量，中华人民共和国国家旅游局批准公布《旅行社老年旅游服务规范》，于 2016 年 9 月 1 日起正式实行。该规范规定了老年旅游服务要求，包括旅游产品要求、旅游者招徕、团队计划的落实、接待服务和后续服务等多项内容。

任务五 老年大学课程设计与运作

一、老年大学概述

（一）老年教育

1. 老年教育

老年教育是让老年人继续学习而进行的教育活动，是整个教育事业的一个组成部分。老年教育是以提高老年人思想道德和科学文化素养，使受教育者增长知识、丰富生活、陶冶情操、增进健康、服务社会为目的，对非学历老年人所实施的教育活动。发展老年教育是解决人口老龄化问题的重要途径。

2. 老年教育的发展

20世纪中后期，面对老龄化带来的众多问题，许多发达国家陆续开展老年教育，以满足老年人的需要。1972年，法国正式成立"第三年龄大学"，它是世界上第一所老年大学。

1983年，山东省红十字会老年大学的成立是我国老年教育事业开始的标志。随着人口老龄化步伐的加速，政府对老年教育事业的重视，老年大学在全国快速发展起来，截至2018年年末，全国共有各级各类老年大学等教育机构7万多所，在校学习的老年人逾千万名。

3. 老年教育与普通教育的区别

老年教育与普通教育的区别见表3-9。

表3-9　老年教育与普通教育的区别

类目	老年教育	普通教育
教育制度	尚无立法和制度性安排	有较完善的教育制度
教育对象	50岁以上老年人	在校学生、成年人
教育目的	满足老年人精神文化生活需要	为国家经济社会发展培养人才
教育形式	非学历教育	多为学历教育、技能教育
教学内容	以放松身心、培养兴趣爱好为主	教育部门规定
价值取向	充实晚年生活，提高生活质量	谋生，实现社会价值和个人价值的统一

（二）老年大学的康复作用

经过长期发展，我国老年大学本着"以人为本、贴近生活、融入生活"的原则，围绕老年人身心的健康发展和生活需要，开发了上百种课程（图3-7和图3-8），能全面满足各类老年人不同层次的学习需要，在解决人口老龄化问题、实现全面康复需要中起到了至关重要的作用。根据马斯洛需要层次理论分析可知：

（1）参加老年大学中医疗、保健、康复类课程的学习，可以锻炼身体，有助于改善或预防老年人的功能障碍，促进健康，提高生活质量，满足老年人生理健康和安全需要。

（2）参加老年大学中各类课程的学习，可以结识朋友、增进友谊，提高社会适应能力，满足老年人交往的需要。

（3）参加老年大学中兴趣爱好、技能培养课程的学习，在课程中得到训练，可以丰富知识、更新观念、增长才艺、培养兴趣，并因课堂的成果获得自信，满足老年人被尊重和自我实现的需要。

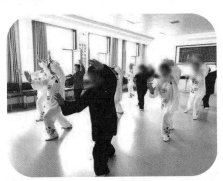 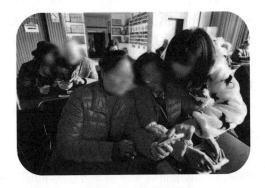

图3-7　太极拳课　　　　　　　　　　图3-8　手机应用课

二、老年大学的课程设置

老年大学课程种类繁多，在为有功能障碍的老年人设置课程时，既要符合老年人的实际功能水平，也要兼顾老年人的兴趣爱好，还要考虑周围环境等。只有综合考虑各方面因素，才能有目的、有针对性地开展课程学习，达到使老年人康复的目的。

（一）老年大学课程体系设置的原则

1. 遵循老年人身心发展规律

随着年龄的增长，老年人各项生理功能逐渐衰退，退休综合征、死亡恐惧等也使其心理健康受到影响，因此应在了解老年人身心发展规律的基础上进行课程体系设置。

2. 按需设课

课程设置要符合老年人的身心特点和适应能力，满足老年人的康复需要，发掘老年人的潜能。

3. 安全、平等

课程设置时考虑安全因素，保护老年人的安全放在首位，还要尊重老年人的意愿和生活习惯等，保护老年人的自尊心，平等对待每位老年人。

4. 可持续发展

课程设置要与时俱进、具有科学性，随着社会的变化而作出相应的改变，体现时代的需要和发展。

（二）老年大学课程设置

1. 内容的设置

老年大学课程设置要充分考虑老年人的兴趣爱好、文化背景、生活经历，因为只有设置老年人喜欢且趣味性强的课程内容，才能充分调动老年人的主观能动性和参与程度，获得老年的配合。老年大学课程设置主要包括四类，具体见表 3 – 10。

表 3 – 10　老年大学课程设置

课程类别	主要内容
兴趣爱好类	声乐、乐器、绘画、舞蹈、宠物饲养、美妆形体、国学诵读、外语学习等
手工作业类	手工编织、雕刻制作、园艺种植等
医疗保健类	功能训练、康复体操、运动健身、慢性病管理、阳光心态等
实用技能类	电脑的操作、智能手机的使用、微信的应用等

2. 时间的设置

要根据老年人的身体状况、适应能力设置课程时长和频率，并根据具体开展情况适当作出调整。老年人由于身体功能下降，注意力很难长时间集中，每节课程时长以 30 min 为宜，频率为每周 2 次，考虑实际情况，可适当增加或减少频率。

3. 用具的选择

选择课程使用教学用具时要具备安全、适用、经济等要素。例如，偏瘫老年人的手工课用具不要太细小，要方便抓握；失智老年人的手工课尽量不要选用尖锐工具，以免造成误伤。

（三）老年大学的环境设置

1. 适老化原则

由于老年人身体功能的逐渐衰退，因此在空间使用上存在一些障碍。老年大学的教室空间设计必须体现适老化设计理念，包括实现无障碍设计，引入急救系统等。

2. 复合化原则

复合化原则是指在同一空间、同一时间或不同时间内容纳不同功能。例如，同一教室既可以上课使用，又可以作为学员休息、交流场所，还应具备展览的功能等，如图3-9所示。

3. 可变性原则

老年大学的课程类型不是一成不变的，随着时代改变和老年人需要变化而不断更新。教室空间的可变性设计，有利于不同课程类型需要，也有利于整体上把控教室数量的增减和内容变化，为老年大学的可持续性发展节约资源，如图3-10所示。

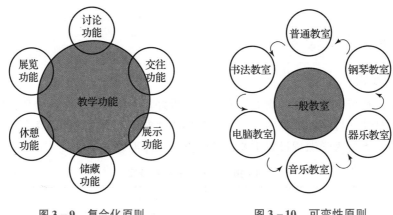

图3-9　复合化原则　　　　　　图3-10　可变性原则

（四）课程运作的流程

老年大学的课程在运作时要根据老年人的需要和课程接受能力进行调整，体现"以人文本"的康复原则。这个过程包括以下步骤：

1. 调研、评估是课程设置的基础

设置课程前，要对老年人的情况进行调研、评估，内容包括基本情况、身体功能、心理功能、兴趣爱好、经历特长、康复需要等，与老年人及其家属、康复医师等专业人士沟通交流，全面了解老年人的情况和需要。

2. 设置课程

与老年人及其家属、康复师等专业人士分析、讨论评估结果，共同设计适宜的课程。

3. 开展课程

根据课程计划和要求开展课程。

4. 调整课程

课程进行过程中也要随时进行评估，应了解老年人的课程适应情况和康复效果，与康复师等专业人员及时沟通，根据情况调整后续的课程内容。

5. 效果评价

课程最后，全面评估老年人的康复效果并给出评价，便于下一阶段课程的选择。

三、课程形式与分类

随着老年教育的飞速发展，老年大学的课程设置也在不断变化，从只向离退休干部开放到向社会、向全体老年人开放，社会功能越来越完善；从只招收低龄活力老年人，到为有各种功能障碍的老年人设计课程，课程形式也越来越多样。

（一）课程形式

适合功能障碍老年人参与的课程形式分为个案课程、团体课程、网络课程，设置时要考虑老年人的接受程度，并征得老年人的同意。

1. 个案课程

个案课程也叫私人课程，是由授课老师与老年人、照护者及康复医师共同完成的课程，可以满足老年人学习和康复的需要，从而达到增进生活适应能力，提升自信心和生活质量的目的。

个案课程的特点见表 3-11。

表 3-11 个案课程的特点

作用优点	①个案课程更有利于师生交流，授课老师更全面的了解老年人的需要，设置课程更符合老年人的康复需要 ②课程中，授课老师一对一指导老年人学习，能时刻关注到老年人的反应，及时提供帮助；掌握老年人的接受情况，及时调整课程难度 ③老年人也更能集中注意力，专心完成培训课程，将课程效果最大化
适用对象	有肢体功能障碍的老年人、有言语功能障碍的老年人、有认知功能障碍的老年人、初次参与课程缺乏自信心的老年人
时间环境	根据评估情况与老年人、照护者及康复医师等商议确定，每次 20~40 min，每周 1~5 次，一个月为一周期。例如，为养老机构内有轻度认知障碍的老年人设置的手工课程，课程开展方便，每周可安排 5 次。为居家偏瘫老年人设置的手工课程，考虑到老年人行动不便，可安排 1 次/周。环境的选择尽量要求安静、舒适
主题内容	以老年人感兴趣，能独立或经简单协助能完成，趣味性强、安全易学、贴近生活、有自我康复价值的课程为主。如兴趣爱好类、手工作业类、医疗保健类、实用技能类课程均可选择。例如，张先生因车祸导致头部受伤而偏瘫，经康复训练后肢体功能尚可，但对生活失去了信心。设计师评估后为他设计的课程以居家生活为主，通过购物、制作饭菜等课程的训练，张先生已经能够独立完成购物和相对简单的饭菜制作，重新找到生活的乐趣

2. 团体课程

团体课程与普通老年大学课程相似，由授课老师组织团体成员共同参与完成，要对参与团体课程的每位老年人进行评估，与老年人、照护者及康复医师配合，要求团体课程不

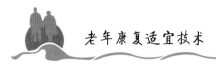

仅要满足老年人治疗、预防和发展的目标，还要注意成员的参与度和配合度。参与同一团体课程的老年人有共同需要或特点（如都是轻度认知障碍的老年人）。根据参加人数不同可分为小组活动（10人以内）和集体活动（10人以上）。团队课程的特点见表3-12。

表3-12　团体课程的特点

作用 优点	①参与团体课程能满足老年人的自我探索、自我才能的展示和自信心的建立 ②参与课程能满足老年人交往的需要，有利于提升老年人的社会学习能力和社会适应能力 ③参与团体课程有助于提升老年人的合作精神、沟通能力、分享能力和团体本身的凝聚力
适用 对象	有肢体功能障碍的老年人、有言语功能障碍的老年人、有认知功能障碍的老年人等
时间环境	团体课程时间尽量固定，每次40~60 min，每周1~2次，以一个月为一个周期。环境的安排很重要，不同的环境适合不同的课程。例如，团体健身操课程要求场地面积足够、平坦、安全
主题内容	以老年人感兴趣的，能独立或互相协助完成的，趣味性强的、安全易学的、贴近生活的、有康复价值的课程为主。如兴趣爱好类、手工作业类、医疗保健类、实用技能类课程均可选择

3. 网络课程

网络课程是随着计算机网络的飞速发展建立起来的一种新型的教学模式，"互联网＋老年教育"的模式也应用到老年康复领域中，被人们认可和推广。

网络课程的特点见表3-13。

表3-13　网络课程的特点

作用优点	①丰富教学模式，提高教学效率。网络教学中，图像、声音、动画等丰富的多媒体技术的运用让课程内容更加丰富，老年人更容易接受、学习 ②学习时间、地点更自由。那些因家务繁忙抽不出时间参加集体授课的老年人，肢体功能障碍、活动受限等失能、半失能老年人以及高龄衰弱老年人的学习需要，足不出户就能得到满足，极大地丰富了居家生活 ③学习进度更加灵活。由于领悟能力不同，学习进度各不相同，网络课程的学习进度可由老年人根据自身需要调整
适用对象	有肢体功能障碍的老年人、有言语功能障碍的老年人、有认知功能障碍的老年人等，尤其适合不方便出门的老年人
时间环境	对时间、环境的要求较灵活，老年人在家即可参与学习
主题内容	以老年人感兴趣的，趣味性强的、安全易学的、贴近生活的、有康复价值的课程为主。如兴趣爱好类、手工作业类、医疗保健类、实用技能类课程均可选择

（二）为有不同需要的老年人设置课程

1. 肢体功能障碍老年人的课程设置

老年大学为肢体功能障碍老年人设置的课程多是经过精心选择，具有针对性的作业活动。课程训练既可以帮助老年人维持和提高现有的功能，发挥最大限度的残存功能，预防功能障碍程度加深，还可以改善老年人的心理状态，提高其生存质量和社会适应能力。手工作业类课程是有肢体障碍的老年人的首选。

1）课程作用

参与手工作业类课程可以提高手部精细动作，集中注意力，增加手眼协调能力，完成作品能使老年人获得成就感和满足感并改善情绪。

手工作业类课程种类繁多，如树叶粘贴手工课程、纸工艺手工课程、贝壳装饰手工课程、涂鸦绘画手工课程（图3-11 图3-14），适合各种有程度肢体障碍的老年人参加。

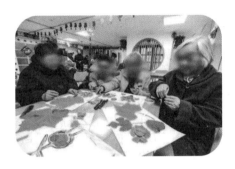

图3-11　树叶粘贴手工课程

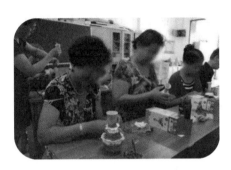

图3-12　纸工艺手工课程

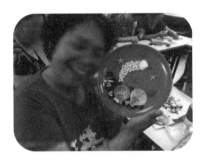

图3-13　贝壳装饰手工课程

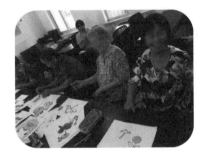

图3-14　涂鸦绘画手工课程

2）课程设计

选择课程前应先评估老年人的肢体功能障碍情况，再选择合适的课程。

（1）工具、材料的选择：课程使用工具、材料以尽量适合有肢体功能障碍的老年人拿、握，以方便操作为主，可以同改变工具型号、形态，改变材料大小、粗细等方法达到使用目的。例如，粘贴作业中将胶水换成胶棒，将不方便粘贴的豆子改成树叶，更有助老年人完成操作。

（2）时间、场地的选择：时间安排：每次20~40 min，每周1~5次，以一个月为一个周期。场地要求安静舒适。

（3）课程形式：可采用个案课程、团体课程和网络课程的形式教学。

3）注意事项

（1）收集材料时注意卫生。

（2）使用尖锐工具时注意保护老年人的安全。

（3）在课程中，根据情况给老年人提供一定帮助，使其能够完成作品。

（4）根据老年人的学习情况及时调整课程难度。

2. 有言语功能障碍的老年人的课程设置

有言语功能障碍的老年人的课程设置要根据引起语言障碍的原因以及具体语言障碍的表现进行。老年人语言功能障碍多是由脑梗死引起的失语症造成的，应主要设置发声、阅读等练习课程。

1）课程作用

参与语言训练课程可以改善老年人发音不正确、吐字不清晰、语言不连贯等症状，提高老年人的表达能力，满足老年人交往的需要，改善情绪，提高自信心。

2）课程设计

选择课程前应先评估老年人的功能功能障碍情况，再选择适合的课程。

（1）工具的选择：发音卡片、录音机等。

（2）时间、场地的选择：时间安排：每次 20～30 min，每周 1～5 次，以一个月为一个周期。场地要求安静舒适。

（3）课程形式：可采用个案课程和网络课程的形式教学。

3）注意事项

（1）语言训练往往时间较长，课程中要保持良好的心态，对老年人有耐心。

（2）帮助老年人树立信心，多给予鼓励，克服急于求成的心理。

（3）根据老年人学习情况及时调整课程难度。

3. 有认知功能障碍的老年人的课程设置

针对有认知功能障碍的老年人设置的课程种类较多，包括记忆力课程、认知能力课程、感知能力课程、生活能力课程以及各种趣味游戏、手工活动、音乐疗法等均有不同程度的康复效果。要根据老年人认知障碍的程度、具体表现、爱好等设置合适的课程。

1）课程作用

参与课程训练可以改善老年人受损的认知功能，维持现有能力，减轻认知障碍症状。另外，还可帮助有认知功能障碍的老年人提高生活质量。

2）课程设计

选择课程前应先评估老年人功能功能障碍情况，选择适合的课程。

（1）工具材料的选择：根据课程训练目标选择适宜的工具材料。例如，记忆力训练课程可以准备有多种数字、颜色、物品的卡片。

（2）时间、场地的选择：时间安排：每次 20～40 min，每周 1～5 次，以一个月为一个周期。场地要求安静舒适。

（3）课程形式：可采用个案课程、团体课程和网络课程的形式教学。

3）注意事项

（1）要根据老年人的习惯、经历、爱好特长等设置课程训练内容。

（2）在课程中要有耐心，多给老年人鼓励，帮助他们树立信心。

（3）根据老年人的学习情况及时调整课程难度。

4. 综合能力课程设置

除有身体功能障碍的老年人外，还有很多老年人身体功能下降，患有高血压病、糖尿病等，健康状况堪忧。综合能力课程设置主要针对有慢性疾病的老年人及其他功能受损的老年人进行的课程，内容较广泛，设置时应考虑老年人身体情况、学习目的、特长爱好等。

1）课程设计

应先评估老年人功能障碍情况，再帮助其选择合适的课程。

（1）主题内容：以老年人感兴趣、趣味性强、安全易学、贴近生活、有自我康复价值的课程为主。兴趣爱好类、手工作业类、医疗保健类、实用技能类课程均可选择。例如，为患有糖尿病的老年人设置的课程包括健康管理、药物管理、营养搭配、健身体操等系列内容，全面、合理地帮助老年人管理健康，延缓疾病的发展速度。

（2）工具材料的选择：根据课程目标选择适宜的工具材料，要求安全、经济。

（3）时间、场地的选择：时间安排：每次 30～60 min，每周 1～5 次。场地按照课程需要准备。

（4）课程形式：可采用个案课程、团体课程和网络课程的形式教学。

2）教学延伸

（1）将课堂搬出教室，充分利用社会资源，丰富课程内容，开展实践教学，更能调动老年人的学习积极性。例如，到博物馆参观，到公园游览，到各类活动场所健身等，让老年人的学习融入校园、社区、大自然，锻炼动手动脑的能力，激发创造力，以获得更好的学习效果。

（2）开展多样化的教学延伸活动，如讲座、论坛、团队比赛、才艺展示等，既可以活跃课堂，给老年人提供交流机会，又让学习的内容得到家庭和社会的肯定，以实现个人价值。

3）注意事项

（1）要根据老年人的身体情况、习惯经历、爱好特长等设置课程内容。

（2）在课程中要有耐心，多给予老年人鼓励，帮助他们树立信心。

（3）根据老年人学习情况及时调整课程难度。

> **学中做**
>
> 　　高爷爷喜欢拉二胡，退休后在家人的鼓励下报名参加了老年大学开办的老年乐团和书法课程，每周有四天坐车去排练和上课，晚年生活丰富而充实。半年前，高爷爷因脑卒中导致左侧肢体偏瘫，现在只能坐轮椅，不能独自出门，也无法再参加老年大学的学习，常常以泪洗面，对生活失去了信心。
>
> 　　请尝试从一名社区老年大学工作人员的角度出发，为高爷爷设置适合他的课程，让他重拾对生活的信心。

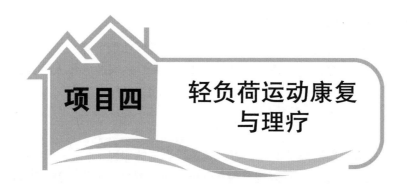

项目四　轻负荷运动康复与理疗

【知识目标】

◇　了解轻负荷运动康复与理疗的概念、理论原理及主要作用；

◇　熟悉运动康复的内容、运动能力量表（SPPB）、注意事项；

◇　掌握悬吊训练基础动作；

◇　掌握悬吊设备的使用方法；

【能力目标】

◇　运用轻负荷运动康复和理疗对老年人进行功能性康复训练。

【素质目标】

◇　具备专业的职业技术水平，能够纠正错误动作，示范标准正确动作；

◇　具备良好的道德素养，尊敬老年人，耐心对其进行交流和引导；

◇　具备良好的观察能力、反应能力，确保老年人在训练过程中的安全性。

【思维导图】

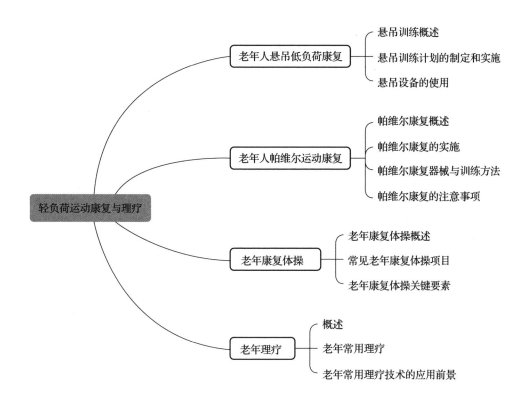

患者，男性，69岁，因在家感觉左侧身体无力，无法正常行走，行动迟缓，患高血压病和冠心病10年。入院进行脑CT检查，右侧基底节区脑梗死，入院治疗后，患者神志清晰，言语流利无障碍，沟通正常，左侧肢体肌力零级，肌张力低，腱反射稍弱，右侧肢体正常，无法正常坐位，转入康复科进行康复，采取运动性康复内容，基本动作练习有翻身练习、坐位训练、起立平台练习，采用传统针灸和PT进行患侧运动功能刺激，入院康复6个月后，复查左侧肌力3级，患者自行出院回家康复。后期跟踪患者，发现其可辅助坐位和站立。

问题：对于有运动功能障碍的患者，采用什么样的康复手段可以刺激到不同的肌群？如何针对患者的平衡性、协调性辅助其进行功能性练习？

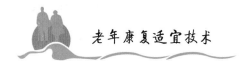

任务一
老年人悬吊低负荷康复

随着我国老龄化社会进程的不断发展，老年人的体力活动问题也日益突出，普遍为一老多病，如常见神经系统疾病、心血管系统疾病、骨骼肌肉系统疾病居多，或因外伤导致其身体活动能力的下降或残疾，如因肢体不协调、反应变慢所导致经常摔倒而发生的骨折而久卧不动，这些将严重影响老年人的日常生活，降低其生活质量。在预防和提高老年人身体能力所制定的康复方案中，需要增加平衡、灵敏和本体感觉训练的神经动作练习。

近年来，悬吊训练（Sling Exercise Training，SET）作为一项新兴的运动感觉综合的训练系统，与传统康复运动不同的是，它可以摆脱或利用自身重力的影响进行的低负荷运动，强调在非稳定状态下进行运动可以增加中央躯干肌肉、髋部深层肌肉力量，提高身体在运动中的平衡能力和控制能力。目前，悬吊训练逐步应用于临床脑卒中患者的日常训练，如日本流行的"红绳运动"就是一种针对老年人运动能力进行髋部和下肢训练的悬吊低负荷康复动作，其目的是增强神经－肌肉本体的感受性功能，提高人的平衡和行走能力。

一、悬吊训练概述

悬吊训练起源于第二次世界大战时期的康复治疗，自20世纪90年代初，挪威康复工作者提出悬吊训练的理念与原则后，应用于骨骼肌疾病的主动治疗方面。此疗法以主动训练和康复治疗为核心，包括诊断（检测）与治疗（训练）两大系统。到2000年以后，其逐步用于运动员的体能训练和伤后康复锻炼。悬吊训练主要是利用绳索将人体某些部位悬吊起来，可采用坐姿站姿、仰卧位、俯卧位、侧卧等姿态进行；同时，也可以借助橡胶垫、瑞士球等器材使其处于不稳定状态进行功能训练来激活人体躯干核心肌肉收缩而产生预期训练效果的方法。

（一）概念

悬吊训练是运用悬吊训练装置结合神经肌肉激活（Neuromuscular Activation，NA）技术、骨关节活动度训练、肌力训练等，进行主动、被动或助力治疗和康复训练的一种物理治疗方法。

（二）原理

1. 悬吊训练的核心稳定性

悬吊训练首先强调的是核心，即通过加强人体的核心力量来提高人体的运动能力，从解剖学的角度来分析，人体的核心是指脊柱、髋关节和骨盆；人体肌肉的核心部分是躯干和骨盆相关肌肉，主要是指附着在腰椎－骨盆－髋关节联合体上的 29 块肌肉；人体核心处于上下肢的结合部位起到承上启下的重要作用，强有力的核心肌肉，对运动中的身体姿势、运动技能和专项技术起着稳定和支持作用。

在 Bergmark 的介绍中，根据肌肉的主动支持系统对核心稳定性作用，把这个系统分为整体［整体原动肌（Global Muscles）］和局部［局部稳定肌（Local Muscles）］两部分，整体部分由表浅核心肌群组成，包括腹直肌、腹外斜肌、竖脊肌、腹内斜肌、腰方肌及臀部肌群等，主要作用是在胸腔和骨盆之间转移力量以及承担增加腹部的压力，控制脊椎的动作方向。局部部分由深层核心肌群组成，主要是腹横肌、多裂肌；其主要作用是控制椎骨间移动，维持个锥体间的稳定。除此之外，还有人体其他外周关节稳定性的肌肉，如肩关节外旋肌、膝关节股内侧斜肌和髋关节臀中肌后部等。

2. 悬吊训练的运动链

从康复治疗的角度来阐述，任何运动形式都是通过逐渐增加开链和闭链运动的负荷来进行的，参与完成每个动作过程中，人体的每一块肌肉或肌群都是链接点，通过每一个点进行力和力的传递实现完成的；在开链和闭链运动中悬吊训练开发出一套独立的诊断系统，用来判断身体运动功能的"薄弱环节"（Weak Links）。所谓薄弱环节是指在某个动作中，当多块肌肉协同工作时，由于某部分肌肉力量太弱而不能发挥应有的那部分的作用。进行悬吊训练的方法是让患者进行渐进式闭链运动，在运动中找到身体功能有差别的一处或多处的"薄弱环节"，然后再用开链运动检测各肌肉以确定具体薄弱处。这样的运动检测是在基于运动链的理论基础上，通过后期悬吊训练帮助人体保持静态或动态的训练，使原动肌、协同肌、拮抗肌在不同的运动方式下兴奋，达到上下肢或技术动作间的协调。

3. 神经－肌肉的控制能力

在传统力量训练中，多采用稳定状态下的负重性练习方法，虽然在一定程度上提高肌肉力量，但是无法更好地发挥神经－肌肉系统的作用，因此具有一定局限性；在悬吊训练中，人体局部或全身悬吊起来，形成不断变化的动态反作用力。加大训练动作的难度，且对本体感受器的刺激而逐渐强化对肌紧张控制和调节，最终增强神经－肌肉协调性。悬吊训练可以改善老年人的神经－肌肉协调性，提高运动单位募集和发放的冲动频率，更好地改善神经肌肉的控制能力。

（三）主要作用

老年人生理状态不良是造成运动损伤的直接原因之一，其中最主要的方面是身体对运动的适应程度，包括肌力、柔韧性等因素。肌力和柔韧性下降后，若不能有效地保持关节稳定性，就容易损伤，而且肌肉的柔韧性也会被运动方式、强度、外界环境、温度等因素影响，从而引起运动协调性降低。悬吊训练可以改善老年人的核心力量和稳定性状态，增强核心力量运动链的传导，确保躯干和肢体在运动中体位正常，减少肢体末端的运动损伤。

1. 改善步行功能

约 15% 的 60 岁以上老年人步态不正常，约 25% 的 79 岁以上老年人需挂拐或使用器械行走。65 岁以上老年人的步态特点是基础宽，运动距离短，骨盆转动及关节移动相应减少，依靠两肢支撑则增加。80 岁健康老年人步行的正常速度是 1.0～1.2 m/s，步行速度随着年龄的增长呈线性降低，尤其是疾病对步态的影响更加明显。行走明显缓慢或步态异常都属于步态障碍，由于神经系统对步态的重要性，因此步态的变化常提示神经系统问题。

日常生活中常见的脑卒中患者绝大多数在运动、感觉、吞咽和认知功能等方面存在不同程度的障碍，步态特征：足内翻、足下垂、足趾卷曲、拇指背伸、膝僵直等异常步态。这是由于脑卒中患者的核心肌群稳定性较弱，躯干和骨盆完成抗重力活动时稳定性较差，导致步行过程中对运动的控制下降，发生躯干屈曲代偿。通过悬吊训练可以减少脑卒中患者下肢的负重，降低患侧下肢的肌张力，尽早诱发患侧分离动作的产生，提高脑卒中患者核心肌群力量，纠正患者异常步态，促进患者步行功能的改善。

2. 强化上肢运动功能

人体上肢是一个具有多环节的运动链，具有多个自由度，能够进行各种复杂的运动，并且复杂的运动都是由基本的功能性动作组成的。但是老年人的肌肉含量随着增龄开始逐渐下降，上肢运动功能能力开始下降，很难完成推、拉、鞭打的三种形式的动作；脑卒中患者上肢运动功能障碍是常见的较难、较慢恢复的功能障碍之一，上肢运动功能障碍包括手臂、手掌、手指间的协调障碍，以致患者的日常生活能力受限。其针对性康复手段常采用常见的 PT 进行干预，利用悬吊系统对脑卒中患者进行上肢辅助训练，可在减重状态下减少脑卒中患者代偿动作，增加其感觉输入，促进上肢及肩胛带的正确运动模式，增加肩关节的稳定性。悬吊训练可以对患侧上肢进行开链与闭链的主动运动，可以增加患侧上肢的肌肉收缩，使静脉回流增加，可以降低手肿与疼痛程度，提高脑卒中患者的上肢运动功能。

3. 提高平衡能力

由跌倒诱发其他疾病而引起的老年人健康问题，已成为全社会关注的焦点。有研究显示，人体的平衡功能与年龄具有相关性，其特点是 21～50 岁最稳定，随后逐渐降低，至 70 岁以后降低明显。平衡能力与年龄有相关性，但非线性相关，为复杂的曲线关系，老年人的平衡能力较中青年有明显下降。总体来说，随着年龄的增加，人体的平衡感觉功能、生理姿势控制能力和肌肉力量韧带柔韧性均逐渐降低，前庭功能在 45 岁之后就开始衰退，老年人的平衡机能所出现的衰退更加明显，极大地增加了跌倒的风险，同时也是造成老年人独立生活障碍的主要原因。

平衡能力是人体最基本的运动功能，其中的人体平衡维持机制有三个环节：感觉输入、中枢整合与运动控制。常见脑卒中的平衡功能障碍的发生与维持机体平衡的三大系统的损害，输入传导受影响有关系，导致患者出现姿势无法保持、动态姿势不协调，影响基本生活能力。这是由于脑卒中患者核心肌群收缩能力下降会导致身体向患侧倾斜而导致的平衡能力下降。

悬吊训练通过提供不稳定的支点对人体进行不同体位（仰卧位、患侧/健侧卧位）、不同部位（膝关节或踝关节）的悬吊，使腹直肌、腹内斜肌、腹外斜肌、竖脊肌等核心肌群维持椎体间的稳定的能力得以恢复和增强，加强躯干、骨盆以及深层肌肉的力量，从而加强神经肌肉收缩协调控制能力，增强人体在运动过程中的平衡能力。恢复期脑卒中患者介入多点轴悬吊训练，可使处于薄弱环节的躯干深层肌群得到训练，可促进进平衡功能的恢复。研究发现，悬吊训练可使脑卒中患者大脑皮层中的血流状况得到改善，增加缺血灶的血流灌注，从而恢复运动中枢的功能，最终达到恢复平衡功能与步行能力的目的。

4. 对日常生活能力的影响

在脑卒中患者的日常生活自立能力中，翻身、坐起、站立是基本能力训练，结合悬吊训练能够在重力作用下调整机体生物力学的闭链运动，兴奋原动肌、拮抗肌和协同肌。研究表明，核心稳定性的提高有助于改善脑卒中患者的运动和平衡功能，对其日常生活活动能力的提高起到积极有效的作用。

二、悬吊训练计划的制定和实施

（一）悬吊训练的处方内容

1. 运动前评定

（1）医疗史、体格检查和实验室测试。

（2）记录血压、心肺功能数据。

（3）观察运动测试禁忌证。

（4）签署知情同意书。

2. 设计运动处方内容

（1）原则：渐进式阶梯运动的分级。

（2）运动时间：每周至少2次，每次 10~15 s，每组 3~4 次。

（3）运动强度：运动自觉量表见表 4 – 1。

表 4 – 1　运动自觉量表

RPE	主观运动感觉	对应参考心率/(次·min^{-1})
6	安静，不费力	静息心率
7	极其轻松	70
8		
9	很轻松	90
10	轻松	
11		110
12		
13	有点吃力	130
14		
6	安静，不费力	静息心率

续表

RPE	主观运动感觉	对应参考心率/(次·min⁻¹)
15	吃力	150
16		
17	非常吃力	170
18		
19	极其吃力	195
20	精疲力竭	最大心率

（引自 Gunner Borg. 1998）

（4）运动方式：坐姿悬吊、站姿悬吊、跪姿悬吊、仰卧悬吊、侧卧悬吊、俯卧悬吊，如图 4-1 所示。

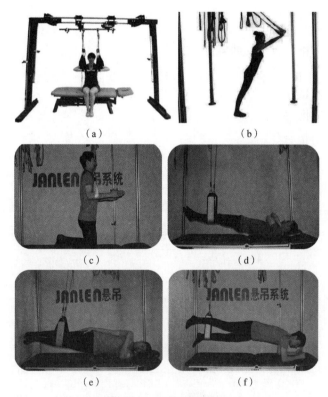

图 4-1　各种悬吊姿势

（a）坐姿悬吊；（b）站姿悬吊；（c）跪姿悬吊；
（d）仰卧悬吊；（e）侧卧悬吊；（f）俯卧悬吊

（二）悬吊训练的基本动作

按照人体解剖学中的轴和面进行划分，分为三个相互垂直的基本面和三个基本轴。三个基本面分别是矢状面、额状面、水平面；三个基本轴分别是矢状轴、额状轴和垂直轴，如图4－2所示。传统的力量训练在一维运动的练习是不够的，需要进行三维空间练习，是一种综合性强、训练效果高的一种空间感觉运动模式。

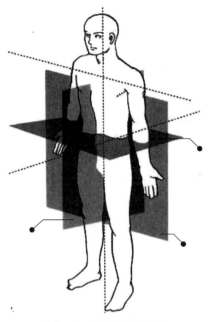

图4－2 基本面和基本轴

1. 热身运动

热身运动的目的是提高心率，扩充毛细血管，增加血液流动，提高身体温度，有助于集中注意力，以减少运动中的损伤。

（1）热身动作：静态拉伸（图4－3）和动态运动（图4－4）（头部运动、扩胸运动、侧屈运动、体转运动、压腿运动、提踵运动、摆腿运动）。

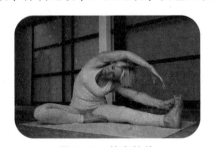

图4－3 静态拉伸

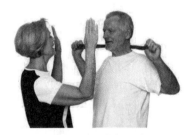

图4－4 动态运动

（2）原则：从上到下，从静到动。

2. 常见悬吊训练动作介绍

1）肩关节外展

动作要领：仰卧位，肩部正对悬吊装置下方，手臂平行至于身体两侧，吊带置于两侧肘关节上缘，肩关节轻度屈曲；中分带使用弹力绳支撑于头部，胸部、骨盆处使用宽带弹性绳；伸直髋关节、肘关节，把双侧手臂同时向下压吊带抬高身体离开床面并保持，手臂向头部方向水平移动，在外展90°时外旋肩关节，之后继续外展，尽可能把手臂向头部方

111

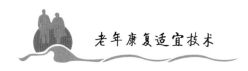

向移动。

注意要点：护理人员指导并将患者手臂向上移动至于最高点时，保持该动作 15 s。

参与肌肉：肩袖相关的肌群。

2）肩部前屈

动作要领：患者跪在悬吊点正下方，双膝部与肩同宽、屈肘 90°，将吊带置于前臂近肘关节处，腹部使用宽带弹性绳；保持肘关节屈曲，身体前倾直到肩屈曲至 90°，身体重心迁移至于双肘处。

注意要点：护理人员指导患者双臂直臂支撑，保持肩、肘、手腕三点在同一垂线上。

参与肌肉：斜方肌、菱形肌、核心肌群。

3）跪姿肩部牵伸

动作要领：患者跪姿，悬吊点置于身体正上方，双膝距离与肩同宽，将悬带置于髂前上棘水平位置，腹部是用弹力绳固定，单手握悬吊带，肘关节伸直，身体前倾至肩关节呈 90°。

注意要点：护理人员协助保护患者完成该动作。

参与肌肉：核心肌肉、肩部肌肉群。

4）背部旋转

动作要领：患者坐姿，于悬吊装置下，将宽吊带置于患肢胸前，双肘关节屈曲 90°，双手抱肘置于吊带上，患者身体前倾，扭动上身完成背部旋转。

注意要点：患者在扭转过程中，需要保持髋关节的中立位，护理人员可协助保持。

参与肌肉：腰部肌群。

5）骨盆上抬

动作要领：患者仰卧位，双手置于身体两侧，将非弹性绳置于双下肢膝关节或踝关节处，可以将臀部采用弹性绳进行减重支持，抬起臀部并保持。

注意要点：保持髋关节和脊柱的中立位，护理人员可以协助保持，不要晃动。

参与肌肉：腰部肌肉、臀部肌肉、核心肌群。

6）患侧下肢交替上抬

动作要领：患者仰卧位，双手置于身体两侧，将弹性吊带置于患侧踝关节处，非弹性吊带置于健侧踝关节和膝关节处，弹性绳减重支持臀部，骨盆与患侧下肢同时上抬并保持，患侧下肢放松，骨盆上抬以及患侧下肢上抬骨盆放松交替进行模式。

注意要点：保持髋关节中立位，护理人员协助患者骨盆上抬，使臀部离开床面。

参与肌肉：腘绳肌、臀部肌肉、核心肌群。

7）患侧下肢上抬

动作要领：患者侧卧位，将悬吊点置于双脚上方，将吊带置于患者健侧踝关节处，腰部给予弹性悬吊带减重支持，将患者躯干与健侧下肢保持在同一直线上，将患侧下肢上抬与健侧下肢并拢，并保持。

注意要点：护理人员协助患者保持髋关节的稳定，不要过度晃动。

参与肌肉：股内收肌、核心肌群。

8）患侧屈髋屈膝

动作要领：患者仰卧位，两手置于头顶，将悬吊点置于踝关节上方，悬吊带置于双侧脚踝关节处，患者健侧腿向下发力，抬高臀部，患侧腿进行屈髋屈膝练习。

注意要点：保持髋关节的稳定，护理人员可以协助并置于宽悬吊带支持托起减重。

参与肌肉：腰部肌肉、臀部肌肉、腘绳肌。

9）患侧伸膝

动作要领：患者仰卧位，将悬吊点置于患侧膝关节处，患者成屈膝屈髋状，患侧小腿自然下垂，将宽悬吊带置于腰部，将患侧膝关节向下发力，抬高髋部，患侧做伸膝动作，同时健侧腿向上抬起与患侧腿平行，并保持。

注意要点：保持髋关节的稳定，护理人员可以协助患者完成上抬并维持动作。

参与肌肉：腰部肌肉、股四头肌、腘绳肌。

10）腹部练习

动作要领：患者仰卧位，将悬吊点置于身体上方，分别将悬吊置于胸、髋、膝三个部位，将患者身体吊起离开床面，要求患者做收腹抱膝动作。

注意要点：护理人员协助患者进行时应告知患者腹部发力，动作幅度不易过大。

参与肌肉：核心肌群。

11）躯干前屈练习

动作要领：患者仰卧位，将悬吊点为胸骨正上方，使用弹力带和宽带固定胸部，借助弹力绳位患者上半身减重，患者双手抓住另一组悬带，悬点为肩关节正上方，患者双上肢用力向下拉，辅助躯体完成前屈动作。

注意要点：护理人员协助患者双下肢屈曲位，完成前屈动作。

参与肌肉：核心肌群。

12）肩关节运动

动作要领：患者取健侧卧位，患侧在上，使用悬吊带固定患侧手，患者做耸肩、肩前屈和后伸动作。

注意要点：护理人员协助患者完成该动作，并辅助在运动反方向增加阻力。

参与肌肉：三角肌、胸大肌、大圆肌等肩关节周围肌群。

13）下肢内收外展

动作要领：患者仰卧位，使用悬吊带固定患侧脚踝，悬吊点在脚踝上方，使患侧下肢离开床面，做水平方向内收和外展动作。

注意要点：护理人员协助患者完成该动作，并辅助在运动反方向增加阻力。

参与肌肉：股内收肌群。

14）直抬腿

动作要领：患者仰卧位，悬吊点在脚踝正上方稍前，使用弹力带固定患侧脚踝，患者做直抬腿动作。

注意要点：护理人员用手法刺激患者屈髋肌群和股四头肌，完成该动作。

参与肌肉：股四头肌。

15）坐位抬臀

动作要领：患者坐位，用悬吊带置于胸部，健侧手前平举，向患侧方向侧方抬臀。

注意要点：护理人员保护患者，注意固定患侧下肢，并嘱咐患者进行移动。

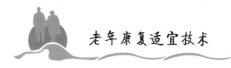

参与肌肉：背部肌肉、核心肌肉、臀肌。

16）单膝跪

动作要领：患者跪姿，将悬吊点置于身体上方，用悬吊带置于胸部和患侧大腿处，健侧腿屈膝成90°为支撑腿，将患侧腿屈髋，向前伸出，屈膝成90°，患侧的足踩在床上。

注意要点：护理人员保护患者身体重心的稳定性，辅助患者患侧腿向前伸出。

参议肌肉：核心肌群、股四头肌、腘绳肌。

17）扭髋迈步

动作要领：患者站立于双杠内，面对镜子，以一侧下肢为支撑固定不动，另一侧下肢先提髋，然后向对侧躯干旋转，并扭髋迈步，脚尖由0°旋至70°，迈步后再复位，双侧均进行。

注意要点：护理人员辅助患者完成站立，患者通过镜子观察身体姿态并进行调整。

参与肌肉：全身肌肉。

18）患侧仰卧上抬腿

动作要领：患者仰卧，两手放于头上部，悬点置于脚踝上方，将悬吊置于健侧踝关节处，患者使臀部向上抬起离开床面，同时抬起患侧腿，并拢健侧腿。

注意要点：护理人员可协助患者抬起臀部，也可用宽带支持臀部上抬。

参与肌肉：核心肌群、臀肌、股四头肌。

19）中立位悬吊

动作要领：患者俯卧，双臂屈臂支撑身体，将悬吊带分别置于患者头部、胸部、髂肌上棘、腹部、膝关节处，将身体离开床面，身体保持中立位。

注意要点：护理人员协助患者身体上抬，嘱咐患者收紧腹部，头、肩、髋、膝保持一条水平线，并使悬吊绳振动，但不要晃动髋关节。

参与肌肉：核心肌群。

20）胸部练习

动作要领：患者坐姿，悬吊点置于身体上方，患者两手臂微曲，与胸部同高，双手抓握弹力绳，双手向前推，伸直手臂后拉回，重复练习。

注意要点：护理人员辅助患者完成前推回拉，刺激胸部肌肉发力和肩胛骨内收。

参与肌肉：胸大肌、背上部肌肉。

21）三角肌练习

动作要领：患者坐姿，悬吊点置于身体两侧，患者两手臂抓握弹力绳，使双侧手臂伸直向两侧平举，回落初始动作，重复练习。

注意要点：护理人员可协助患者在手臂上抬时增加助力。

参与肌肉：三角肌。

22）坐站练习

动作要领：患者坐姿，坐在床边，双膝自然弯曲，膝关节低于髋关节将悬吊点置于身体两侧，双手置于身体两侧抓握弹力带向下按压，将身体向上抬起，使臀部离开床面，缓慢起身站立，然后再回落至初始姿势，重复练习。

注意要点：护理人员协助患者完成站起，注意患者的双脚同时发力，保持身体的稳定性。

参与肌肉：上肢肌肉、核心肌群、下肢肌肉。

（三）悬吊训练的原则

1. 遵循以闭合链训练为主导的原则

闭合链训练能够很好地激活和训练局部稳定肌群，身体进行闭合链训练，可以使局部稳定肌和整体运动肌协调运动能力更充分、更完善。

2. 遵循渐进抗阻训练原则

由弱到强，由易到难，先练"神经"，再练"肌肉"的阶梯式训练模式理论，即根据患者情况通过悬吊绳进行不同体位（仰卧位、患侧/健侧卧位）、不同部位（膝关节/踝关节）的悬吊促使肌肉逐渐放松；同时，通过悬吊使关节受到悬吊力的牵引作用发生开链与闭链运动，初始训练时应进行低负荷训练以激活局部稳定肌，采取组与组间逐渐增大负荷的方式时需要注意的是，这种增加负荷一定是患者可以承受的基础上，如此反复可迅速恢复稳定肌的活力；中后期训练的目的主要是提高肌肉力量和耐力，应遵循超量恢复和渐进抗阻训练相结合的原则。

3. 不稳定平面训练原则

以悬吊绳或者气垫为支点进行不同体位（仰卧位、患侧/健侧卧位）、不同部位（膝关节/踝关节）的悬吊或者支撑，在不平稳支撑面进行核心肌肉群及稳定肌肉群的训练，能够达到较好的干预效果。

4. 使用振动技术

采用双手使悬吊患者的绳索高频振动，以制造训练过程中的不稳定性。临床采用振动技术观察表明，能够迅速缓解患者疼痛，而且施加与腰部的高频振动，可以有效恢复慢性非特异性腰背痛患者的本体感受。

5. 坚持整体性训练原则

人是行为的主体，任何人在正常的心理状态下都有评价和管理自己的能力，而身体的各种活动需要众多关节共同作用完成，若其中一个环节出现问题，均可能会导致活动失败。因此，当某一个部位运动训练后临床症状还得不到有效缓解，就应该查找身体其他关节处有没有弱链存在，并进行对症运动训练。

（四）悬吊训练的注意事项

（1）按照患者实际身体运动能力，逐步增加或降低动作难易度。

（2）训练前后设备检查，训练过程中根据动作需要，调整悬吊带长度，滑轮位置和相对应的身体位置。

（3）在患者完成目标动作之前，先进行徒手动作练习，熟悉动作。

（4）每个动作可以按 3～15 s 为一组，每次做 2～4 组，组间休息 1 min 后，再进行重复性练习。

（5）每次练习时间不超过 30 min，每组间歇 30 s 或延长 60 s，需要根据患者实际状态调整运动时间和间歇时间。

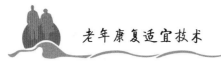

（6）练习前的热身运动和练习后的拉伸放松运动，可采用被动、主动拉伸，特殊患者可采用物理方法（按摩、针灸、热敷等）进行放松。

（7）水分、营养和睡眠的补给，服用降血糖、降血压药、心血管药物 30～60 min 后观测无异常，再进行运动训练，不宜空腹或情绪不稳定状态下进行剧烈运动。

重点注意：患者在悬吊训练过程中需要自然呼吸，不要憋气或过度喘气。

三、悬吊设备的使用

（一）悬吊设备的分类

悬吊设备可分为滑轮式悬吊助力训练器和滑轮式悬吊康复系统训练器，如图 4-5 和图 4-6 所示。

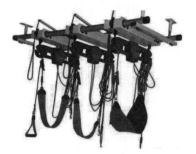
图 4-5　滑轮悬吊助力训练器

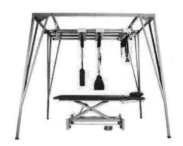
图 4-6　滑轮式悬吊康复系统训练器

（二）悬吊设备的使用方法

通过螺杆和手摇柄可以方便地实现在悬吊训练过程中沿纵向移动调节悬吊具以及悬吊具之间距离的调整，通过齿条和齿条及手摇柄调节悬吊具高度；而且能够方便地调节控制，能够同时适应容易、中等、困难三个不同级别的训练要求。

（三）悬吊训练设备组件

悬吊训练设备组件如图 4-7 所示。

（四）悬吊训练辅助器材

悬吊训练辅助器材如图 4-8 所示。

> 📖 **知识链接**
>
> 随着大众健身的需要，不同种类的健身设备应运而生，时下流行的"全身抗阻力锻炼"（Total Resistance Exercise，TRX）不仅能够用于普通健身方面，也能增强老年人的平衡性、灵敏性和稳定性，以达到健身效果。

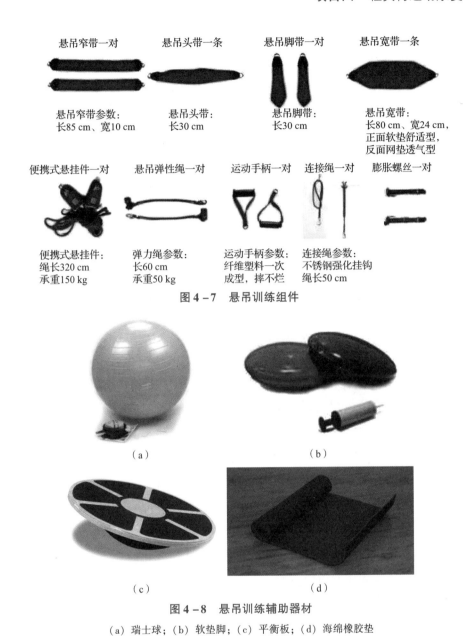

图 4-7 悬吊训练组件

图 4-8 悬吊训练辅助器材

（a）瑞士球；（b）软垫脚；（c）平衡板；（d）海绵橡胶垫

任务二
老年人帕维尔运动康复

随着年龄的增长，老年人机体的生理功能、各脏器功能逐渐衰退，加之不良的生活习惯及缺乏运动等因素直接导致运动能力与心肺功能普遍下降，也加重了慢性疾病的患病率，严重影响生活质量，所以，通过有效途径增强老年人体质是非有必要的。科学、规律的运动是帮助老年人维持身体健康、心理健康，提高生活质量的最安全、行之有效的方法。帕维尔康复（Power Rehabilitation）训练是由日本竹内孝仁教授及其研究团队开发的一套轻负荷运动康复系统，采用轻负荷的运动，结合老年人实际情况定制运动处方，运用帕维尔康复器械，经过十几年的实践，在神经退行性病变、脑卒中后遗症、糖尿病等老年慢性疾病的康复中发挥着重要作用，不仅具有失能预防的作用，对于重症长期照护对象、有认知障碍症的老年人也有较好的恢复作用。

一、帕维尔康复概述

帕维尔康复使用 6 种训练器械（由日本酒井医疗株式会社提供），主要通过反复进行低负荷运动来激活休眠状态的神经、肌肉，不以强化肌力为训练目标，针对维持身体运动稳定性与协调性的重要肌肉与关节进行训练，注重动作的姿势、节奏和平衡性，提高和恢复动作性功能。

对高龄体弱老年人不再使用"强化肌力"理论，而是更加关注动作训练。在 Borg 指数（主观运动强度）为 10～12（感觉轻松）的负荷范围内运动，激活陷入休眠状态的神经肌肉，即让因老化而不能活动的肌肉或神经复苏，改善动作能力，令使用者对自己的身体及体力恢复信心。最终目的是使他们恢复原有的充满生机的生活，以改善行为习惯。

二、帕维尔康复的实施

（一）标准处方

（1）先对使用者进行问诊，确认健康状态是否发生了变化。
（2）进行热身体操和伸展运动。
（3）进行器械训练。
（4）进行整理体操。
（5）按照每周 2 次、每疗程为 3 个月的标准实施。

（二）关键要素

1. 运动负荷

运动负荷的大小是训练安全性和效果的关键。将负荷设为多少，不仅是帕维尔康复中最为重要的一步，在强化肌力训练中也同样如此。尤其是老年人，由于各器官功能退化，可能合并高血压、缺血性心脏病、慢性阻塞性肺病等多种慢性疾病，因此心肺功能低下，运动能力降低。若忽略这些情况而只是一味追求身体活动效果的做法，是"不合格"的。帕维尔康复训练的运动负荷参考 Borg 主观体力感觉等级表（Rate of Perceived Exertion，RPE）（表 4-2），选择 10～12 级"轻松"的轻负荷，运动心率每分钟 100～120 次。

表 4 - 2　Borg 指数与 RPE

Borg 指数	RPE	最大心率/(次·min⁻¹)
20	不能再进行了	200
19	非常难受	190
18		180
17	很难受	170
16		160
15	难受	150
14		140
13	稍微难受	130
12		120
11	轻松	110
10		100
9	很轻松	90
8		80
7	非常轻松	70
6		60

感觉"轻松"的运动，运动时心率为每分钟 100 ~ 120 次（Borg 指数的 10 倍），属于有氧运动，低于每分钟 120 的心率值也是安全的有氧运动。在有氧运动中，人的氧代谢和能量代谢达到平衡，因此运动风险较低。

2. 运动频率与时间

训练过程中考虑主观运动强度、训练频率与时间等客观指标是保证安全性的关键因素。训练采用 6 种器械，分别做 30 次运动，每进行 10 次休息一下，6 组动作共 180 次，共需时间约 60 min，每组动作约在 8 s 的时间内完成，边数边做，不施加过大的力量，不憋气，以安稳的姿势和一定的韵律进行往返有氧运动，根据老年人的实际情况，可每天 1 次，或隔天 1 次。

3. 运动姿势与节奏

坚持正确的运动姿势和节奏非常重要，若驼背老年人保持原有姿势，利用身体伸展弯曲机做器械运动，关键的不活动肌肉依旧得不到锻炼。正确的姿势是：尽量挺直脊柱，用力前屈。膝伸直训练是通过在器械上反复伸直走路时不活动的肌肉（群）来实现的。手脚（动作）活动要在正常活动范围内做到位，但如果手脚挛缩或疼痛，则在不感觉疼痛的最大限度内活动（可事先设定器械的可动范围）。在节奏方面，帕维尔康复始终在进行往复运动，按 1、2、3、4 的节奏以 4 s "往"，返回时还是按 1、2、3、4 的固定节奏 "复"。节奏是用来保证动作稳定性和能量高效使用的方法。正常情况下训练开始后经过 3 周，便可在 6 种器械上以正确的方式和节奏做出 30 次动作。在实际训练中，有些老年人不仅是做器械动作，就连上下的器械动作也变得连贯，表明身体状况已得到改善。正如有的老年人所言："上下楼都比以前轻松了。"

三、帕维尔康复器械与训练方法

帕维尔康复器械是帕维尔康复理论中的重要工具，即便是老弱患者也能自如使用，并且能够保证安全。以日本酒井医疗株式会社生产的 PRexer 系列帕维尔康复器械为例，其特点是：小型轻量机身设计，即便是小型设施机构也易于使用；一机一能，操作简单易学；圆角设计，适合安放在各种场所，包括下肢用 3 款（水平腿部推蹬机、腿部伸展弯曲机、臀部外展内收机）、身体用 1 款（身体伸展弯曲机）、上肢用 2 款（胸部推举机、坐姿划船机）。

这 6 种运动器械可以进行的每种运动由砝码调整负荷量，并配有微电脑显示屏。训练过程中，显示屏出现的横条表示患者动作的幅度；随着动作幅度加大，横条逐渐上升，达到最高点时表示该动作已标准完成。

（一）水平腿部推蹬机

【关节动作】膝关节伸展，髋关节伸展，踝关节跖屈。
【参与的主肌肉】股四头肌，腓肠肌和比目鱼肌。
【训练方法】在辅助人员的指导下，患者屈膝水平坐位，轻握扶把，沿水平方向缓慢蹬腿，缓慢复原，这样可改善站起和坐下动作的不稳定，让患者不易因站起或坐下不稳而跌倒；还可让因老化、退化而萎缩的肌肉再活化，以改善站立姿势。

（二）身体伸展弯曲机

【关节动作】身体弯曲。
【参与的主动肌】腹肌群。
【训练方法】在辅助人员的指导下，患者站位或坐位，手臂胸前交叉，放在阻力杆上，身体前屈至手肘碰到腿后，缓慢恢复原位，这样可活化腹部及背部肌群，改善站起前倾状况，让重心在改变姿势（由坐到站起）时能够更稳定，流畅的转移。

（三）臀部外展内收机

【关节动作】臀关节外展。
【参与的主动肌】臀中肌。
【训练方法】在辅助人员的指导下，患者坐于训练椅上，双腿放在阻力片上，轻握扶把，外展双腿至自身允许的最大范围，缓慢恢复原位，这样可利用重复臀部外展内收动作，强化大腿内外侧肌肉群，使患者在走路时重心更加稳定，改善因重心短暂转移而不稳跌跤，并且能更好地完成髋的动作。

（四）坐姿划船机

【关节动作】肩胛骨内收、肩关节伸展、肘关节弯曲。

【参与的主肌肉】斜方肌中部、背阔肌、三角肌后部。

【训练方法】在辅助人员的指导下，患者坐位，轻握扶把，挺胸将扶把缓慢拉至最近位置，缓慢恢复原位，这样利用类似划船的动作，可缩短并缓解背部肌肉的疼痛，让站姿更挺，改善胸廓的可动性，可活动因驼背而拉长的肌肉群，活化肩胛骨周围的肌肉。

（五）胸部推举机

【动作关节】肩关节弯曲、肩胛骨外展、肘关节伸展。

【参与的主肌肉】三角肌前部、前锯肌、肱三头肌、胸大肌。

【训练方法】在辅助人员的指导下，患者半卧位或卧位，缓慢推出扶把至手臂伸展，缓慢恢复原位，这样可在训练上肢举起和放下的动作以及提升胸廓的可动性的同时增进肩膀及肘关节四周肌肉活动幅度。

（六）腿部伸展弯曲机

【关节动作】膝关节伸展。

【参与的主动肌】股四头肌。

【训练方法】在辅助人员的指导下，患者坐位，双腿下垂，轻握扶把，膝关节缓慢伸展抬起，缓慢恢复原位，这样可有助于活化膝关节周围肌群，稳定站立姿势及步行动作；适合因膝关节及周围肌肉萎缩的人，通过锻炼会使膝关节周围已萎缩的肌肉得到强化。

四、帕维尔康复的注意事项

1. 轻负荷运动

在训练初期，有些老年人会提出"负荷不够""再加些重量"的要求。这时不能答应，如果将负荷提高到"稍微困难"，之前所付出的努力便会无效，因此必须向老年人强调并让他们理解"轻负荷才有效果"。

2. 补充水分

虽然是轻负荷训练，但是从热身体操到放松体操的过程中也会逐渐失去水分。即使不进行训练，老年人也会出现脱水倾向，所以一定不能忘记补充水分。脱水是导致身体活动能力下降的最大原因，帕维尔康复致力于提高活动能力，而脱水则会导致其效果下降。

3. 补充营养

帕维尔康复训练虽然属于轻负荷运动，但训练过程中仍有能量消耗，合理补充营养可

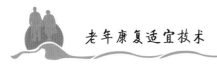

改善或提高老年人营养水平，对维持老年人正常的生理功能，提高机体免疫力和抗病能力，预防和控制疾病的发展，延缓衰老进程都能起到重要作用。

知识链接

进入老年期后，人的脑细胞会减少10%~17%，所以中枢处理信息能力降低。老年人脊髓运动神经元数量减少37%，神经冲动的传导速度减慢10%，因此使神经、肌肉活动能力受影响，表现简单反应时和复杂反应时变慢。与大多数组织相比，大脑功能更容易受到血液供应不足的影响。由于大脑不能进行无氧代谢，需要持续供应氧，所以脑血流量下降及脑动脉硬化都不利于增强心血管功能。

任务三

老年康复体操

在预防和防治老年性疾病的研究表明中，保持长时间科学、有效的运动，使人体机体承受一定的运动负荷，能够帮助机体促进全身的血液循环，提高心肺功能，为全身的组织细胞提供更多的氧气和营养物质，增进人体各器官、系统功能对运动负荷的适应能力，从而减轻机体的老年性退变并延缓其发展进程。对于常见的慢性疾病、特殊老年疾病，采取健身、康复和治疗疾病的运动疗法——医疗体操或康复体操的形式进行干预，阶段性的康复运动对患者的患侧肢体的肌肉、神经、韧带和关节进行有效运动，建立正确的运动模式，可以更好地调动老年人积极参加比较成熟运动模式的健身操、广场舞等娱乐性健身体操，中低强度的有氧运动，能更好地改善老年人的心肺功能、平衡、协调能力，并且缓解疼痛。

一、老年康复体操概述

（一）康复体操的概念

康复体操是指使根据伤病的情况，为达到预防、治疗及康复的目的而专门编排的体操运动及功能练习。康复体操属于医疗体育的一部分，按照任务和目的划分为医疗性康复体操、矫正性康复体操和保健性康复体操三类。

（二）康复体操的特点

选择性强，容易控制和掌握运动量，适应性广，可以疏解患者的不良情绪。

（三）康复体操的作用

1. 对身体姿态的作用

良好的身体姿态是提高身体健康的基础，对于老年人来说，长期不良的身体姿态会对身体的各个组织器官，包括骨骼、肌肉、内脏、神经系统以及消化系统都会有间接或直接的不良影响，尤其是对人体的骨骼、脊柱最为重要；正确的身体姿态是使机体处于稳定状态的力学条件，肌肉能维持正常姿势所承受的负荷不大，不妨碍内脏器官功能，表现出人体的美感和良好的精神面貌。对于老年人的身体姿态来说，随着年龄的增长，骨骼结构发生退行性变化和营养不良，骨质疏松和萎缩，骨骼的弹性和韧性减弱，脆性增加，容易骨折，因此老年人容易因骨质疏松而引起老年性腰痛，由于疼痛引起的骨关节和肌肉受力不均衡所产生的疼痛更容易让身体姿态发生异常，因此会出现侧弯和龟背的病态姿势。

纠正不良的身体姿态可以通过对肌肉的柔韧性和可动性进行反复练习，除针对弱侧肌肉的力量训练外，还需要通过伸展练习，将因代偿功能而缩短的肌肉韧带拉长，来纠正身体姿势肌和相位肌的耐力和速度；严重的骨骼变形，需要用手术进行矫正，再通过康复体操进行干预维持现状、防止发展，或促进术后康复。对于健康或亚健康的老年人，通过重复次数多的体育舞蹈，如广场舞有些跳跃和连续跑步动作；通过反复的冲力负荷促进骨密度的增加，并且全身性的协调运动可以使骨骼与关节的强度和柔韧性提高，增强抗骨折和应变能力，保持身体的灵活性和应激性，有助于保持良好的身体姿态和体力活动。

2. 对肌肉功能的作用

肌肉是人体中具有独特的收缩特性，也是人体最先开始衰老的器官，根据肌肉结构不同，划分为平滑肌、心肌和骨骼肌。老年人的骨骼肌含量是身体成分中作为评价骨肌系统疾病的参考依据之一。从 50 岁开始，人体肌肉力量的下降总幅度达到 30%，且四肢力量的下降较为突出，但是老年人肌肉力量减退常被忽略，直到肌肉无力导致无法正常活动或摔倒，同时，也增加老年人患代谢性疾病的风险；缺少运动或一定时间的骨骼肌废用，会导致骨骼肌在一定程度上出现萎缩，并伴有肌肉功能衰退的现象发生。老年人的肌肉功能的衰退常伴随肌纤维数量与运动单位的减少，这是人体肌肉力量随年龄增长而发生变化的趋势。

老年人可以进行一些针对性的肌肉功能训练，对于有特殊疾病的老年人，如偏瘫患者，其患侧相对应的肌群、关节及做不同动作的肌肉进行康复操练习，达到保持肌肉量、预防肌肉力量减退的目的，针对健康或亚健康老年人可以通过系统的有氧运动，如健美操、广播体操和抗阻力量练习的棍操、弹力绳操、球操等保健操，对肌肉力量的训练有利于人体心血管的健康，增强肌肉合成蛋白质的能力，使肌原纤维数量增加，肌肉横截面积增大，对增龄过程中出现的肌肉流失现象具有全面的干预作用。

3. 对身体放松恢复的作用

疲劳是对人体和健康都会有很大的影响，人的疲劳感产生时，不仅表现在躯体方面，如运动能力下降，而且在心理上也会导致行为上的改变。对于老年人来说，疲劳感的产生更容易出现生理变化，从而导致头晕、胸闷、局部疼痛、全身无力、睡眠质量下降、耳鸣等影响生活的病理反应；对于有运动功能障碍的老年人，在功能状况不良的状态下，不科学的康复手段、不良的生活环境以及不合理的营养，更容易产生骨骼肌疲劳而紧张，不利于患者功能恢复。研究证明，若肌肉一直处于紧张收缩状态，即使在静力练习时，坚持较短的时间后也会转为放松；当机体常处于紧张状态时，刺激被传导至脊髓，引起相应脊髓节段感觉神经元的兴奋，此时，即使通常不让人感到疼痛的阈下刺激也会引起疼痛，如常见的风湿性疾病，如果疼痛经常存在，就会引起继发性的肌肉紧张，进而加重疼痛，从而产生恶性循环。

老年人关节僵硬导致身体不协调，是因为屈肌收缩时伸肌要充分放松，以减少屈肌收缩的阻力，如果屈肌收缩时伸肌放松不充分，那么屈肌的力量就有一部分被伸肌的紧张抵消。另外，在连续收缩放松过程中，只有充分放松，肌肉的连续收缩才能发挥更大的力量。

放松肌肉缓解疲劳，是一种放松训练，在实践和运动生理学以及心理学中已得到了证明。针对不同的体育项目，各种音乐旋律类型、节奏、动作内容的编排形式等可以有效缓解肌肉紧张所导致的疲劳，如大众健身操中的原地踏步、手臂前伸、侧平举、体转动作；以牵拉伸展为主的运动、放松的瑜伽可用于治疗自主神经功能失调、神经官能症；传统中医的穴位经络按摩，通过经络穴位的刺激来调动机体抗病能力，调整脏腑功能，以达到保健作用，从而对中枢神经系统的可塑性和侧支循环的形成起到积极的作用。

二、常见老年康复体操项目

（一）有氧运动

1. 广场舞

1）活动作用

（1）增强老年人的身体灵活性，增强体质，塑造体型。

（2）改善心血管功能，强化大脑神经活动，提升睡眠质量。

（3）调节情绪，增加交流，改善人际关系，有助于保持积极乐观的心态。

2）注意事项

（1）运动前的热身运动，尤其是在秋冬季节做好充分的准备活动，避免造成老年人的肌肉、关节及韧带损伤。

（2）根据自身的身体状况安排合适的运动量，减少肌肉乳酸堆积所造成的肌肉酸痛和疲劳。

（3）选择合适的服装和场地，避免在光滑地面上跳广场舞。

（4）科学编排广场舞，培养领舞者的教学方法的科学性、系统性。

（5）提高自我安全保护意识，以防止在运动中发生损伤。

2. 有氧健身操

1）活动的作用

（1）持续性跳有氧健身操具有改善老年人血脂和脂蛋白代谢紊乱的作用。

（2）改善人体氧的运输系统和氧的利用系统能力，增强心肺功能。

（3）提升肌力和肌耐力，预防运动损伤并缓解因肌力不足所导致不良姿势的身体疼痛。

（4）通过上肢和下肢、躯干、左右对称和不对称复杂的联合运动来提高老年人的柔韧性、协调性、灵活性、平衡能力。

（5）增强体内交感神经活动、脂代谢活性及肌肉利用脂肪供能的能力，降低体脂肪百分比，有效预防心血管疾病。

2）注意事项

（1）运动前的热身运动，尤其是在秋冬季节应做好充分的准备活动，避免造成老年人的肌肉、关节及韧带损伤。

（2）根据自身的身体状况安排合适的运动量，减少肌肉乳酸堆积所造成的肌肉酸痛和疲劳。

（3）选择适合自己的健身操强度，循序渐进地增加运动内容和时间，监控心率。

（4）运动后注意保暖和卫生，不要在出汗时淋浴，避免感冒。

3. 简易拉伸操

简易拉伸操如图4-9图4-12所示。

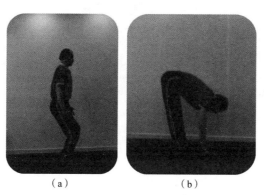

（a）　　　　　　　　　（b）

图4-9　简易伸拉操（动作1、2）

（a）膝关节伸展；（b）屈髋拉伸

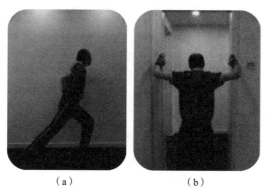

（a）　　　　　　　　　（b）

图4-10　简易伸拉操（动作3、4）

（a）小腿拉伸；（b）肩背拉伸

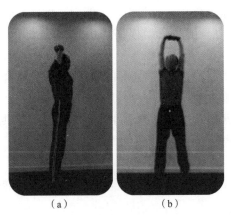

（a） （b）

图4－11　伸拉操（动作5、6）

（a）肩背拉伸1；（b）肩背拉伸2

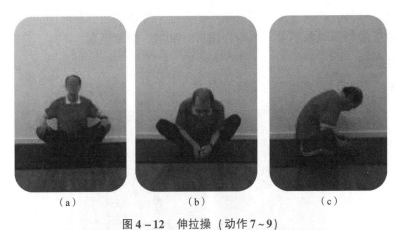

（a） （b） （c）

图4－12　伸拉操（动作7～9）

（a）腹股沟拉伸；（b）腹股沟拉伸（正面）；（c）腹股沟拉伸（侧面）

1）活动方法

【动作1】膝关节伸展

【动作要领】双脚站立距离与髋同宽，目视前方，身体重心缓慢向下，双膝微曲，保持5～10 s后，缓慢膝关节伸展，身体重心向上，反复练习。

【动作2】屈髋拉伸

【动作要领】站立，双脚分开与肩同宽，脚尖指向正前方，身体缓慢向前附身，同时保持膝盖微微弯曲，可以减少腰部的压力，双手保持放松，自然向下，保持5～10 s，在缓慢抬起上半身。注意呼吸不要憋气。

【动作3】小腿拉伸

【动作要领】双腿一前一后站立，双臂抬起靠在支撑物上，前腿弯曲，前脚指向正前方，后腿伸直，拉伸时，后脚的脚后跟不能离开地面。保持10～15 s，左右腿交替进行，注意动作不要过快。

【动作4】肩背拉伸

【动作要领】站在门框处，两手与肩同高，两手置于门框两侧，使上半身向前移动，直到手臂和肩膀有舒适的拉伸感，保持 10～15 s，注意胸部和头部向上挺直，双膝可微屈。

【动作 5】肩背拉伸 1

【动作要领】站立时，双膝微屈，右手肘弯曲，手臂置于脑后，同时，用左手握住右手肘，缓慢向后移动头部，使头后部靠着右手臂，保持 10～15 s，左右手臂交替进行。

【动作 6】肩背拉伸 2

【动作要领】站立，双手十指交叉高举过头，掌心向上，缓慢向上并向后推手臂，直至手臂伸直，保持 10～15 s，注意不要憋气。

【动作 7】腹股沟拉伸

【动作要领】靠在墙边或有支撑身体的物体坐下，保持后背向上平直，双脚合十，双手放在大腿内侧，双手轻轻向下按压，保持 10～15 s。

【动作 8】腹股沟拉伸（正面）

【动作要领】与动作 9 相同。

【动作 9】腹股沟拉伸（侧面）

【动作要领】两脚合十，双手握住双脚脚趾，身体缓慢地向前弯曲，直到腹股沟处有轻微的拉伸感，同时，后背也可能有拉伸感，保持 10～15 s。注意，在身体前倾的同时，收紧腹部肌肉，可增强身体前部的柔韧性。

2）活动的作用

（1）柔韧性练习可以加速机体疲劳的恢复，缓解肌肉的紧张程度，对老年人运动损伤后的恢复有良好的效果。

（2）有助于增强各个关节活动的幅度，提高各个关节的灵活性，有助于改善局部血液循环。

3）注意事项

（1）初次练习伸展、拉伸动作时要掌握正确的拉伸方法，可以先从大肌肉群进行拉伸，动作幅度不宜过大。

（2）拉伸动作可先进行静态拉伸，再过渡到动态拉伸，特殊患者可选择被动拉伸。

（3）拉伸时，配合呼吸进行，自然呼吸不要过度吸气或呼气，禁止憋气。

（二）抗阻运动

1. 水中韵律操

1）活动作用

（1）水中训练，可以促进老年人心血管系统的血压循环，维持血压的稳定。

（2）可以提升老年人的肌肉力量，减轻体重，降低体脂，提高老年人的身体功能。

（3）改善老年人的肩关节、髋关节、膝关节的活动度。

2）注意事项

（1）注意水温，根据老年人的耐受能力，水温不宜过高。

（2）运动前检测老年人的血压、血糖水平，异常者禁止该运动。

（3）入水前的热身运动先从关节和大肌肉群开始。

（4）不要在空腹的状态下进行水中运动，饭后或用药后1~2 h再运动。

2. 弹力绳操

1）活动作用

（1）根据不同阻力的弹力带进行渐进式抗阻训练，可增加老年人的肌肉力量，同时，还能改善下肢运动功能。

（2）延缓骨骼肌增龄性衰减，并促进有氧耐力能力。

（3）弹力带方便携带，不受体位和空间的限制，可调节阻力大小和方向，避免运动时造成其他的运动损伤。

2）注意事项

（1）在站立时要保持脊柱中立位，脊柱切勿过多地扭转、屈曲、后伸。

（2）弹力带固定牢固，避免反弹到头部和眼睛。

（3）锻炼过程中尽可能自然呼吸，不要憋气。

（4）特殊老年人需有人看护，防止跌倒，训练前后检测血压、心率变化。

（三）传统保健

1. 简易按摩操

简易按摩操如图4-13~图4-17所示。

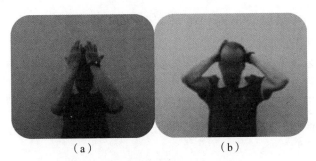

（a）　　　　　　　　　　（b）

图4-13　简易按摩操（动作1、2）

（a）从脑门开始；（b）双手掌分别向左右推拿

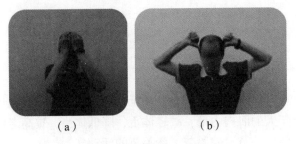

（a）　　　　　　　　　　（b）

图4-14　简易按摩操（动作3、4）

（a）二龙戏珠；（b）三阳开泰

1）活动方法

【动作1】开天门

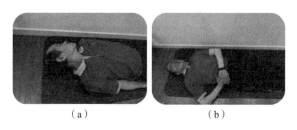

（a）　　　　　　　　　　　（b）

图 4 – 15　简易按摩操（动作 5、6）

（a）摇头摆尾；（b）双手推腹

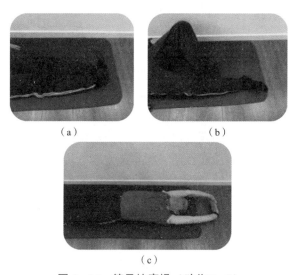

（a）　　　　　　　　　　　（b）

（c）

图 4 – 16　简易按摩操（动作 7 ~ 9）

（a）两腿伸筋；（b）双足按摩；（c）双背上下

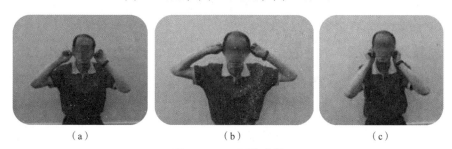

（a）　　　　　　　　（b）　　　　　　　　（c）

图 4 – 17　双耳按摩操

（a）提拉耳垂；（b）手摩耳轮；（c）搓弹双耳

【动作要领】从脑门开始，用双手手掌分别向左右推拿 50 ~ 100 次。

【动作 2】二龙戏珠

【动作要领】：双手手掌用力摩擦多次，手掌发热后，捂在眼眶上用力向左右推 10 次，每次 10 下。

【动作 3】三阳开泰

【动作要领】双手拇指按在太阳穴上，上下旋转 100 下，反复多次。

【动作 4】摇头摆尾

【动作要领】躺在枕头上，头部左右摆动，每次 100 下，反复多次，动作不用过度用力，可缓慢摆动。

【动作 5】双手推腹

【动作要领】身躯伸长，双手搭在腹部，先轻后重，在腹部往下，先左后右，推拿 50～100 下。

【动作 6】两腿伸筋

【动作要领】双腿伸直，足尖向下方用力抻，可保持数十秒，反复多次。

【动作 7】双足按摩

【动作要领】双足伸直，足后跟用力在小腿上下、左右、前后用力搓揉各 50 次，反复多次。

【动作 8】：双背上下

【动作要领】双手十指交叉扣紧，手心向外，从头部用力往下抻，反复活动 50～100 次。

2）活动作用

(1) 能够改善老年人的血液循环，促进睡眠，疏肝解郁。

(2) 改善功能性消化不良和功能性便秘的临床效果。

(3) 能缓解特殊老年人伤处的血管痉挛和反射性的肌肉痉挛，并可使周围神经的高度兴奋性降低，降低疼痛。

3）注意事项

(1) 注意手部卫生，勤剪指甲。

(2) 采用适宜的体位和姿势，身体处于放松状态。

(3) 注意力度，由轻到重，不要使用暴力，以防伤及皮肤和筋骨。

(4) 当身体不适时，如发热、急性炎症、局部脓肿、各种皮肤病、开放性损伤、关节脱位等组织损伤，均不宜按摩。

2. 双耳按摩操

双耳按摩操如图 4-17 所示。

1）活动方法

【动作 1】提拉耳垂

【动作要领】将双手食指放耳屏内侧后，用食指、拇指提拉耳屏、耳垂，自内向外提拉，手法由轻到重，牵拉的力量以不感疼痛为限，每次 3～5 min。

【动作 2】手摩耳轮

【动作要领】双手握空拳，以拇指和示指沿耳轮上下来回推摩，直至耳轮充血发热。

【动作 3】提拉耳尖

【动作要领】用双手拇指和食指夹捏耳廓尖端，向上提揪、揉、捏、摩擦 15～20 次，使局部发红发热。

【动作 4】搓弹双耳

【动作要领】双手分别轻捏双耳的耳垂，再搓摩至发红发热，然后揪住耳垂往下拉，再放手让耳垂弹回，每天 2～3 次，每次 20 下。

2）活动作用

耳部按摩可以达到疏经通络、行气活血、化瘀止痛、调理脏腑、延缓衰老、防治疾病等功效。

3）注意事项

（1）不要用力太猛，以免把耳朵弄破。

（2）每天可以做3~5次，一般以全身微微发热出汗为度。

（3）耳部有明显炎症或病变（如冻疮破溃、感染、溃疡及湿疹等）时，应暂停按摩。

（四）运动康复操

1. 偏瘫患者简易康复体操

偏瘫患者简易康复体操如图4-18~4-23所示。

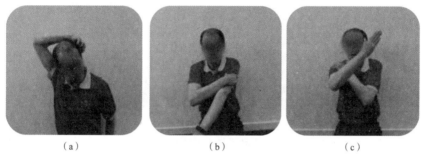

（a）　　　　　　　　　（b）　　　　　　　　　（c）

图4-18　偏瘫患者简易康复体操（动作1~3）

（a）健手梳发；（b）捏挤患侧手臂；（c）健手击拍

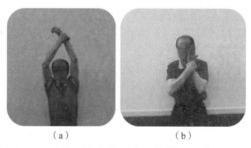

（a）　　　　　　　　　（b）

图4-19　偏瘫患者简易康复体操（动作4、5）

（a）手臂上举；（b）环绕洗脸

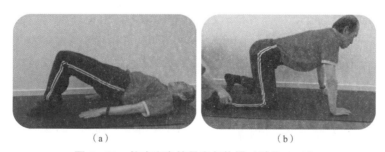

（a）　　　　　　　　　　　　　（b）

图4-20　偏瘫患者简易康复体操（动作6、7）

（a）桥式运动；（b）抗阻夹腿

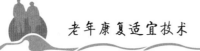
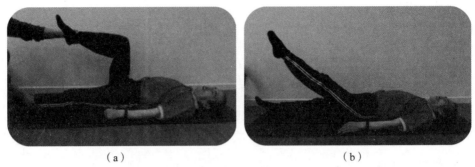

图4-21　偏瘫患者简易康复体操（动作8、9）

(a) 翘腿摆动；(b) 直腿抬高

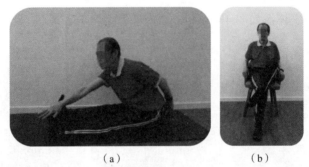

图4-22　偏瘫患者简易康复体操（动作10、11）

(a) 手足相触；(b) 健足敲膝

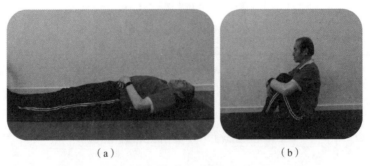

图4-23　偏瘫患者简易康复体操（动作12、13）

(a) 呼吸练习；(b) 抱膝运动

1）活动方法

【动作1】健手梳发

【动作要领】头转向患侧，用健侧手从健侧额部开始向头后颈部梳理，要求手指紧压头皮，缓慢向后推动，重复20次。

【动作2】捏挤患侧手臂

【动作要领】：用健侧手将患侧手臂置于胸前，用健侧手拇指、食指沿患侧各手指两边由远端向近端捏挤，并在手指近端根部紧压20 s，每个手指重复5次。

【动作3】健手击拍

【动作要领】将患侧手臂置于胸前，用健侧手掌从患侧肩部沿上肢外侧拍打至手部，往返进行 20 次。

【动作 4】手臂上举

【动作要领】用健侧手与患手交叉于胸前，患手拇指压在健手拇指上，然后健手带动患手用力前举或上举过头。直至两肘关节完全伸直，保持 10 s 后还原，重复 20 次。

【动作 5】环绕洗脸

【动作要领】将健手抓住患手使其伸展，然后由健手带动先在脸部做顺向和逆向模仿洗脸的动作，重复 10 次。

【动作 6】桥式运动

【动作要领】卧位，屈腿，将臀部从床上抬起并保持呈水平位，必要时家属可在患侧给予帮助，当这个活动可以完成时，可让患者将健足抬起，把所有的重量都放在患腿上，并同样保持水平位，反复进行这种练习，有助于以后的步行训练。

【动作 7】抗阻夹腿

【动作要领】患者面部朝下，两下肢屈髋、屈膝，两足支撑于床面，由他人固定患腿，然后让健腿向患腿靠拢，同时由他人在健膝内侧施加一定的阻力，以增强完成抗阻力夹腿力量，重复 20 次。

【动作 8】翘腿摆动

【动作要领】患腿被动屈髋屈膝支撑，由他人固定于足部，健腿翘在患膝上，在健腿的带动下向左、右摆动髋部，活动中要求健腿对患腿起固定作用，重复 20 次。

【动作 9】直腿抬高

【动作要领】健侧下肢伸直抬高30°，保持 10 s，也可将健腿托住患腿做直腿抬高，重复 5 次。

【动作 10】手足相触

【动作要领】：用健侧手去触及患侧足背，重复 10 次。

【动作 11】健足敲膝

【动作要领】用健侧足跟击患侧膝，从膝下沿小腿前外侧由上向下至足外侧来回敲打10 次。

【动作 12】呼吸练习

【动作要领】在仰卧位下做缓慢的深呼气和深吸气胸式呼吸运动，逐步过渡到腹式呼吸。

【动作 13】抱膝运动

【动作要领】患者仰卧，双腿屈曲，叉手抱住双膝，将头抬起，轻轻前后摆动 10 次。

2）活动作用

（1）提高中枢神经系统的紧张度，促进双侧肢体协调运动。

（2）改善中枢神经系统的可塑性，促进神经元重组和代偿，加速大脑建立侧支循环。

（3）帮助患者改善患肢功能及提高生活能力。

3）注意事项

（1）配合有节律的呼吸运动，避免过度屏气造成血压升高。

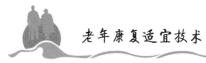

（2）患者应根据自己的体能循序渐进过渡，不要求患者每个动作都能完成，可选择自己能完成的5~6个动作，每节完成的动作次数可上下调整，每天重复1~2次。

（3）要求生命体征不稳、血压异常患者暂不做上述体操。

（4）结合日常生活进行训练，运动过程中家属协助照护人员共同密切监督，发现患者有异常立即停止。

2. 帕金森病患者康复操

帕金森病患者康复操如图4-24~图4-31所示。

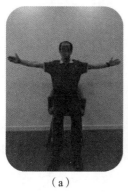

（a）　　　　　　　　　（b）　　　　　　　　　（c）

图4-24　帕金森病患者康复操（一）

（a）深呼吸；（b）仰卧起坐；（c）左右翻身

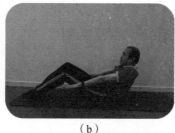
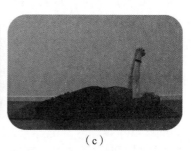

（a）　　　　　　　　　（b）　　　　　　　　　（c）

图4-25　帕金森病患者康复操（二）

（a）下肢运动；（b）双手屈肘拍肩；（c）握拳后张开手指

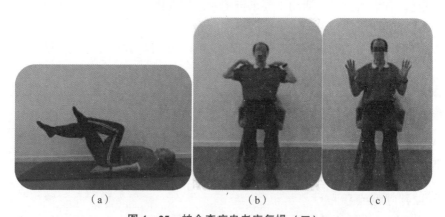

（a）　　　　　　　　　　　　　（b）

图4-26　帕金森病患者康复操（三）

（a）躯干牵伸；（b）躯干牵伸

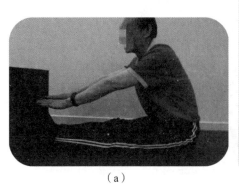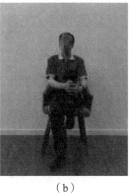

（a）   （b）

图4-27 帕金森病患者康复操（四）

（a）下肢牵伸；（b）双手抱单膝

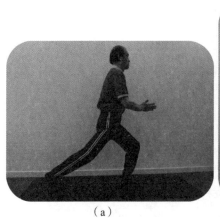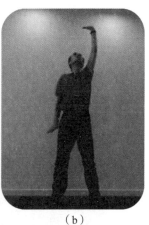

（a）   （b）

图4-28 帕金森病患者康复操（五）

（a）下肢牵伸；（b）上肢牵伸

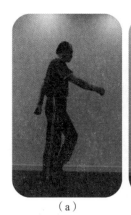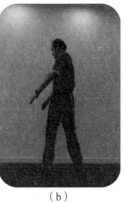

（a）   （b）

图4-29 帕金森病患者康复操（六）

（a）踏步运动；（b）原地转腰运动

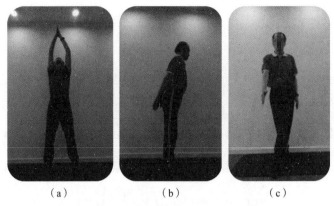

（a）　　　　　　　　（b）　　　　　　　　（c）

图 4 – 30　帕金森病患者康复操（七）

（a）上击前掌；（b）下击后掌；（c）走直线

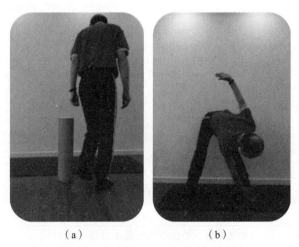

（a）　　　　　　　　　　　（b）

图 4 – 31　帕金森病患者康复操（八）

（a）绕圈运动；（b）交叉触碰运动

1）活动方法

【动作1】放松、热身动作

（1）深呼吸。

【动作要领】坐位，椅子高度使髋膝踝各90°，双手自然放于身体两侧，双手水平伸直打开，手心向上，抬头，吸气，双手屈曲叠放于腹部，含胸低头，呼气，重复练习。

（2）桥式运动

【动作要领】卧位，双手自然放于体侧，双下肢屈髋屈膝，双足踩在床上，抬起臀部离开床面，保持在最高处数秒，缓慢放下，重复练习。

（3）仰卧起坐。

【动作要领】卧位，双手自然放于体侧，双下肢屈髋屈膝，双足置于床上，双手上举过头顶，挥动双手，向上抬头，腹部卷起，尽量用双手去碰触膝关节，保持抬起动作，缓慢放下，重复练习。

（4）左右翻身。

【动作要领】卧位，双手自然放于身体两侧，双下肢屈髋屈膝，双足置于床上，双手十指交叉左右摆动，用力摆动至一侧，头转向同侧，双膝摆向同侧，尽量使同侧手和膝触碰到床。

（5）下肢运动。

【动作要领】卧位，双手自然放于体侧，双下肢自然放于床上，双腿交替抬起，尽量保持双腿伸直，双腿交替屈伸，即一腿沿床面慢慢屈曲，待慢慢伸直后，换对侧腿。逐步过渡到双脚可悬空进行交替练习。

（6）上肢运动。

【动作要领】坐位，椅子高度使髋膝踝各90°，双手自然放于体侧。双手前举抬起，双手外展上举击掌，双手屈肘拍肩；手心手背旋转前臂，握拳后尽力张开手指。

【动作2】牵伸运动、降低肌张力

（1）躯干牵伸。

【动作要领】卧位，双手自然放于体侧，双下肢屈膝并拢，双足支撑于床上，左右摆动，使双膝放于一侧尽量贴于床面，上半身尽量贴于床面。

（2）躯干牵伸。

【动作要领】卧位，双下肢屈膝并拢，双足支撑于床上，左右摆动双手，使双手放于一侧尽量手触碰同侧床面，下半身尽量贴于床面，保持不动。

（3）下肢牵伸。

【动作要领】坐位，双腿尽量伸直，双足尽量贴在墙面后床头板上，使上半身向前屈，用双手去碰触脚趾。

（4）双手抱单膝。

【动作要领】坐位，椅子高度使髋膝踝各90°，双手自然放于身体两侧，坐在椅子边沿，保持稳定，双手水平伸直打开，抬头，吸气，一侧腿屈膝屈髋抬起，双手抱单膝，含胸低头，呼气。

（5）下肢牵伸。

【动作要领】站立位，双腿分开比肩稍宽，前后放置，呈弓步状。

（6）上肢牵伸。

【动作要领】站立位，双腿分开与肩同宽，双手自然置于身体两侧，先双手并拢对掌，牵伸放松腕关节，然后一手上托，一手下压，尽量双手掌跟发力，然后交替完成。

【动作3】协调平衡训练

（1）踏步运动。

【动作要领】站立位，双腿分开与肩同宽，双手自然置于身体两侧，原地踏步，双手配合协调摆动。踏步时，左手拍右腿，右手拍左腿，逐步加大难度。

（2）原地转腰运动。

【动作要领】站立位，双腿分开与肩同宽，双手自然置于身体两侧，转身向一侧，双手用力摆动至此侧，头随手动，转向同侧，尽量控制骨盆不动，以维持平衡。

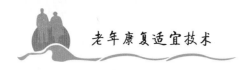

（3）击掌运动。

【动作要领】站立位，双腿分开与肩同宽，双手自然置于体侧，双手上下击前后掌。

（4）走直线。

【动作要领】站立位，双腿稍分开，双手自然置于体侧，迈步，双手配合协调摆动，走直线，步幅、步宽由大逐渐小，使两足尽量在一条直线上小步行走。行走过程中注意安全，防止摔倒。

（5）绕圈运动。

【动作要领】站立位，双腿稍分开，双手自然置于体侧，迈步，双手配合协调摆动，绕圈运动，绕的圈子逐渐变小，行走过程中要注意安全，防止摔倒。

（6）交叉触碰运动。

【动作要领】站立位，双腿分开比肩稍宽，弯腰，左手向右下肢足趾方向碰触，右手向上尽量伸直，反之，右手向左下肢足趾方向碰触，左手向上尽量伸直。

2）活动作用

（1）放松、热身运动可以通过呼吸等动作改善患者的呼吸功能，提高肺活量。

（2）重塑运动皮质系统，强化运动感觉系统功能。

（3）降低肌张力，增加关节活动度，防止或减慢神经系统和运动器官的进一步退行性改变。

（4）增加患者本体感觉，增强下肢和躯干力量。

（5）增加身体的灵敏度和协调性，提高转移等日常生活的活动能力。

3）注意事项

（1）患者衣服以宽松舒适为主，运动之前的热身可根据患者自身运动能力，由家属或护理人员协助完成。

（2）运动过程中确保场地的安全性，不要有过多障碍物，以免影响患者进行肢体运动。

（3）练习初期，患者可根据自身体能进行简单动作练习，然后再逐步增加动作的难度和时间。

三、老年康复体操关键要素

（一）确定运动强度

1. 运动中适宜的心率

老年人最适宜的运动强度一般用最高心率的 60% 来表示。简单的计算方法是：180（或 170）减去年龄数字（如 65）或比安静时心率增加 50%～60% 为宜。

对于有运动障碍的老年人在运动康复时所进行的运动强度，应根据其疾病恢复时期、损害程度、体力情况等选择合适的运动，通过调节休息时间和反复运动的次数来增减运动量。

2. 运动时间

60 岁以上的老年人每周至少 3 次，每次 20～60 min，运动强度大，持续时间短；运动强度小，运动时间长些。在锻炼过程中，如果感到心胸舒畅，精神饱满，有轻度疲劳但无气喘、心动过速现象；锻炼后食欲增减、睡眠改善、晨脉较稳定、血压正常、体重正常等情况，都是良好的反应。

如果锻炼后有头晕、头痛、胸闷、恶心、胸部不适、食欲缺乏、睡眠不好、晨脉加快、疲劳不能消失、体重下降等征象，表明运动量过大，需要调整或暂停活动。有运动障碍的老年人做康复体操的时间一般为 30 min（包括休息时间）。

（二）选择适合的运动方式

预防运动疲劳所导致的运动损伤的前提是选择适合老年人自己的运动方式，根据老年人的生理结构特点，适当进行适量的耐力运动、负重运动和力量性运动，但不宜进行速度性运动。有研究表明，适宜的力量训练和负重运动对延缓肌力衰退、延缓骨密度降低有非常有效的作用。

适合老年人的运动方式有很多，结合老年人的不同需要可以通过不同的有氧运动来进行，如做健身操、跳舞、骑自行车、健步走、游泳等；负重或力量运动宜在运动医生或专业指导员的指导下进行。

患有运动障碍的老年人宜做的康复体操分为卧位体操、坐位体操、立位体操等。原则是循序渐进，可先从卧位体操开始，熟练掌握后按顺序进行转移到坐位和立位体操练习。

（三）注意老年体育卫生

1. 参与系统运动前必须经过严格的体格检查和心血管系统功能检查

定期身体检查，按照合理的运动项目确定实施和调整运动计划。

2. 加强锻炼前的自我安全意识（设备、环境的安全性）

运动前，先检查自己的运动装备和设备，糖尿病患者可先查鞋底是否有异物，如在有氧运动过程中，速度不易过快，慢跑时注意踝关节损伤，运动装备不要太紧身，如果在运动中出现胸痛、胸闷、轻度头晕、恶心以及呼吸困难，应立即停止运动。根据季节可选择室内或室外作为运动场地。

3. 防止过度疲劳或意外损伤

注意运动时间，不要超过身体所能承受的极限，时刻关注心率变化。

4. 参与运动期间要遵循正常的生活规律，保证充足的睡眠

老年人在运动期间要保证充足的睡眠，夏季最好在早晨锻炼，饭后至少间隔 1~2 h 才能运动。

5. 注意运动期间的饮食和营养，不要过度或控制饮食摄入

由于老年人消化系统较弱，在饮食中尽量选择易消化和含充足的蛋白质、维生素、低脂肪的食物，要控制热量、糖类和盐的摄入，保证饮用充足的水。

6. 运动期间戒烟限酒

老年人在运动期间严格禁止摄入烟酒，因为吸烟能诱发心脏病，并能使肺癌发生概率

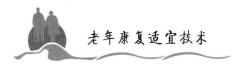
增高，冠心病、胃溃疡、肝炎、高血压病患者尤其不应饮酒。

任务四
老年理疗

理疗对老年常见病、慢性病的治疗无痛苦，易接受，可以消除老年人对吃药和打针的恐惧感。研究表明，理疗对于改善机体的生理功能，促进组织代谢，增加免疫力，对延缓疾病的发展有较好的效果。

一、概述

（一）理疗的概念

理疗又称物理因子治疗技术，是指应用天然或人工物理因子（电、光、声、磁、冷、热水等）通过神经、体液、内分泌等生理调节机制作用于人体，达到保健、预防和治疗疾病和促进病愈后机体康复的治疗方法。

（二）治疗作用

1. 消炎、消肿

短波、超短波等物理因子可改善神经功能，使炎症病灶兴奋性降低；增强免疫系统功能，抑制炎症组织中细菌的生长；改变炎症组织的 pH 值，消除局部酸中毒，利于炎症逆转；使炎症组织中钙离子增加、钾离子减少，降低炎症组织的兴奋性，使炎症渗出液减少，消除组织瘀肿，促进亚急性、慢性炎症的吸收消散。

2. 镇痛

引起疼痛的原因有很多种，应用物理因子治疗时需弄清疼痛的病因，有选择性地使用。如超短波、短波、热疗、磁疗、紫外线、激光等可降低感觉神经的兴奋性，干扰疼痛冲动的传入而抑制神经痛；改善局部血液循环，加强静脉与淋巴的回流，促进渗出液吸收，降低组织张力，从而缓解肿胀组织张力性痛；通过缓解肌肉痉挛，促进血液循环，减轻痉挛性疼痛；消除肿胀，改善血液循环，促进致痛物质排出，从而起到镇痛的作用。理疗对各种原因引起的急慢性疼痛都有较好的效果。

3. 杀菌与加速伤口愈合

在物理因子中，紫外线具有很强的杀菌作用，可直接杀灭病原体或者改变微生物生存环境，抑制其生长繁殖，因此对促进感染创面的愈合起到很好的作用。老年人新陈代谢缓慢，组织修复和再生能力差，难愈性创面病程迁延，治愈难度大，应使用小剂量紫外线照射伤口，在防止和控制感染的同时还能刺激肉芽组织生长，加速伤口愈合的过程。

4. 镇静与催眠

具有镇静、催眠作用的理疗方法有电睡眠疗法、磁场疗法、温水浴等。老年人常有入睡困难和不能维持睡眠等问题，表现为睡眠潜伏期延长，睡眠时间缩短。这些理疗方法能增强大脑皮质扩散，改善睡眠状态，延长睡眠时间。此外，还可调节自主神经功能，缓解全身紧张状态，产生镇静与催眠的效果。

5. 兴奋神经肌肉

应用各种技术参数的低、中频电流能引起运动神经及肌肉兴奋，有助于恢复肌肉功能。例如，功能性电刺激可促进脑卒中后瘫痪肢体肌肉的收缩，缓解肌肉萎缩；可刺激尿道括约肌和盆底肌的收缩，改善尿失禁等现象。

6. 缓解肌肉痉挛

具有缓解痉挛作用的理疗方法主要是各种具有热效应的物理因子。例如，作用于人体组织较深处的短波、超短波和微波疗法等，也有作用于浅表组织的石蜡疗法、红外线疗法等。这些对骨骼肌、胃肠道平滑肌的肌肉张力缓解有起到很好的作用。

7. 软化瘢痕、松解粘连

碘离子导入疗法、石蜡疗法以及超声波疗法均可以改变结缔组织弹性，增加延展性，常用于术后瘢痕组织粘连，有软化瘢痕和松解粘连的作用。

8. 加速骨痂形成

骨质疏松为老年人常见疾病，这种病会增加老年人跌倒或骨折的风险。对于老年性骨质疏松症，除常规药物治疗以外，实验证明，经皮神经电刺激、干扰电疗法、低频脉冲电磁场和超声波疗法均能促进骨折后骨质生长，加速骨折愈合。

9. 调节机体免疫功能

随着年龄的增加，老年人身体功能逐渐衰退，免疫功能受损。紫外线、红外线、磁场等理疗具有增强和调节机体免疫的作用，部分物理因子或促进细胞免疫，或促进体液免疫。

二、老年常用理疗

理疗种类繁多，本书仅介绍对老年人常见病较常用的、安全易操作的理疗方法。

（一）低频电疗法

1. 经皮神经电刺激疗法

经皮神经电刺激疗法通常使用袖珍型电池供电的仪器。大型仪器有 4～8 个以上通道输出电流，常供医院患者集中使用，电极的放置和仪器的操作较复杂，如图 4 - 32 所示的经皮神经电刺激仪。另外，还有一种便携款，一般为单通道或

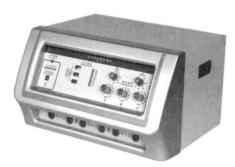

图 4 - 32　经皮神经电刺激仪

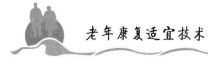

双通道输出，患者可带仪器回家使用。

电极一般置于痛区、神经点、穴位或病灶同节段的脊柱旁，采用并置或对置放置。参数的设置目前有三种方式，见表4-3。

表4-3　经皮神经电刺激仪的参数设置

方式	强度	脉冲频率/Hz	脉冲宽度/ms	适应证
常规经皮神经电刺激	舒适的麻颤感	75~100	<0.2	急慢性疼痛、短期止痛
针刺样经皮神经电刺激	运动阈上，一般为感觉阈的2~4倍	1~4	0.2~0.3	长期止痛、周围循环障碍
短暂强刺激经皮神经电刺激	肌肉强直或痉挛样收缩	150	>0.3	小手术、致痛性操作过程中增强镇痛效果

1）治疗作用

镇痛；改善周围血液循环；促进骨折、伤口愈合；降低偏瘫患者的肌张力，缓解痉挛等。

2）适应证

各种急慢性疼痛；关节痛、肌肉痛、癌性疼痛、肢端疼痛；也可用于治疗骨折后愈合不良。

3）禁忌症

植入心脏起搏器，严重刺激颈动脉窦，对于有认知障碍的老年人，不要将电极置于脑血管以外。

4）注意事项

治疗时密切观察老年人的生命体征，避开皮肤破损处，电极的放置应能充分作用于皮肤；如老年人有任何不适，应立即停止操作。

2. 功能性电刺激疗法

医疗机构中使用的一般是大型精密的多通道仪器。功能性电刺激仪（图4-33）为便携式，一般为单通道或双通道输出，老年人可以带着仪器回家继续治疗。表面电极是目前应用最广泛的电极，简便易于更换；其次是植入电极，但此操作需要手术，因此只能在医院进行。

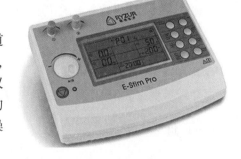

图4-33　功能性电刺激仪

1）治疗作用

辅助站立和行走、改善排尿功能、辅助呼吸运动、重建上肢功能等。

2）适应证

脑卒中老年人由于站立步行障碍、脑血管所导致的呼吸困难、脊髓损伤后排尿障碍、四肢瘫痪等。

3）禁忌症

植入心脏起搏器者禁用其他部位的功能性电刺激；意识不清、肢体骨关节挛缩畸形的老年人禁用。

4）注意事项

此疗法和其他运动训练、心理治疗相结合效果较好。操作者应熟悉老年人的身体特点，在治疗前做好细致的评估，以选择合适的治疗参数。

（二）中频电疗法

目前，用于进行中频电疗法的多数治疗仪使用的是导电胶电极，也有使用黏附式电极和负压式电极的。如中频电治疗仪（图4－34）的电流频率一般为1 000～5 000 Hz。根据患者需要选择大小合适的电极，根据不同电极使用方法，可将电极放置在损伤部位的上下两端或两侧并固定。

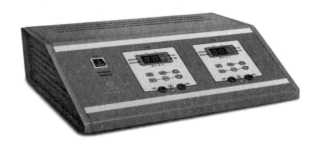

图4－34　中频电治疗仪

1. 治疗作用

促进血液循环、镇痛、消肿、软化瘢痕、松解粘连、刺激神经肌肉、调节神经系统功能。

2. 适应证

组织增生，如瘢痕等；疼痛，如肌肉、韧带、关节劳损、风湿性关节炎等；非特异性炎症，如神经炎、神经痛等；尿失禁、尿潴留等。

3. 禁忌症

急性感染性疾病、肿瘤、出血性疾病、严重心力衰竭、肝肾功能不全、局部有金属异物、心前区、植入心脏起搏器者。

4. 注意事项

在治疗时，老年人不可随意触摸治疗仪，若有任何不适，应立即停止。治疗结束后，注意观察患者治疗区域的皮肤有无发红、烧伤等异常。如有异常应立即处理并解释清楚。

（三）光疗法

1. 红外线疗法

一般采用红外线治疗仪（图4－35）如TDP灯和周林频谱仪。

1）治疗作用

消炎，消肿，促进炎症消散；缓解肌肉痉挛，镇痛；改善局部血液循环，促进组织再生等。

2）适应证

内科疾病：慢性支气管炎、慢性胃炎、慢性肠炎等。骨关节系统疾病：各种原因导致的骨性关节炎，如老年性骨关节炎、类风湿性关节炎等。疼痛：各种原因导致的疼痛肿胀。神经系统疾病：脑卒中后遗症，如肩痛、外周神经损伤等。

3）治疗方法

红外线多采用直接照射发，直接照射于病灶，红外线剂量的大小，主要根据病变部位特点，患者年龄及机体功能状态而定。照射时皮温以不超过45℃为准否则可导致烫伤。红外线每次的照射时间15～30 min，每日1～2次，15～20次为一个疗程。

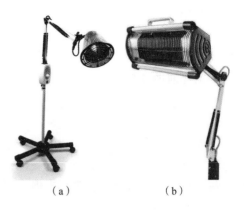

（a）　　　　（b）

图4-35　红外线治疗仪

（a）TDP灯；（b）周林频谱仪

4）禁忌症

有出血性倾向、高热、活动性肺结核、恶病质、重度动脉硬化、闭塞性脉管炎、系统性红斑狼疮等。

5）注意事项

治疗时应告诉老年人不得擅自移动体位，避免烫伤；如需照射面部，需用纱布将老年人眼部遮住，红外线不得直接照射双眼，避免引发白内障；老年人如出现意识障碍或有感觉障碍者，需在家属陪同下治疗；红外线治疗跌打损伤时，可与活血化瘀等外用药联合治疗。

2. 紫外线疗法

紫外线是一种非常重要的自然界物理因子，是各种生物维持正常新陈代谢不可缺少的。

1）治疗作用

消炎、镇痛、杀菌、治疗抗佝偻病和骨软化症、脱敏、促进伤口愈合、调节机体免疫功能、改善局部血液循环。

2）治疗方法

生物剂量测定法、各种局部照射法、全身照射法以及全身紫外线质量舱。应依据老年人的不同情况来选择合适的治疗方法，由于不同个体对紫外线敏感程度不同，存在明显的个体差异，采用生物剂量测定法时应生物剂量照射法作为照射单位。所谓一个生物剂量也就是最小红斑量，即紫外线灯管在一定距离内，垂直照射引起的最弱红斑反应。

常用的紫外线治疗仪如图4-36所示。

3）适应证

适用于各种开放性或闭合性的损伤、局部化脓性感染、静脉炎、伤口愈合不良、骨质疏松、银屑病、软骨症、白癜风、免疫功能障碍等。

4）禁忌症

恶性肿瘤、出血倾向、脏器衰竭、活动性肺结核、甲状腺功能亢进、严重动脉硬化、光敏患者、应用光敏药物过敏患者。

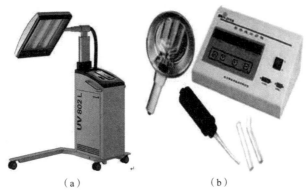

（a）　　　　　　　　　（b）

图 4 -36　紫外线治疗仪

（a）落地式紫外线治疗仪；（b）台式紫外线治疗仪

5）注意事项

紫外线照射易产生臭氧，应保持室内良好通风；在治疗过程中应采用同一根管照射；初次接受照射的老年人需告知照射后的反应；统一时间照射；保持紫外线治疗灯管的清洁，以免污染管壁影响效果。

（四）超声波疗法

主要设备为超声波治疗机（图 4 -37）、医用超声耦合剂（图 4 -38）；辅助治疗设备根据超声波不同作用可分为水槽、水枕、水漏斗、反射镜、凹凸镜、声头接管。

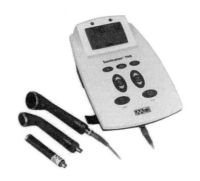

图 4 -37　超声波治疗机

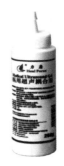

图 4 -38　医用超声耦合剂

1. 治疗作用

改善组织营养、镇痛、软化瘢痕、杀菌、兴奋或抑制神经肌肉、促进炎症吸收及组织创面修复。

2. 治疗方法

超声波疗法有常规剂量法、综合治疗法和大剂量治疗法，目前常用的是前两种治疗方法。超声波常用治疗强幅一般 < 3 W/cm^2，可分为三种剂量：$0.1 \sim 1$ W/cm^2 为小剂量；$1 \sim 2$ W/cm^2 为中等剂量；$2 \sim 3$ W/cm^2 为大剂量。在实际应用中多采用低、中等剂量。综合治疗方法主要以超声雾化疗法为主，可用于肺部感染或肺功能下降的老年人。

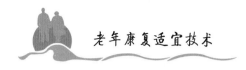

3. 适应证

软组织、关节扭伤，急性炎症，各种原因导致的疼痛、痉挛、瘢痕，慢性疾病，如颈椎病，支气管哮喘、高血压、冠心病等，尿路结石、肾结石、胆结石等。

4. 禁忌症

恶性肿瘤、活动性肺结核、严重支气管扩张、严重心脏疾病、放射线或放射物质核素治疗期间及之后半年、感觉异常、脑组织附近禁用大剂量超声。

5. 注意事项

熟悉仪器性能，定期检查；治疗前先排除感觉障碍者；治疗时观察患者情况，如有不适应立即停止；治疗剂量从小开始；头部、眼睛等部位严格把握治疗剂量；治疗结束后应观察患者情况。

（五）中药熏蒸疗法

中药熏蒸疗法又名蒸汽治疗疗法、汽浴治疗疗法中药雾化透皮治疗疗法，是以中医理论为指导，利用药物煎煮后所产生的蒸汽（蒸汽兼有热和药物两种作用，药物通过温热作用渗入机体）达到防治疾病和促进康复的一种物理治疗方法。其常用的治疗方法有局部熏蒸法和全身熏蒸法。本节仅介绍局部熏蒸法。

1. 治疗作用

扩张局部毛细血管，促进血液循环、加强细胞通透性，有利于血肿的吸收；促进新陈代谢，加强巨噬细胞的吞噬能力，具有消炎、消肿的作用；软化、松解瘢痕组织并降低肌肉张力与肌腱挛缩，具有解痉和镇痛作用。

2. 适应证

感冒、支气管炎、睡眠障碍、扭挫伤、风湿性关节炎、肌筋膜炎、瘢痕、挛缩、颈椎病、腰椎病等。

3. 治疗方法

局部熏蒸法分为蒸熏法和喷熏法两种方式，蒸熏法是将配好的药物放入熏蒸仪的药槽中，加水煮沸 30 min 后，将需治疗部位直接在蒸汽上熏，每次治疗时间为 20～40 min，每日 1 次。喷熏法就是将药物蒸汽直接对准患部体表喷熏 20 min，其他同蒸熏法。

4. 禁忌症

严重心血管疾病、活动性肺结核、恶性贫血、急性炎症已化脓并伴随高热。

5. 注意事项

（1）治疗前应仔细阅读熏蒸仪器使用说明书，严格按其要求进行操作。

（2）选择老年人舒适的体位，调整到适宜温度，避免过热引起烫伤。

（3）治疗过程中应随时观察询问老年人的反应，如有心慌、头晕、恶心等不耐受的情况，则应立即停止治疗。

（4）治疗室应备急救药品，以防发生休克、虚脱等意外。

（5）治疗后应注意保暖，以防感冒。

（六）水疗法

水疗法利用各种不同成分、温度、压力的水，以不同的形式作用于人体以达到机械及化学刺激作用来治疗疾病的方法。水疗法应用于老年人的康复时，主要利用水的浮力来提升老年人自身机体功能和平衡能力，降低跌倒的发生概率，同时对老年人常见的动脉硬化、心血管疾病、糖尿病、神经痛、风湿痛缓解等有缓解作用。目前，国内一些高端的专业医护型养老机构打造了水疗空间，以供老年人在水疗师的指导下进行水中康复，水疗设施如图 4-39 所示。其中，地上式涡流步行池主要用于医疗场所。

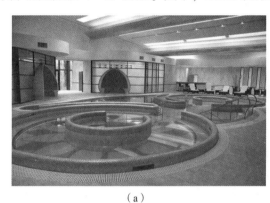
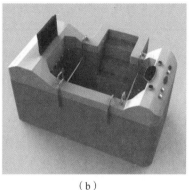

（a）　　　　　　　　　　　　　　　（b）

图 4-39　水疗设施
（a）水疗池；（b）地上式涡流步行池

1. 治疗作用

改善血液循环、刺激毛细血管和神经末梢、调节新陈代谢、心血管和呼吸系统；不同温度的水对肌肉的刺激程度也不同，温水及热水可以降低肌肉张力；冷水则会提高肌肉张力。在热水浴的作用下，汗腺排出大量汗液，一些有害物质也随之排除。

2. 治疗方法

老年人在专业人员的指导下完成水中运动训练，如平衡的训练、步行的训练等；温泉、药物浴也可增强体质，达到养生保健的目的。

3. 适应证

水疗的适应证较为广泛，常见的内科疾病如高血压病、血管神经病变、习惯性便秘、肥胖症、风湿性或类风湿性关节炎、痛风等。

4. 禁忌症

精神意识紊乱、恐水症、皮肤传染性疾病、活动性肺结核、心功能不全、身体衰弱、大、小便失禁者禁用水疗法。

5. 注意事项

进行水疗前需对全身进行检查，在进行专业的水中运动时需要专业人员陪同，并密切

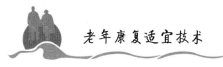

观察体温、脉搏、心率、呼吸，不得在过饱、过饥的状态下进行。如有不适，应立即停止治疗。

> **知识拓展**
>
> 　　除上述理疗技术外，经颅磁刺激技术（TMS）利用脉冲磁场，作用于中枢神经系统，通过感应电流调节神经细胞的动作电位，从而影响脑代谢和神经电生理活动。它具有无痛、无损伤、操作简便、安全可靠的优点。老年人时常伴有睡眠障碍、记忆障碍。在经颅磁刺激的基础上发展起来一种新的神经电生理技术——重复经颅磁刺激（rTMS）。研究表明，运用该技术可改善老年人睡眠障碍、记忆障碍等，其治疗易操作，安全性高，效果好，不良反应少。

三、老年常用理疗技术的应用前景

（1）理疗技术是康复的重要手段。

（2）全面推广理疗技术，使其与医养紧密结合，贯穿老年照护过程。

（3）中西医结合的理疗技术在老年照护中可发挥重要作用。

（4）理疗技术在今后的发展过程中越来越社区化，社会化的服务也给理疗技术带来了机遇。

（5）理疗技术的信息化可以促使医－康－养的紧密结合，日后更能方便医务人员、养老机构工作人员、照护人员的技术交流，加速理疗技术的社会信息化和社会化进程。

项目五　中国传统康复

【知识目标】

◇　了解中国传统康复及中国传统康复护理技术的概念、内涵；
◇　理解常用中国传统康复技术的作用方法；
◇　掌握老年保健推拿技术、老年灸法与拔罐技术、老年气功等常见的中国传统康复方法。

【能力目标】

◇　能够应用常见的中国传统康复技术；
◇　能够针对老年人的常见症状进行中医康复操作。

【素质目标】

◇　培养中医思维模式，面对老年人时能够自觉应用该思维模式针对其实际需要进行康复指导。

【思维导图】

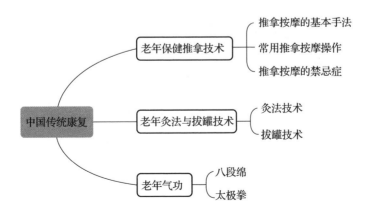

案例导入

刘某，79岁，退休前是某大型国有企业的电工技师，平时喜欢饮酒，食可以无肉，但不能无酒。2015年3月的一天，刘某突然发生一侧肢体活动及感觉障碍，舌强语謇。紧急送医后诊断为脑梗死，经住院治疗，病情得到控制，三周后出院。

出院医嘱：坚持康复训练，清淡饮食，戒烟酒。

刘某生性倔强，对于医嘱遵从性差，既没有坚持康复训练，也没有清淡饮食，更没有戒烟酒。有朋友建议他去进行针灸推拿康复治疗或去医院康复科进行系统性的康复训练，刘某却说："我现在吃得下饭，睡得着觉，每天还能喝二两酒，去什么医院？"

不出半年，刘某因为脑卒中又一次住进了医院。这次发作得比半年前严重许多，好不容易才脱离生命危险。他后悔极了，说："这次出院之后，我一定要按照要求进行康复训练！"

中国传统康复是现代康复医学体系的重要组成部分。传统康复技术是中国传统医学重要的组成部分，同中医学一样有悠久的历史。传统康复技术具有中医学简便廉验的特点，且内容丰富，疗效突出，许多传统康复技术对伤、病者的功能恢复具有良好的效果，因此容易被老百姓接受。近年来，中医学打开国门走向世界，传统康复技术也逐步被国际康复学者认识和接受，为现代康复医学的发展做出了积极的贡献。

中国传统康复技术作为一门古老的学科和年轻的专业，其专业学科体系理论与实践研究以及临床应用不断得到深化，在教学临床与研究的交叉渗透中不断得到丰富与发展，在康复医学教育与治疗师培养中发挥了重要作用。

任务一
老年保健推拿技术

推拿是在人体的特定部位上，运用推拿手法刺激体表部位或穴位来活动患者的肢体、筋肉来防治疾病的一种中医外治疗法。推拿可以疏通气血，缓解肌肉紧张，是常见的老年人保健技术之一。

一、推拿按摩的基本手法

（一）揉法

以指、掌、大鱼际、前臂尺侧肌群肌腹或肘尖为着力点，在治疗部位带动受术皮肤及其皮下组织一起做轻柔缓和的环旋运动的手法称为揉法（图 5 - 1），包括鱼际揉法、掌跟揉法、前臂揉法和指揉法。

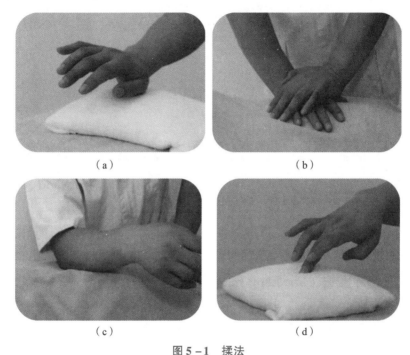

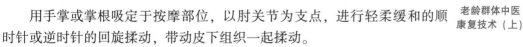

图 5 - 1　揉法

（a）鱼际揉法；（b）掌跟揉法；（c）前臂揉法；（d）指揉法

揉法的作用力轻柔缓和而深透，揉动产生的内摩擦，可在组织深层产生温热作用，用于全身各部位的操作，是推拿按摩的常用手法之一。

老龄群体中医
康复技术（上）

1. 操作手法

用手掌或掌根吸定于按摩部位，以肘关节为支点，进行轻柔缓和的顺时针或逆时针的回旋揉动，带动皮下组织一起揉动。

2. 手法要领

频率为每分钟 120 ~ 160 次；按摩时掌根要稍用力向下压，以加大渗透力。操作过程中，也可将一手手掌叠加于另一手手背之上。

3. 适用部位

鱼际揉法和缓舒适，适用于全身各部位；最常用于头面部、胸腹部及四肢诸关节。掌跟揉法多用于腰背、臀部及四肢肌肉丰厚处。前臂揉法多用于腰背、臀部及四肢肌肉丰厚处。指揉法接触面积小，动作轻快柔和，适用于全身各部经穴以及需要进行点状刺激的部位。

（二）一指禅推法

1. 操作手法

用拇指指端或螺纹面着力，通过前臂的主动摆动来带动拇指运动，使产生的力持续不断作用于人体受术部位的操作手法称为一指禅推法，如图 5-2 所示。

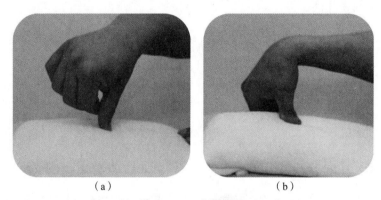

（a）　　　　　　　　　　　　　　　（b）

图 5-2　一指禅推法

（a）拇指指端；（b）螺纹面

根据拇指着力部位的不同，一指禅推法可分为指端着力和指腹着力两种形式。拇指较挺直者一般采用指端着力的方法，而拇指指骨关节弯曲幅度较大者则可选用螺纹面着力。

操作者手握空拳，拇指自然伸直并盖住拳眼，用拇指指端或螺纹面（指腹）着力于受术部位，以肘关节为支点，前臂做主动摆动，带动腕关节以及拇指掌指关节的屈伸运动，使产生的力持续不断地作用于受术部位。

2. 手法要领

频率为每分钟 120~160 次；着力点要吸定，不可在皮肤表层来回摩擦；肩部放松，不要耸起；肘关节自然下垂；腕关节自然屈曲接近 90°，动作要轻快、平稳，力度适中，根据受术者的耐受程度调控用力程度。

3. 适用部位

一指禅推法接触面积小，动作轻快柔和，适用于头面部、胸腹部和胁肋部或单个穴位或需要点状刺激部位。

（三）滚法

1. 操作手法

用手背近尺侧部分在受术部位做往返滚动的手法称为滚法（图 5-3）。操作者五指自然放松，以第五掌指关节背侧或小鱼际尺侧缘吸定于按摩部位，沉肩、垂肘，以肘关节为支点，前臂主动摆动来带动腕关节的屈伸和前臂的旋转运动，使手背近尺侧部在按摩部位上做持续不断进行往返滚动。

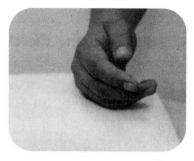
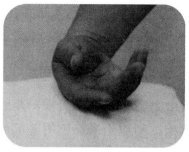

图5-3　滚法

（a）滚法起始动作；（b）滚法结束动作

2. 手法要领

频率为每分钟120~160次；施术部位要吸定受术者体表，不可拖动摩擦皮肤；动作协调连贯，压力、频率、幅度均匀；来回滚动都要用力，向外滚动和向内回滚力度的比例约为3∶1。

3. 适用部位

滚法刺激面积较大、作用力深透，是临床常用的手法之一。滚法除面部、前颈、胸腹部外，其他部位均可应用，特别适合于肩背部、腰臀部和四肢肌肉较丰厚的部位。

（四）摩法

用食指、中指、无名指、小指指面或大鱼际肌腹或手掌面，着力于受术部位，通过肩关节在前外方向小幅度环转来带动着力面在受术部位进行有节奏的环形平移摩擦的手法称为摩法，如图5-4所示。

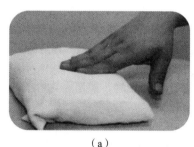
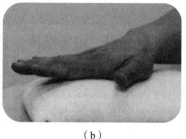

（a）　　　　　　　　　　（b）

图5-4　摩法

（a）指摩法；（b）掌摩法

1. 操作手法

以手掌掌面作用于受术部位，腕关节放松，手掌自然伸直，以肩、肘关节的运动带动手掌做环形摩动。

2. 手法要领

频率为每分钟100次；操作时可用掌面、鱼际及掌根部施术。速度不宜过快，力度应适中，腕关节放松，掌指关节自然伸直，腕关节运动先于掌指运动。

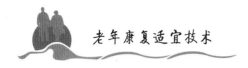
3. 适用部位

掌摩法常用于胸部、腹部。

(五) 拿法

用拇指与食、中二指，或其余手指，或全掌缓缓地对称用力，将手术部位夹持、提起，并同时念搓揉捏的手法，称为拿法，如图 5－4 所示。其中，拇指与食指着力者，称为二指拿法；与食、中二指操作的，称三指拿法；与其余四指着力操作的，称五指拿法。

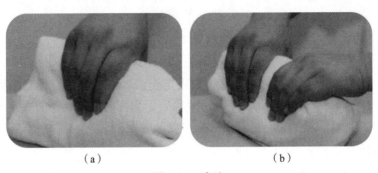

（a） （b）

图 5－5 拿法

（a）单手拿法；（b）双手拿法

1. 操作手法

操作者沉肩、垂肘，肩关节外展 30°45°，肩关节前伸约 30°，屈肘 90°110°，腕关节略屈，拇指与其余二指或四指各指关节伸直，掌指关节屈曲 110°120°，用大拇指与其余手指相对用力，夹持住受术部位的筋肉条索，然后夹持并提起，同时，捻揉刺激数次，再缓慢放下，如此反复操作。

2. 手法要领

操作时，腕关节要放松，动作灵活轻巧；指骨间关节要伸直，不可屈指用指端、指甲抠掐；捏拿和回送的操作要由轻到重，再由重到轻，平稳过渡，不可突然用力或突然放松。

3. 适用部位

拿法刺激深重而柔和，主要用于颈项部、肩背部和四肢部肌束、肌腱等各种生理、病理性条索状软组织。常用的拿法有拿肩井、拿项部、拿肱二头肌或肱三头肌肌束、拿三角肌、拿小腿等。

二、常用推拿按摩操作

(一) 头颈部操作

头颈部操作分为揉太阳穴和揉下关穴（图 5－6）、揉风池穴、拿项部、拿肩井与滚肩项部（图 5－7）。

1. 揉太阳穴

操作手法：用两手拇指或中指指腹吸定于两侧太阳穴，缓慢轻柔的做环旋揉动3 ~ 5 min。

2. 揉下关穴

操作手法：用拇指或中指指腹分别按揉受术者两侧下关穴3~5 min。

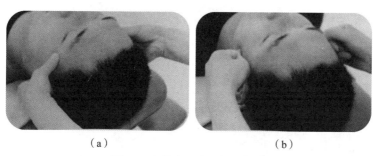

（a）　　　　　　　　　　　（b）

图5－6　揉太阳穴和揉下关穴

（a）揉太阳穴；（b）揉下关穴

3. 揉风池穴

操作手法：操作者用一只手的掌心轻轻抵住手术者的前额，另一手的拇指指腹抵住受术者一侧的风池穴（用右手时，抵住受试者左侧风池穴；用左手时，抵住受试者右侧风池穴），其余四指自然放于受试者另一侧侧项部，拇指做按揉动作3~5 min。

4. 拿项部

操作手法：操作者站于受术者侧后方，一手手掌轻扶受术者前额，另一手拇指和其余并拢的四指指腹分别置于项部两侧，以拿法作用于项部，沿着风池穴至大椎穴的方向移动，在每一个部位拿法操作1~2 min，上下往返移动操作5~7遍。

5. 拿肩井

操作手法：操作者站于受术者后方，拇指在后，其余四指并拢在前，指骨间关节伸直，双手对称提拿肩井部位肌肉。

6. 滚肩项部

操作手法：操作者站于受术者后方，一手扶于手术者一侧肩部，另一手滚同侧肩项部3~5 min。

（二）腰背部操作

腰背部操作分为掌揉腰背部、膊揉腰背部、滚腰背部和拍背部膀胱经，如图5－8所示。

1. 掌揉腰背部

操作手法：受术者俯卧，操作者站于其左侧，以手掌着力于腰背部脊柱一侧的肌肉群，从上背部自上而下至腰骶部，边掌揉边螺旋形缓慢移动，两侧各反复操作3~5遍。另外，操作时，也可双手交叉重叠，用叠掌揉法操作。

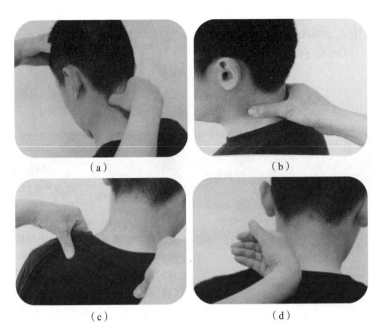

图 5 - 7 揉风池穴、拿项部、拿肩井与滚肩项部
(a) 揉风池穴；(b) 拿项部；(c) 拿肩井；(d) 滚肩项部

2. 脖揉腰背部

操作方法：受术者俯卧，操作者站于其左侧，用前臂尺侧的上 1/3 部位着力按揉腰背两侧的竖脊肌，从上往下单向进行，两侧各反复操作 3~5 遍。

3. 滚腰背部

操作方法：受术者俯卧，操作者站于其左侧，从上背部开始，用右手边滚边缓慢下移，滚至腰骶部，双侧腰背部轮替进行，两侧各反复操作 3~5 遍。

4. 拍背部膀胱经

操作方法：受术者俯卧，操作者站于其左侧，双手以虚掌交替拍打其背部两侧膀胱经，从上往下往返移动，两侧各反复操作 3~5 遍。

(三) 腹部操作

腹部操作分为掌摩腹部和掌揉腹部，如图 5 - 9 所示。

1. 掌摩腹部

操作方法：受术者仰卧，操作者站或坐于其右侧，用单手手掌贴于其腹部，做顺时针或逆时针的环形摩动 5~10 min。

2. 掌揉腹部

操作方法：受术者仰卧，操作者站或坐于其右侧，用全掌吸定于腹部，以顺时针或逆时针揉动来带动皮下组织的运动，并沿着腹部做顺时针移动，每处揉动 1~2 min。以中脘、关元、神阙穴为重点吸定部位。

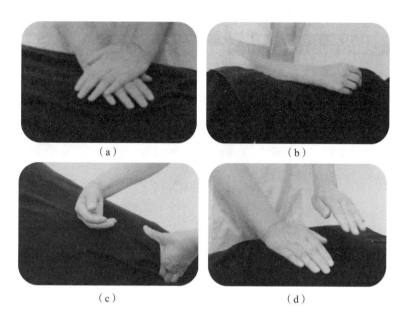

图 5 - 8　腰背部操作

（a）掌揉腰背部；（b）腨揉腰背部；（c）滚腰背部；（d）拍背部膀胱经

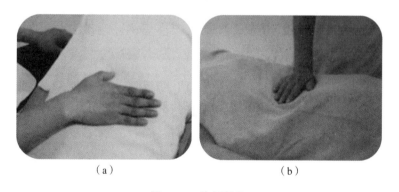

图 5 - 9　腹部操作

（a）掌摩腹部；（b）掌揉腹部

（四）四肢部操作

四肢部操作分为指揉合谷、曲池、足三里穴和拿小腿，如图 5 - 10 所示。

1. 指揉合谷、曲池、足三里穴

操作方法：操作者站或坐于受术者前方，左手握住其右手，右手拇指指腹吸定其左手的合谷穴，做顺时针或逆时针的揉动。同样的方法，按揉曲池穴、足三里穴。

2. 拿小腿

操作方法：受术者俯卧，操作者站或坐于手术者左侧，双手并排拿捏住小腿肌肉群，由上至下（从腘窝到脚踝）反复操作 3~5 遍。

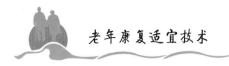
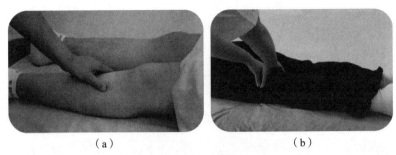

（a） （b）

图 5 - 10　四肢部操作

（a）指揉合谷、曲池、足三里穴；（b）拿小腿

三、推拿按摩的禁忌症

（1）患有化脓性关节炎、骨髓炎、骨关节结核等病的老年人。

（2）恶性肿瘤患者。

（3）皮肤破损、皮肤病的破损部位均不能使用按摩手法。

（4）极度劳累或极度虚弱者慎用按摩手法。

（5）骨折、脱位的早期，严重骨质疏松症的患者禁用按摩手法。

任务二
老年灸法与拔罐技术

一、灸法技术

灸法具有广泛的适应范围，内科、外科、妇科、儿科等都可使用，适应证以虚证、寒证、阴证、慢性久病以及阳气不足之证为主。

老龄群体中医
康复技术（下）

（一）常用的艾灸方法

1. 艾灸材料

常用的艾灸材料（图 5 - 11）包括艾炷及艾条。艾炷即以艾绒为材料制成的圆锥形小体。每燃尽一个艾炷，称为一壮。艾条是用艾绒卷成的圆柱形长条，一般长 20 cm，直径 1.5 cm。根据是否加入药物，又分为纯艾条（清艾条）和药艾条两种。

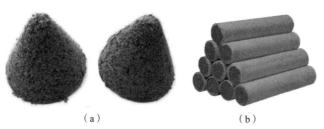

（a）　　　　　　　　　　　　（b）

图 5 - 11　常用的艾灸材料

（a）艾炷；（b）艾条

2. 艾灸的方法和形式

给老年人艾灸时，常用艾条灸和温灸盒灸。艾条灸是指用特制的艾条燃烧后，在穴位上进行熏烤或温熨的灸法，可分为悬灸和实按灸。悬灸（图 5 - 12）又分为温和灸、雀啄灸、回旋灸。实按灸临床应用较少。

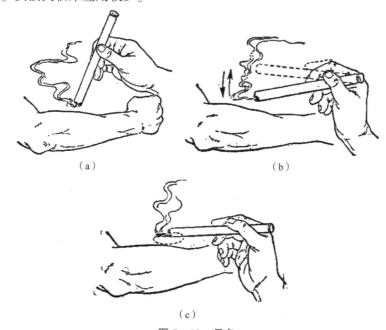

（a）　　　　　　　　　　　　（b）

（c）

图 5 - 12　悬灸

（a）温和灸；（b）雀啄灸；（c）回旋灸

艾灸的形式可分为艾炷灸、艾条灸，温针灸、温灸盒灸（图 5 - 13）。温灸盒灸是指用一种特制的木制盒具施灸。温灸盒一般长 15 cm、宽 10 cm、高 10 cm，下面不装底面，上面有一个可以随时拿下的盖子，在盒内中下部安装铁纱，距离底部 4 ~ 5 cm。在使用时候，将温灸盒放于需要灸的部位中央，将 1 ~ 2 段长约 3 cm 的艾条点燃，放于铁纱上并盖上盖子。每次可艾灸 15 ~ 20 min。

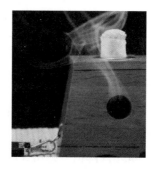

图 5 - 13　温灸盒灸

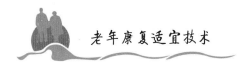

（二）操作步骤

1. 环境要求

室内光线明亮，通风良好，温度适宜。

2. 操作

1）悬灸法（以中脘穴为例）

（1）准备艾条、打火机。

（2）叮嘱老年人平卧，露出腹部，双手自然放于身体两侧。

（3）用打火机将艾条的一端点燃，随即将艾条上的火苗吹灭，让其呈自燃冒烟状态。

（4）手持艾条，将点燃的一端对准中脘穴，距离皮肤约5 cm，艾条与皮肤呈约45°角。

（5）施灸过程中，随时询问老年人的感受，若感觉发烫，则把艾条抬高，远离皮肤；若感觉温度不够，则将艾条适当贴近皮肤。

①在中脘穴熏灸10～15 min，期间可用温和灸、回旋灸、雀啄灸的手法交替使用，以中脘穴局部皮肤潮红，老年人感觉腹部温热为度。

②施灸完毕，将艾条的火星彻底掐灭，或用水将其浇灭。

③叮嘱老年人在灸疗后1 h内注意保暖、避风寒、不可洗澡。

④收拾用具，打开门窗通风。

2）温灸盒灸法

（1）准备艾条段、温灸盒、打火机、镊子。

（2）叮嘱老年人平卧，露出中脘穴，双手自然放于身体两侧。

（3）把温灸盒的中心对准中脘穴，将1～2段长约3 cm的艾条段的一端点燃，吹灭火苗，放于温灸盒内的铁纱上。

（4）盖上温灸盒的盖子，灸15～20 min。

（5）施灸过程中，随时询问老年人的感受，若感到太烫，则可以移去温灸盒的盖子或用镊子撤去一个艾灸段。

（6）艾条段燃尽后，将温灸盒移开，把盒内的艾灰清理掉，若有零星火星，应用水彻底将其浇灭。

（7）叮嘱老年人在灸疗后1 h内注意保暖、避风寒、不可洗澡。

（8）收拾用具，打开门窗通风换气。

（三）艾灸法的禁忌证和注意事项

1. 禁忌症

灸治应用广泛，虽然可以温阳，但也能伤阴，凡有阴虚阳亢、热毒炽盛症状者，应慎用灸法；糖尿病患者禁止用灸法。由于糖尿病患者（尤其是病程较长者），对温热感和疼痛感敏感性降低，施用灸法时容易引起局部发泡或皮肤溃疡，进而引起多重并发感染，愈后较差；外感风热，发烧、心率较快的老年人，禁止施用灸法；过饥、过饱，饮酒后，运动过后，大汗后，禁止施用灸法；皮肤局部有疮疡损伤处，慎用灸法。

2. 注意事项

使用灸法时，室内要保证通风良好和空气清新，避免烟尘过浓；施灸时，应选择正确的体位，要求受术者的体位平正舒适，既有利于准确选定穴位，又有利于施灸的顺利完成；操作时，注意防止艾火脱落烫伤皮肤及其衣物。灸疗过程中，随时观察被灸者的反应，及时调整灸火与皮肤的距离；若灸后局部皮肤出现小水泡，只要不破，可让其自然吸收；若水泡过大，可用消毒针具沿边缘轻轻刺破，用消毒棉签挤出泡内液体，再用纱布包扎。若有继发感染，应及时就医；施灸完毕后，注意把艾绒彻底熄灭，以防引起火灾。

二、拔罐技术

（一）罐具

拔罐法又名"火罐气""吸筒疗法"，古称"角法"。这是一种以杯罐作工具，借热力排去其中的空气产生负压，使吸着于皮肤，造成淤血现象的一种疗法。常用的罐具有竹罐、玻璃罐、陶罐、气罐等，如图 5 - 14 所示。

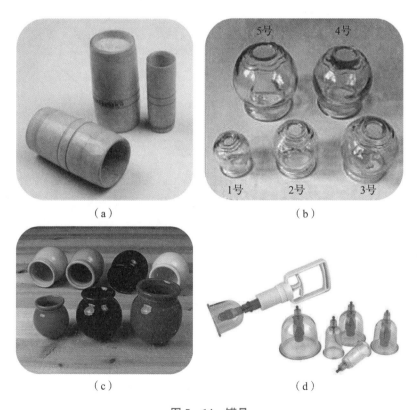

（a）　　　　　　　　　　（b）

（c）　　　　　　　　　　（d）

图 5 - 14　罐具

（a）竹罐；（b）玻璃罐；（c）陶罐；（d）气罐

（二）拔罐操作

拔罐法有水罐法、抽气法、火罐法等，其中火罐法是最为广泛应用的方法。拔罐操作有三个步骤，即施罐（图5-15）、留罐、起罐。

1. 施罐

闪火法：将78号粗铁丝的一头缠绕石棉绳或线带，做好棉棒。使用前，用棉棒稍蘸95%酒精，用酒精灯或蜡烛燃着，将带有火焰的棉棒一头，往罐底一闪，迅速撤出，马上将火罐扣在应拔的部位上，此时罐内已成负压，即可吸住。闪火法的优点是当闪动酒精棒时火焰已离开罐，罐内无火，可避免烫伤，优于投火法。

投火法：将薄纸卷成纸卷，或裁成薄纸条，燃着到1/3时，投入罐里，将火罐迅速扣在选定的部位上。投火时，不论使用纸卷和纸条，都必须高出罐口3.3 cm多，等燃烧到3.3 cm时，纸卷和纸条都能斜立罐中一边，火焰不会烧着皮肤。初学投火法时，还可在被拔位置放一层湿纸，或涂一些水，让其吸收热量，这样可以保护皮肤。

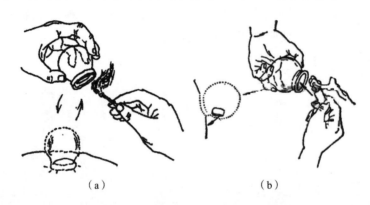

（a）　　　　　　　　　　　（b）

图5-15　施罐

（a）闪火法；（b）投火法

2. 留罐

留罐5～10 min，根据罐内淤血以及皮肤色泽变化情况灵活掌握具体留罐时间。

3. 起罐

左手轻按罐子，向左倾斜，右手食、中二指按准倾斜对方罐口的肌肉处，轻轻下按，使罐口漏出空隙并透入空气，待吸力消失后，罐子自然脱落。

（三）拔罐注意事项

（1）体位适当，若局部皮夫有皱纹、松弛、疤痕及体位移动等，罐易脱落。

（2）根据不同部位，选用大小合适的罐。应用投火法拔罐时，火焰需旺，动作要快，使罐口向上倾斜，避免火源掉下烫伤皮肤。应用闪火法时，棉棒蘸酒精不要太多，以防乙醇滴下烧、伤皮肤。用贴棉法时，须防止燃着棉花脱下。用架火法时，扣罩要准确，不要把燃烧的火架撞翻。用煮水罐时，应甩去罐中的热水，以免烫伤患者的皮肤。

（3）在使用多个罐时，罐的排列距离一般不宜太近，否则皮肤被罐牵拉会产生疼痛，同时罐互相排挤，也不宜拔牢。

（4）起罐时手法要轻缓，以一手抵住罐边皮肤，按压一下，使气漏入，罐即能脱下，不可硬拉或旋动。

（5）拔罐后如出血，可用干棉球拭去。一般局部呈现红晕或紫绀色（淤血）为正常现象，会自行消退。如局部淤血严重者，不宜在原位再拔。如留罐时间过长，皮肤会起水泡，小的不需处理，防止擦破引起感染；大的可以用消毒针刺破，使泡内液体流出，涂以龙胆紫药水，覆盖消毒敷料。糖尿病患者及免疫功能低下者，应及时到医院处理。

（6）拔罐时不易留罐时间过长（一般拔罐时间控制在 8 min 以内），以免造成起泡（尤其是患有糖尿病者，应尽量避免起泡所带来的感染概率）。

（7）注意罐的清洁。如每人应专用一套罐具，通常每次使用后应对罐具进行清洗。

任务三　老年气功

气功在中国古代被称为"导引术"，早在数千年前，古代名医华佗便发明了五禽戏来指导人们模仿五种动物进行养生保健。所谓"流水不腐，户枢不蠹，动也。行气亦然，形不动则精不流，精不流则气郁"，指出了运动的重要性。以下以八段锦和太极拳为例，对老年气功进行简单介绍。

高龄者集体
健身活动（上）

一、八段锦

八段锦是流传最广的古代导引术的一种，动作舒展优美，编排精致。现代的八段锦在内容与名称上较古代的八段锦均有所改变，其分为八段，每段有一个动作，故名为"八段锦"，练习者不需要使用器械，不受场地局限，而且动作简单易学，适合各类人群练习。

高龄者集体
健身活动（下）

国家体育总局对八段锦进行了重新研究与整理，并将其定名为"健身气功·八段锦"，以方便人们练习。

（一）动作分解

1. 预备式

动作1：两足并立，两臂垂于体侧，身体中正，微收下颚，目视前方，重心落前足掌。

动作2：松腰沉髋，左足向左开步，足尖至足跟依次着地，足尖朝前与肩同宽。

动作3：两掌分别向两侧展开，手背朝前。

动作4：两膝微屈，两臂合抱于腹前手指斜向下，掌心向内。

2. 第一式：两手托天理三焦

动作1：两掌五指分开腹前交叉，掌心向上，两膝微屈。

动作2：两腿伸直，两掌上托至胸前翻掌朝上，两掌继续上托，肘关节伸直，力达掌根，抬头。

动作3：目视前方，稍停顿。

动作4：两手从体侧慢慢落下，体前托掌，两膝微屈，目视前方（图5-16）。

3. 第二式：左右开弓似射雕

动作1：左足向左侧开步站立，膝关节伸直，同时，两掌体前交叉，目视前方。

动作2：两腿屈膝成马步；同时，右掌屈指成"爪"，向右拉至胸前；左掌呈八字掌，左侧推出，与肩同宽，转头看左手食指。

动作3：重心右移，两手成掌，右手向上向右划弧，目视右手。

动作4：回收左足并步，膝关节微屈，两手上托于腹前。

动作58：同动作一至四，方向相反（图5-17）。

4. 第三式：调理脾胃须单举

动作1：两腿挺膝伸直，同时左掌上托，经面前上穿向上，随之左臂内旋上托头的左上方，力点在掌根，掌心向上，指尖朝右，同时，右掌内旋下按至右胯旁，指尖朝前，动作略停。

动作2：两腿关节放松微屈，同时，左臂屈肘外旋，左掌经面前下落于腹前。同时右臂外旋右掌向上捧于腹前，目视前方，两掌恢复起式状态（掌心向上）。

右式动作与左式动作相同，但左右相反。左右动作为一次，共做3次。做到第3次最后的移动动作时，两腿膝关节微屈，右掌下按于右胯旁，指尖向前，目视前方（图5-18）。

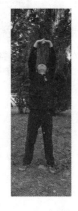 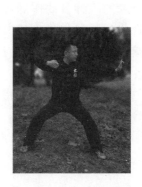 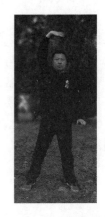

图5-16 两手托天理三焦　　图5-17 左右开弓似射雕　　图5-18 调理脾胃须单举

5. 第四式：五劳七伤往后瞧

动作2：接上式。两腿挺膝，重心升起，同时两臂伸直，指尖向下，目视前方。

动作2：上身不停（向上升起、劲力不断，不侧身），两臂外旋，升至腰间，掌心斜向上。头向后转（注意身体还是朝前，不要侧身），动作稍停，目视左后方斜。

动作3：两膝微屈，两臂内旋按于胯旁，指尖向前，目视前方。

右式动作与左式相同，方向相反（图5-19）。

6. 第五式：摇头摆尾去心火

动作1：接上式。重心左移，右足向右开步站立，两膝微屈比肩宽。同时两掌上托至头上。肘关节微曲（不要伸直）掌心向上，两指尖相对，目视前方。

动作2：两腿曲膝半蹲成马步。同时两臂向两侧下落，两掌扶于膝关节上方，掌心向下。

动作3：重心向上稍升起，随之重心右移，上体向右侧身、俯身，目观右足面。

动作4：重心左移，同时上体向前向左旋转，头部在左腿上方，目视右足跟。

动作5：重心右移成马步，同时头向后摇，上体立起，下颌微收，目视前方。

动作6：同动作三至五，唯左右相反（图5-20）。

7. 第六式：两手攀足固肾腰

动作1：两腿挺膝伸直站立，同时，两掌指尖向前，两臂向前向上举起，肘关节伸直，在头上两侧举起，目视前方。

动作2：两臂曲肘，两掌下按于胸前，掌心向下，指尖相对。

动作3：两臂外旋掌心向上，两掌掌指从腋下后插向下扶于后胸腰部。

动作4：两掌心向下，沿脊柱两侧向下摸运至臀部，随之上体前俯，沿腿后向下摸，经脚两侧至脚面，抬头目视前方，动作略停。

动作5：两手沿地面前伸，随之用手臂带动上体立起，两臂肘关节伸直上举，掌心向前。

该式一上一下为1次，共做6次。做完6次后两腿膝关节和微屈，同时，两掌向前下按至腹前，掌心向下，指尖向前，目视前方（图5-21）。

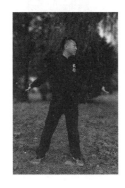 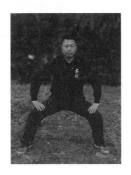 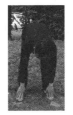

图5-19　五劳七伤往后瞧　　　图5-20　摇头摆尾去心火　　　图5-21　两手攀足固肾腰

8. 第七式：攒拳怒目增力气

动作1：接上式。重心右移，左足向左开步（比肩宽），两足半蹲成马步，两足趾抓地，身体中正，安舒，沉肩，百会上领，同时，两拳握拳在腰侧，大拇指在内，拳眼向上，目视前方。

动作2：左拳向前冲出（力达拳面，向前伸出），与肩同高，拳眼向上，目视左拳。

动作3：左臂内旋，左拳变掌，虎口向下，掌心向外，目视左掌根。

动作4：左臂外旋，肘关节微屈，同时，左掌用力不从心向左缠绕，掌心向上后（掌腕立起，擦玻璃动作）握拳，大拇指内，其余手指在外（攒紧），目视左拳。

动作5：左拳曲肘回收，收至腰间，拳眼向上，目视前方。

右式动作和左式动作相同（图5-22）。

9. 第八式：背后七颠百病消

动作1：接上式。两脚跟提起，头向上顶，动作稍停，目视前方。

动作2：两足跟下落，轻震地面。上下为1次，共做7次（图5-23）。

10. 收势

动作1：接上式。两臂内旋，向两侧摆起，与髋（大腿关节处）同高，掌心向后，目视前方。

动作2：上体不动，两臂曲肘，两掌相叠于腹部，男性左手在里，女性右手里。

动作3：两臂垂于体侧，两掌轻贴于大腿外侧，目视前方（图5-24）。

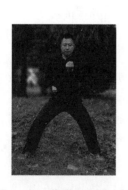 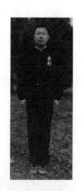 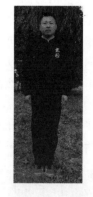

图5-22 攒拳怒目增力气　　图5-23 背后七颠百病消　　图5-24 收势

（二）练习八段锦的注意事项

（1）注意练习时间、强度和环境选择要适宜。

（2）因人而异、因病而异调整动作幅度和速率（如坐轮椅的老年人可只练上肢动作，膝关节有伤病的可稍半蹲或直腿练习等）。

（3）注意身心一体、动气结合。

（4）注意保证练习的完整性，要有准备活动和整理活动。

（5）注重各动作的完整性和针对性。

二、太极拳

太极拳是以中国古代哲学中的太极、阴阳理念为核心，结合古代的导引术和吐纳术形成的一种内外兼修、柔和、缓慢、轻灵、刚柔相济的中国传统拳术。2006 年被列入《中国首批国家非物质文化遗产名录》。

太极拳动作柔和、速度较慢、拳式并不难学，而且架势的高或低、运动量的大小都可以根据个人的体质而有所不同，能适应不同类型人群的需要。练习太极拳时应注意选择合适的运动强度，因人而异地对动作幅度和力度进行调整。此外，应注意环境幽静，温湿度适宜。

（一）动作分解

1. 预备式

并步直立：头颈正直，下颚微收，两足平行，间距一拳。两臂自然下垂于体侧，掌心向内，自然垂于大腿侧。提起精神，目视前方。

开步站立：目光收回。双膝关节放松，重心落于右足，左足提起向左侧开步，落足踏实。足尖向前，两足平行，间距一足、成开立步（图 5 - 25）。

2. 起势

两臂慢慢向前平举，手心向下，手背朝前，两手高于肩平，与肩同宽，两轴微向下垂。两腿屈膝半蹲，同时，两掌轻轻下按至腹前，目视前方（图 5 - 26）。

3. 左右搂膝拗步

身体右转，收左足：起势开始，身体右转，两臂上抬并向右前方随身体摆动至右方，左臂掌心向上。左足收回至右足内侧，足尖点地。目视右手。

上步：左搂右推：身体左转，左足向前迈出成左弓步，同时，右手屈回经右耳侧向前推出，左右向下由左膝前搂过落于左胯旁，指尖向前；目视右手前方。

右搂膝拗步同上，唯左右相反（图 5 - 27）。

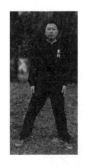 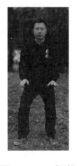 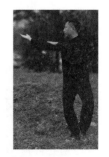

图 5 - 25　预备式　　　　　图 5 - 26　起势　　　　　图 5 - 27　左搂膝拗步

4. 左右倒卷肱

起势开始，左手向前上方划弧，手外旋，掌心向右，左脚向前上半步。上体右转，右手翻掌（手心向上）经腹前由下向后上方划弧平举，肘微屈；眼先随右手，在转向前方。右臂屈肘向前，右手经耳侧向前推出，掌心向前，右臂屈肘后撤，掌心向上，撤至右肋外侧，同时左腿轻轻提气向后退一步，脚掌先着地，然后全脚慢慢踏实，身体重心移至左腿上，成右虚步，右脚随转体以脚掌为轴扭正；目视右手。

5. 揽雀尾

（1）掤：起势开始，身体微右转，同时右手向后上方划弧，屈肘内转，掌心向下收至右胸前。左手逐渐翻掌，经腹前划弧至右肋前，掌心向上，于右手型呈抱球状；同时，身体重心落在右腿，左足收至右足内侧，足尖点地；目视右手。左足向左前方迈出，成左弓步；同时左臂向左前方掤（左臂平屈成弧形，用前臂外侧和手臂向前推出），高与眼平，掌心向后；右手向右下落于右胯旁，掌心向下，指尖向前；目视左前臂（图5-28）。

（2）捋：上体微向左转，左手随即前伸翻掌向下；右手反掌向上，经腹前向上、向前伸至左前臂下方；然后两手下捋直至右手掌心向上，高与眉齐，左臂平屈于胸前，掌心向后；同时身体重心移至右腿，目视右手（图5-29）。

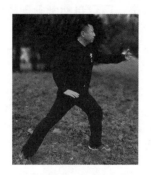

图5-28 揽雀尾-掤

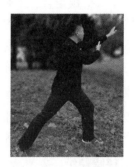

图5-29 揽雀尾-捋

（3）挤：上体微向左转，右臂屈肘折回，右手附于左手手腕里侧，左臂屈肘横于胸前；上体继续向左转，双手及左前臂随左弓步向前慢慢挤出，左手掌心向后，右手掌心向前；目视左手腕部（图5-30）。

（4）按：两手左右分开与肩同宽，手心向下；右腿屈膝，上体慢慢后坐，身体重心移至后腿上，左足尖翘起；同时，两手屈肘回收至腹前，掌心向前下方；目视前方。上势不停，身体重心慢慢前移成左弓步，同时，两手向前、向上按出，掌心向前，目视前方（图5-31）。

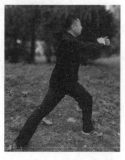

图5-30 揽雀尾-挤

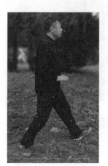

图5-31 揽雀尾-按

（5）右揽雀尾同上，唯左右相反。

起势开始，左手向前上方划弧，手外旋，掌心向右，左足向前上半步。上体右转，右手翻掌（手心向上）经腹前由下向后上方划弧平举，肘微屈；眼先随右手，在转向前方。右臂屈肘向前，右手经耳侧向前推出，掌心向前，右臂屈肘后撤，掌心向上，撤至右肋外侧，同时，左腿轻轻提气向后退一步，脚掌先着地，然后全足慢慢踏实，身体重心移至左腿上，成右虚步，右足随转体以足掌为轴扭正，目视右手（图5-32）。

右倒卷肱同上，唯左右相反。

6. 云手

动作方法：身体重心移至右腿上，身体渐渐向右转，左脚尖里扣；左手经腹向右上划弧至右肩前，手心斜向后；同时右手变掌，掌心向右前方；上体慢慢左转，重心随之逐渐左移，左手由脸前向左划弧，手心转向左方；右手由右下经腹前向左上划弧，至右肩前，手心斜向后；同时右足靠近左腿，成开立步两足距离为10～20 cm；右手向右划弧，手心翻转向右；随之左足向左横跨一步，上体再向右转，同时，左手经腹前向上划弧至右肩前，手心斜向后，目视左手（图5-33）。

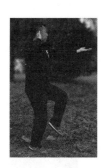 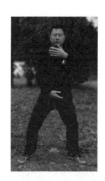

图5-32　左倒卷肱　　　　　　　图5-33　云手

7. 左右穿梭

动作方法：起势开始，左手向身体右侧划弧，手外旋，掌心向上。身体重心移至右腿，收左足，足尖外展。同时，两手在胸前成抱球状，右手在上。身体左转，左足向左前方迈出成左弓步，同时，左手由脸前向上翻掌停在左额前，掌心斜向上；右手先向后、向下再经体前推出，目视右手。重心向后移，右足尖稍向外展，重心移至左腿，右足跟进，停于左足内侧，足尖点地；同时，两手在胸前成抱球状，目视左前臂；左手先向后、向下再经体前推出，目视左手。

右穿梭同上，唯左右相反（图5-34）。

8. 如封似闭

动作方法：起势开始，身体重心移至右腿，左足前足掌抬起，以足后跟为轴向左转正。两手在胸前向内侧翻转，然后向下经腹前再向上、向前推出。腕部与肩平，手心向前；同时，左腿屈膝成弓步，目视前方。

右如封似闭同上，唯左右相反（图5-35）。

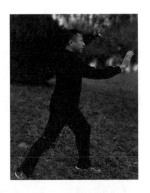

图 5 - 34　左穿梭

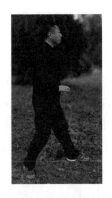

图 5 - 35　如封似闭

9. 十字手

身体重心移向右腿，左足尖里扣，向右转体；右手随着转体动作向右平摆划弧，与左手成两臂侧平举，掌心向前，肘部微屈；同时，右足尖随着转体稍向外撇，成右侧弓步；眼看右手。身体重心慢慢移至左腿，右足尖里押，随即向左收回，两足距离与肩同宽，两腿逐渐蹬直，成开立步；同时，两手向下经腹前向上划弧交叉合抱于胸前，两臂撑圆，腕高与肩平，右手在外，成十字手，手心均向后，眼看前方。

左侧与上同，唯左右相反（图 5 - 36）。

10. 收势

两手向外翻掌，手心向下，两臂慢慢下落，停于身体两侧；同时，收左足成并步站立，目视前方（图 5 - 37）。

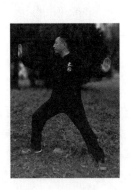

图 5 - 36　十字手

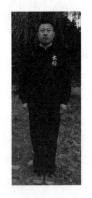

图 5 - 37　收势

（二）注意事项

练习太极拳要注意以下事项：一是注意练习时间、强度和环境选择要适宜；二是因人而异、因病而异调整动作幅度和速度（如坐轮椅的老年朋友只练上肢动作，膝关节有伤病的可稍半蹲或直腿练习等）；三是注意身心一体、动气结合；四是注意练习的完整性，应有准备活动和整理活动。

老年气功功法源于古代中医，在几千年的发展过程中逐步融入了道、儒、武、佛等养生思想和祛病延年的医学理论，不断完善并形成了适合各种健康状况人群学习的练习方法。除八段锦和太极拳外，五禽戏、六字诀、易筋经、马王堆导引术、导引养生功十二法、太极养生杖等亦较常见。

知识链接

华佗与五禽戏

相传五禽戏为华佗所创，据说他年轻时去公宜山采药，在半山腰发现了一个洞穴，很好奇，正想进去，忽然听到里面有人在谈论医道，就站在洞外听得入了神，听着听着，忽然听见一个人叫道："华先生既已来了，何不入内一叙？"华佗只好硬着头皮走进去，原来是两位白发长须的老人。他们向华佗传授一套健身功法：模仿虎、鹿、熊、猿、鹤的姿态去运动，这就是著名的"五禽戏"。五禽戏由五种模仿动物的动作组成，即虎戏、鹿戏、熊戏、猿戏、鸟戏。2003年，中国国家体育总局把重新编排后的五禽戏改名为"健身气功·五禽戏"并向全国推广。

项目六　居家适老化改造

【知识目标】

◇ 了解 ICF 理念中环境对健康的作用；
◇ 了解居家适老化改造的含义、内容、实施流程；
◇ 熟悉各个功能空间适老化设计要点；
◇ 掌握居家环境安全评估的要点；
◇ 掌握居家适老化生活设计要素。

【能力目标】

◇ 结合当前形势和我国老年人居住环境现状，根据老年群体对居住环境的客观需要，能够充分认识到居家适老化改造的重要意义；
◇ 能够根据老年人居家适老化改造需要评估量表对老年人作改造需要评估，进行相对全面的评估总结，并给出合适的改造建议；
◇ 能够根据评估结果，按照功能空间适老化生活的设计要点，为老年人提供居家适老化改造初步方案。

【素质目标】

◇ 更加深刻地理解"以老年人为本"的居家适老化改造，懂得换位思考，并具备同理心；
◇ 观察相关电视节目以及生活中的实际案例，思考并总结，懂得学习的最终目的是解决实际问题，提高理论与实践相结合的能力；
◇ 总结实际改造案例，体会"抓主要矛盾"的现实意义；
◇ 关注身边长辈的生活状态及居住环境，为他们提出环境改造建议，做生活的有心人，做孝顺的好晚辈。

【思维导图】

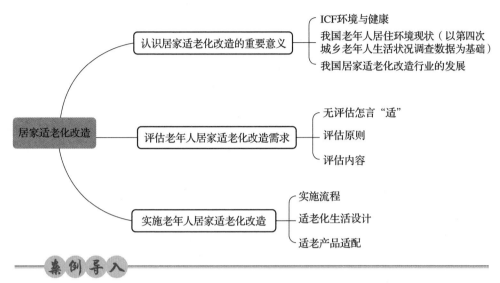

王芳如今定居北京，她的父母都是70多岁的老年人，退休后居住在老家。王芳每年过年回老家，眼看父母走路没以前那么稳健了，上几步楼梯就要停下来歇一歇，尤其是父亲，好像这几年也变得迟钝了，没有以前那么思维敏捷了，一想到这些，心里总觉得不是滋味，感叹父母老得太快了！了解到自己所居住的社区出钱给老年人安装扶手、配置辅具，王芳联想到自己的父母，他们居住的环境好像也有不安全因素。厕所由于干湿区没有分离，每次洗澡，满地都是水，特别容易滑倒，而且家里还有有好几处有门槛，曾听到父母说起哪天被绊了一下，差点摔倒……王芳决定给父母改造一下家里的环境，可把想法跟父母说了以后，他们坚决不同意，觉得麻烦、没必要。

任务一
认识居家适老化改造的重要意义

一、ICF 环境与健康

在全球快速人口老龄化和城镇化的大背景下，2006 年，世界卫生组织提出了"老年友好型城市"的理念，并于 2007 年的国际老年人日（每年的 10 月 1 日）发布了《全球老年友好城市建设指南》。该指南共涵盖室外空间和建筑、交通、住房、社会参与、尊重和社会包容、社区参与和就业、信息交流、社区支持和健康服务八个领域，其指导原则是"健康、参与和安全"三个目标。在此基础上，全国老龄工作委员会办公室（以下简称"全国老龄办"）在国内率先提出"老年宜居"的概念，并积极推动试点工作的开展。2016年，全国老龄办等25部委联合发布《关于推进老年宜居环境建设的指导意见》，是新修订《老年人权益保障法》新增宜居环境专章以来，我国制定的第一个关于老年宜居环境建设的指导性文件，并将"适老居住环境"作为第一个重点任务提出。

二、我国老年人居住环境现状（以第四次城乡老年人生活状况调查数据为基础）

全国老龄办于2015年开展了第四次中国城乡老年人生活状况调查，调查时点为2015年8月1日0时。调查范围为全国31个省、自治区、直辖市（港澳台地区除外）和新疆生产建设兵团，样本涉及466个县（市、区）。调查有效样本为22.017万份，样本有效率为98.8%。住房及宜居环境状况部分数据结果表述如下。

（一）住宅建成年代较早，设施陈旧老化，存在安全隐患

数据显示，被访老年人大多居住在建成年代较早的住宅中（图6-1）。66.39%的老年人住宅建于20世纪90年代以前，住房使用时间已超过20年，37.29%的老年人居住在80年代以前建成的住房当中，住房使用时间超过了30年。仅有33.61%的老年人居住在21世纪建成的住房当中。老年人住房的建成年代没有明显城乡差异。通常情况下，住宅每次装修后的使用寿命在20年左右，住宅管线的使用寿命为20~30年，这意味着大多数老年人住房的装修和管线已经超出了合理使用寿命，存在设施设备陈旧老化的问题。此外，受经济条件等因素限制，老旧住宅还存在空间较为狭小、物理环境舒适度不足、缺乏适老化设计考虑等问题，给老年人的使用带来了诸多不便甚至安全隐患。

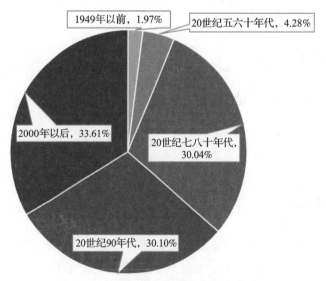

图6-1 城乡老年人现居住房屋建成时间

174

（二）住房设施条件城乡差异显著，有待进一步提升

住房设施条件城乡差异显著具体体现在房屋类型、生活设施配置和电器设备配置等方面。

1. 房屋类型

一般情况下，常见房屋类型的建筑质量和设施设备完善程度由高到低排序为楼房、平房和土坯房。数据显示，50.82%的老年人居住在楼房中，34.94%的老年人居住在平房中。老年人住房类型的城乡差异较大，在城市中，69.52%的老年人居住的是楼房，23.64%的老年人居住的是平房，仅有6.84%的老年人居住在土坯房或其他类型的房屋中；在乡村，居住在平房当中的老年人占比最高，达47.29%，其次为楼房达30.39%，另有22.23%的老年人居住在土坯房或其他类型的房屋当中。

2. 生活设施配置状况

在各类房间设施中，拥有比例最高的是自来水，占72.76%；其次为洗澡/淋浴设施，占52.62%，室内卫生间占50.01%、煤气/天然气/沼气占43.78%以及暖气/土暖气占21.61%，以上设施都没有的占16.09%。城市地区老年人住房的设施条件虽明显优于乡村地区，但还存在很大的提升空间；乡村地区仍有1/4以上老年人的住房不具备上述任何设施，迫切需要改善。

3. 电器配置

在所有电器中，普及率最高的是电视机（88.89%），其次是电冰箱（65.67%）和洗衣机（63.30%），老年人手机普及率达到了48.16%。有4.20%的老年人不曾拥有任何电器。在城乡差异方面，城市地区老年人的各类电器拥有率均高于乡村地区，其中固定电话、电脑、洗衣机、空调和电冰箱的拥有状况城乡差异较为显著，拥有率相差可达20%以上，而手机的城乡拥有率则基本持平。

（三）住房适老化设计不足，易发生跌倒事故

根据老年人反映，目前住宅中存在的主要问题包括没有呼叫/报警设施（39.50%）、没有扶手（24.62%）、光线昏暗（22.05%）、厕所/浴室不好用（16.15%）、门槛绊脚或地面高低不平（12.45%）等。城乡老年人反映的住房现存问题排序基本一致，但城市老年人住房中不适老的问题少于乡村老年人住房，但在城市中噪声问题比乡村严重很多。老年人反映的问题还包括房顶漏水、建筑老旧、没有电梯、空间狭小、室内潮湿、空气污染、保温隔热性能不良、下水不畅，等等。这些问题都在一定程度上影响了老年人居住生活的安全性、舒适性和便利性，迫切需要解决。

城乡老年人住房存在的问题如图6-2所示。

老年人跌倒事故的发生在很大程度上是由于环境不适老而引起的。调查数据显示，16.05%的老年人在当年出现过跌倒的情况。

老年人在住房内跌倒地点以跌倒事故发生频率由多到少依次排序为卧室（37.35%）、厕所（21.42%）、门槛（15.57%）、客厅（14.94%）、厨房（8.64%）和阳台（2.07%）。乡村老年人在厨房和门槛处跌倒的概率明显高于城市老年人。

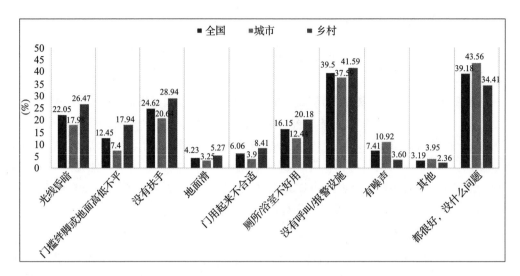

图 6 – 2 城乡老年人住房存在的问题

老年人在卧室发生跌倒事故与地面滑、没有扶手或可供撑扶的家具显著相关，老年人在卫生间发生跌倒事故与卫生间地面滑显著相关，老年人在门槛处跌倒与光线昏暗、门槛绊脚或地面高低不平、地面滑、门用起来不合适等多项因素显著相关。

在住房中发生跌倒事故会对老年人身体造成不同程度的伤害。调查数据显示，在跌倒的老年人中，约有 21.45% 受伤较重，需要接受医治甚至长期卧床。可见，跌倒事故对老年人身体的伤害较大，应注意采取预防措施。

（四）老年人对住房条件的满意度有待提高

在对老年人对住房条件满意度的调查数据显示，47.5% 的老年人对现有的住房条件表示满意；38.8% 的老年人认为一般，13.7% 的老年人对现有的住房条件表示不满意。城市老年人对住房条件的满意度稍高于乡村老年人。分析显示，老年人对住房条件的满意度与房屋类型、建成年代、人均住房建筑面积、生活设施和电器的配置状况等因素有较为密切的关系，而且与住房中不适老问题的数量显著相关。当住房不存在不适老问题时，老年人的住房条件满意度高达 70.6%，存在 1~2 个不适老问题时，住房条件满意度下降至 40%，当存在不适老问题数量超过 5 个时，住房条件满意度仅为 6.1%。由此可见，提升住房的适老化设计水平对于提高居住者满意度具有重要作用。

三、我国居家适老化改造行业的发展

（一）居家适老化改造的含义和内容

1. 含义
"适老化"（Elderly – Oriented）是指适应老年人的身体机能及行动特点。

"居家适老化改造"是指以支持老年人尽可能长时间居家独立生活为目标，以改造需要评估为基础，通过施工改造、设施配备、辅具适配等方式，对其居住空间进行适应性改造，改善老年人的居家生活环境，对老年人缺失的生活能力进行补偿或代偿。居家适老化改造以"解决使用者生活问题的同时，减轻其家人负担，同时改善双方的生活质量"为目标，是积极应对人口老龄化的重要举措。

2. 内容

居家适老化改造的内容包括建筑硬件改造、家具家装改造、康复辅助器具适配和智能化助老服务设施配备。

1）建筑硬件改造

主要包括老年人居家生活的关键部位和功能区。

地面：实现出入口、通道无障碍改造，消除地面高度差，保障轮椅有进出空间；进行地面防滑处理（例如防滑砖、防滑贴、防滑地胶、防滑垫等），保障通行安全。

墙体：安装扶手、安全抓杆，保障老年人起居安全。

厕所：水盆、马桶、花洒加装扶手及握杆；改造台盆进深空间，保障轮椅进出；浴室加装安全浴凳或助浴椅；蹲坑加装坐便椅等，保障老年人活动安全。

2）家具家装改造

通过对柜子、桌椅、厨具、灯具、五金配件等家具家装进行无障碍化、自动化、智能化等适老改造与处理，达到老年人使用的便捷、可及、安全、舒适。例如家具表面的软化、圆滑处理，橱柜、拉篮的可升降调节，桌椅的推拉方便处理等。

3）康复辅助器具适配

通过有针对性地配备康复辅助器具、设备、仪器，对老年人缺失的生理功能进行补偿、代偿，改善和提高老年人适应居家生活环境能力。主要包括类别如下。

助餐类：适老自助餐具、流食瓶等。

助行类：助行器、拐杖、轮椅等。

助穿类：穿衣辅助杆、穿袜器等。

如厕类：坐便器、便盆、接尿器等。

洗浴类：淋浴椅、床上洗头盆、洗浴床等。

感知类：助听器、放大镜等。

康复类：上下肢康复训练器、穿衣板、OT桌（可调试）、PT床（训练康复用）、康复脚踏车等。

照护类：护理床、压疮垫、床边桌、转移板、移位器、尿垫、口腔清洁刷等。

4）智能化助老服务设施配备

利用医疗、通信等现代科学技术和信息系统，通过专项终端和布线，为老年人及其家庭提供实时、快捷、高效、低成本的物联化、互联化、智能化养老服务。内容包括智能家居系统、紧急救援呼叫系统（与999、120、119、110等平台联动）、远程监控系统、物联网健康管理系统等。

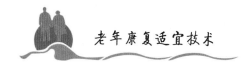

（二）行业现状

1. 政策出台推动特殊困难老年人居家适老化改造

从 2012 年新修订的《中华人民共和国老年人权益保障法》设"宜居环境"专章开始，国务院、全国老龄办、民政部、住房和城乡建设部等多部门出台了一系列政策文件和规范标准来推动我国老年宜居环境建设。老年人居家环境的适老化改造是老年宜居环境建设的组成部分，国家层面、地方层面均出台相关政策推动经济困难老年人家庭适老化改造或无障碍改造。据不完全统计，全国已有近 20 个省份的 30 余个城市的民政等相关部门出台政策来针对经济困难或特殊困难老年人家庭开展居家适老化改造工作。

2. 老年人居家适老化改造市场发展前景可观

相关数据显示，现有 400 亿平方米旧建筑需进行适老化改造，市场规模可达 15 万亿元，根据住建部数据，居家环境的适老化改造直接市场份额 3 万亿元。虽然目前适老化改造市场基本为政府主导，但随着老龄化加剧，人们意识观念的改变，无论是社会还是老年人家庭，越来越关注到居家环境安全的重要性，居家适老化改造市场必将蓬勃发展。

3. 优秀适老化改造企业在行业内形成示范引领

在政府引导推动经济困难及特殊困难老年人家庭适老化改造工作中，培育并支持了一批优秀的适老化改造企业，它们在老年人居住环境改善方面持续深耕，不断探索，在地方形成示范效应，并为推动整个行业的可持续发展做出了贡献。企业通过拍摄宣传片、社区防跌倒科普宣传、与社区/机构合作建设适老改造样板间、适老改造体验馆等进行市场化宣传，普及适老化改造基本知识，提高企业知名度。

4. 居家适老化改造专业人才培养开始得到重视

全国开设养老服务相关专业的院校有 200 余所，培养学生主要面向养老机构一线照护岗位、管理岗位等，近几年，越来越多的院校养老专业逐渐关注到适老化改造市场，将适老化改造作为人才就业岗位之一进行拓展。人才培养方案中，增加"适老化设计与改造"等相关课程，培养学生了解适老化改造市场、掌握住宅适老化设计要点及相关改造技术，并具备一定的空间感，对其有可能从事适老化改造相关工作打基础。

5. 探索建立老年人居家适老化改造需要评估标准

目前我国虽没有统一的老年人居家适老化改造需要评估标准，但地方和企业在实际工作中，通过实践经验，建立起自己的一套居家适老化改造需要评估标准。北京市 2016 年发布了《北京市老年人家庭适老化改造需要评估与改造实施管理办法（试行）》，各地均有效仿。有些适老化改造企业以此为基础编写了自己企业的评估量表，包含基本情况、身体状况评估、家庭成员评估、居家环境评估、康复辅助器具需要评估等多个方面。

（三）目前存在的问题

1. 普遍缺乏对"适老化改造"的系统认知

无论是老年人家庭还是行业从业人员以及政府政策制定者，普遍缺乏对"适老化改造"的系统认知。老年人及其家庭成员普遍缺乏对身体机能老化干预的认知，对自己所处居住环境的安全性隐患意识不到。行业从业人员由于缺乏对老年人的身体老化机能老化知识的系统学习，将"适老化改造"与"传统装修"混为一谈。政策制定者由于认识不全面不深刻，导致在改造对象确定、改造内容确定方面存在偏颇。例如，认为适老化改造对失能老年人而言已经来不及了，将他们排除在改造对象之外。

2. 适老化改造产业发展不均衡不成熟

东、中、西部经济发展水平和开放程度不同，营商环境差异较大，适老化改造企业发展呈现出地域不均衡性。东部经济发展水平较高，特殊困难老年人家庭适老化改造工作启动较早，也是开展城市最多的区域，适老化改造产业发展如火如荼，并带动了一大批社会组织、辅具租赁配置企业、养老机构等的发展。中部区域城市在陆续开展这项工作，存在的最大问题便是专业适老化改造企业及人才不足，支撑不够。西部区域开展这项工作的城市寥寥无几，东西部差异较大。

3. 居家适老化改造标准体系有待构建

老年人居家适老化改造相关的需要评估标准、施工改造标准、产品标准有待建立。各地在开展老年人家庭适老化改造工作时，在"评估"环节存在多种不同做法，但普遍达不到评估应有的效果。有的将评估变为单纯的信息采集，完全根据老年人意愿，在划定的改造项目内自愿勾选，失去评估的意义和目的；有的只对身体状况做评估，根据身体状况评估结果，直接给出改造建议，缺乏科学性。目前，由于缺乏统一的改造标准，验收时主要以这项"有没有做"和产品"有没有配"以及老年人满意度为考量标准，缺乏科学性。另外，对适老化改造企业提供的产品质量、价格等缺乏统一的要求，造成在有同等额度补贴经费的情况下，不同企业进行改造所享受的服务差异较大的现象。

4. 居家适老化改造市场运作机制尚未形成

随着老龄化程度的加深，大量老旧住房的"不适老"问题涌现，居家适老化改造拥有巨大的市场潜力，目前尚未建立起统一的市场化运作机制。各地在开展特殊困难老年人居家适老化改造工作时，大致是市级民政牵头，区县级民政具体实施，有的会下沉到街道乡镇级。各地在实施过程中，大致出现两种情况，一是"评估"和"改造"分离，评估单位和改造单位分别招标；二是"评估"和"改造"合一，聘请第三方进行验收。各级民政通常承担监管的责任。以政府政策带动为主，可持续的市场化运作机制尚未建立起来。

5. 专业人才缺乏制约行业发展

目前，专业从事适老化改造，即将适老化改造作为主营业务的企业不多，除此以外，辅具租赁与配置企业、养老机构纷纷开拓适老化改造业务，大批装修公司也在探索转型做适老化装修。目前，适老化改造需要评估、适老化设计及改造等方面专业人才的缺乏，已成为制约适老化改造行业发展的重要因素。

6. 整体服务水平有待提升

居家适老化改造是一个复杂的过程，涉及评估量房、设计、施工、产品、辅具等多个环节，考虑细节较多。加之受政策环境、人员水平、产品质量及经费等多种因素的制约，

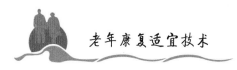

服务效果及水平与老年人的期待还有一定差距，需从各个层面不断提升服务水平，做到评估科学、过程合理、材料产品过关、服务可持续。

总结以上行业发展的情况，适老化改造正处在市场孕育阶段，各项标准规范保障体系及人才支撑体系还有待建立，多个城市是空白，开始的一线城市里，主要以政府购买为主，市场化行为还没有被大规模化激发，大众意识正在慢慢培育。

由于形势所趋，政策利好，居家适老化改造必将成为居家养老的"主战场"。

小调查

你家乡所在地区的政府部门是否已经开展针对经济困难或高龄、失能、残疾等特殊困难老年人群体的居家适老化改造工作？你了解吗？请上网查阅相关资料或到社区、村委会等部门调查一下吧！思考改造对象、改造内容和改造流程，相信你会有收获的。

任务二
评估老年人居家适老化改造需要

一、无评估怎言"适"

（一）评估的目的

1. 了解服务对象的身体状况——"人"

居家适老化改造是通过对"环境"的改造达到服务于"人"的目的，不同的"人"在相同的"环境"下，改造需要是不同的，因此，首先要对"人"进行评估。评估内容包括日常生活能力、感知觉、既往病史、行为习惯等。

2. 了解服务对象的居住环境状况——"环境"

对居住环境进行评估，找出存在的安全隐患，才能提出合理的适老化改造方案。对居住环境的评估主要是对居住环境的各个空间进行适老化评估，尤其是服务对象经常活动的空间或发生危险事故频率较高的空间；例如卧室、厨房、厕所等。

3. 结合身体状况与居住环境状况以及其他因素综合给出改造方案——"人"与"环境"匹配

居家适老化改造是一个系统工程，是每户老年人的"私人订制"，改造需要评估是适老化改造的前提。不同身体状况、经济状况、家庭情况等构成的居家老年人群，对既有住宅适老化改造的需要各不相同。需根据"人"在此"环境"下完成某些活动的难易程度，结合辅具应用、照护服务等因素制定适老化改造方案。最终达到评估的真正目的，使改造与真实需要相匹配。

（二）评估人员能力要求及工作要求

1. 能力要求

（1）具有和老年人及老年人家庭成员进行良好沟通的能力。

（2）具备健康护理基本常识。

（3）具有建筑设计或室内设计专业训练，擅长适老化设计。

（4）了解适老化改造工程及装修知识。

（5）了解老年辅具使用及适配知识。

2. 工作要求

1）入户前准备

带好介绍资料、产品目录、评估量表、测量工具，穿鞋套、穿工装，戴工牌，注意对老年人讲礼貌用语。

2）入户评估

珍惜入户的宝贵机会，尽可能多了解老年人的生活习惯和需要。如果老年人不理解，应耐心解释，以便快速建立信任。一般老年人家里会比较乱，评估时要善于抓住重点和要点，要对评估表中的项目非常理解，可以灵活运用。评估时间不宜太长，以 1 h 为宜，一人拍照测量，一人询问并记录，分工合作。

3）评估后

给老年人或其家庭成员指出居家环境主要存在的问题，提出改造建议，耐心讲解，并听取老年人建议，争取现场达成共识，离开时请老年人签字。

二、评估原则

适老化改造需要评估是一项非常综合的工作，要求评估人员有跨学科的知识储备，有科学专业的评估工具与评估方法，有现场解决问题的能力，保障评估的质量与效果。

（一）综合性原则

要掌握老年人生活照料、起居行走、康复护理等需要，将老年人生活能力、居家环境、康复辅具需要、家庭能力等方面进行综合评估并有机结合，形成整体化需要。

（二）时效性原则

要充分考虑当前需要的时效，满足老年人当前及较长一段时间内的可持续性、发展性需要。

（三）定量与定性相结合

要对居住环境进行科学量化的评估测量，也要对老年人家庭各方面情况进行综合描述

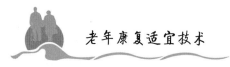

和定性评价。

三、评估内容

（一）老年人居家环境安全评估要点

1. 整体环境（28 条）

老年人居家整体环境评估见表 6-1。

表 6-1　老年人居家整体环境评估

项目	评估要点
物理环境	• 老年人是否有独立居住空间，采光通风良好，方便可达 • 室内照明强度适中，方便老年人可以看清屋内物品及家具，通道等位置 • 整体保暖情况：供暖期前两周及停暖期后两周有有效取暖措施 • 整体隔音情况：门窗的密闭性、隔墙的隔音性 • 整体漏水情况：门窗、屋面、墙体的漏水情况 • 家中是否安装空气净化设备 • 是否有新风系统 • 家中是否种植绿色植物
无障碍	• 室内通道宽度是否满足老年人凭借辅助器具或被人搀扶行走 • 家中空间能否允许轮椅、助行器或担架回转 • 家中门槛、走道、房间、楼梯是否有高差或突出物影响老年人通过 • 家中是否有明显提示门槛及高度变化的标志并配有栏杆扶手 • 开关是否简洁方便，单开关独立设置，且上无其他接口，高度是否适合老年人使用
家具辅具设备配置	• 走道装设有安全扶手或安全绳可协助老年人行动 • 墙角、柜体、家具（椅子、茶几等）边缘或转角处是否锐利，是否有保护，不易伤人 • 整体电路安全：电路老化情况是否严重，是否经常断电 • 家中是否整洁卫生，有足够的收纳空间，物品收纳有序 • 家具是否易于日常打扫清理 • 家中老年人常使用的椅子是否适老，高度（质地较硬）可使其容易起身及坐下，并配有扶手以协助移动 • 家具（椅子、茶几等）足够坚固，可倚靠它，协助行动时可以提供支持 • 家中是否安装自来水净水设备
装修材料	• 地面铺设不反光且防滑的材质 • 开灯后，夜间室内地面是否产生浓重阴影 • 现有装修是否采用达到国家标准的绿色环保材料（地面材料、墙面材料、家具材料、天花材料）
色彩及提示	• 屋内的电灯开关都有明显的标示（例如，有外环显示灯或荧光贴条） • 室内色彩是否柔和且明亮，没有过多深色，不显沉闷，没有大量刺激性色彩
报警	• 家中是否有紧急呼叫设备 • 家中是否有火灾、燃气、防盗等自动报警装置

2. 卫生间（19 条）

老年人居家厕所环境评估见表 6 - 2。

表 6 - 2 老年人居家厕所环境评估

项目	评估要点
空间规划	• 厕所距离老年人卧室是否较近 • 洗浴空间有空间分隔设施（浴帘、安全玻璃、隔板） • 厕所有足够的收纳空间，洗漱、护肤、毛巾、卫生用品、洁具可分类收纳
物理环境	• 厕所有采暖器
无障碍	• 内外没有高差，老年人安全通过 • 老年人需使用的设备（如轮椅、拐杖、半拐杖、助行器等）在厕所有安全回转半径 • 洗面盆和洗手台高度尺寸合理，台面有一定空间，有方便老年人使用 • 根据家庭需要，轮椅可进入洗手台下方
家具辅具设备配置	• 地漏安置合理，下水通畅，有存水阀，不反味儿 • 洗浴空间有老年人洗浴椅或步入式浴缸 • 洗浴空间、马桶及洗手盆均设有安全扶手 • 使用坐式马桶且高度适当，可方便老年人起身及坐下 • 坐式马桶是否安装智能马桶盖以方便老年人日常上厕所后冲洗 • 加装夜间照明装置，如感应式或触控式小灯 • 厕所门可以向外开启 • 洗衣机放置合理，衣物及清洗用品可分类收纳
材料	• 浴室地面铺设防滑材料或防滑垫
报警	• 厕所安装呼叫系统 • 厕所电插座有漏电保护装置

3. 卧室（15 条）

老年人居家卧室环境评估见表 6 - 3。

表 6 - 3 老年人居家卧室环境评估

项目	评估要点
物理环境	• 老年人卧室是否隔音良好，睡眠不被打扰 • 老年人卧室是否通风良好 • 夜灯或床侧灯光足够提供夜晚活动
无障碍	• 需使用轮椅的老年人卧室有轮椅回转空间 • 卧室门应易于操作，门窗扶手要偏低

项目	评估要点
家具辅具 设备配置	• 床的高度适合（膝盖高度，即 45～50 cm）上下床能安全移动 • 床垫舒服且质地较硬（以提供良好的坐式支持） • 床的摆放位置恰当，适合双面护理 • 衣柜分类收纳，空间足够 • 柜子高度适合，方便老年人拿取衣物 • 床尾及两侧加扶手，以方便老年人起卧 • 卧室有舒适的适老化休闲椅 • 老年人床旁放有移动马桶
材料	• 地板防滑且平整无突出，不会绊倒老年人
报警	• 床头安装呼叫系统

4. 厨房餐厅（15 条）

老年人居家厨房餐厅环境评估见表 6 - 4。

表 6 - 4 老年人居家厨房餐厅环境评估

项目	评估要点
动线	• 餐厅作为老年人重要的活动空间，和起居室的联系比较方便 • 餐厅和厨房相邻、有视线交流
物理环境	• 操作台照明良好 • 家装夜间照明装置，如感应式或触控式小灯
无障碍	• 厨房内外无高差，老年人安全通过 • 根据家庭需要，轮椅可进入操作台下面
家具辅具 设备配置	• 操作台高度适中，方便老年人操作 • 橱柜把手以及吊柜高度适合，方便老年人拿取物品 • 厨房储物有足够的空间，橱柜分隔合理，餐厨用品分类收纳 • 厨房操作台和餐厅的餐桌都有方便使用的插座，有漏电保护装置 • 垃圾桶放置合理，方便老年人整理 • 餐厅有适老化桌椅，高度尺寸方便制作食物、家务操作和日常就餐 • 饮水设备和水加热设备方便使用
材料	• 地面铺设防滑材料或防滑垫
报警	• 厨房安装防烟防火自动报警系统

5. 起居室（门厅、储物间、走廊、阳台及其他）（22 条）

老年人居家起居室环境评估见表 6-5。

表 6-5 老年人居家起居室环境评估

项目	评估要点
空间规划/动线	• 起居室与厨房、阳台、老年人卧室、厕所有洄游动线（加强视线交流与声音穿透） • 起居室和居室房间各处有视线交流，老年人在起居室可以看到其他房间的情况 • 储物间位置设置合适，动线合理
物理环境	• 阳台结合储物与家庭园艺种植
无障碍	• 室内外高差小，老年人安全通过 • 门厅处尺寸大于轮椅宽度，有轮椅回转空间或担架回转半径 • 较长的走道设有通过性扶手 • 阳台内外没有高差，方便老年人通过
家具辅具 设备配置	• 起居室沙发舒服且质地较硬，以方便老年人起立坐卧 • 起居室家具（沙发）是否可以多功能使用，便于接待子女或朋友 • 电视和沙发之间的距离合适 • 起居室是否有合适的柜子或墙面摆放老年人怀旧物件 • 起居室有老年人可用来看书写字或做家务的桌子（可由餐桌兼用） • 门厅安有准备空间（置物台放钥匙等杂物） • 门厅处有组合鞋柜（挂钩、扶手）以放置鞋子、雨具、手袋、大衣等 • 高度适合老年人的猫眼 • 门厅安有信息提示板（提醒老年人相关事宜） • 门厅可以坐下来换鞋 • 储物空间面积足够大、能够收纳家中杂物 • 储物空间内部分隔合理，物品能够分类收纳 • 有合理的晾晒空间和设备
材料	• 阳台铺设防滑材料或防滑垫

（二）老年人居家适老化改造需要评估量表

1. 一份相对全面的评估量表

一份相对全面的居家适老化改造需要评估量表（表 6-6）主要包括身体状况、生活状态、居家环境安全以及康复辅具四个方面的评估。其中居家环境安全评估内容各项都赋予了相应分值，将各项分值相加，得分总值越大，说明居家环境越安全，反之则表明居家环境越需要改善。综合四个方面的评估结果给出最终改造建议。

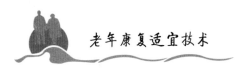

表6-6 居家适老化改造需要评估量表

评估员： 　　　　　　　　　　　　　　　　　评估时间：　年　月　日

评估编号：				
姓名		性别		联系电话
出生年月		身份证号码		
居住地址	市	县（区）	街道	
住宅类型	□电梯房	□楼梯房	□平房	
屋龄		60岁及以上		位
联络人	姓名_____	关系_____	联系电话_____	

一、身体状况评估

家中是否有行动不便的人：□无　　□有（　　）位	
自理能力	□完全自理　　□基本自理　　□轻度依赖　　□完全依赖
健康情况	现患有疾病 □心脏病　□高血压病　□低血压病　□糖尿病　□痛风　□胆固醇　□白内障　□帕金森病 □骨质疏松　□支气管哮喘　□老年痴呆　□风湿性关节炎　□脑卒中　□其他
曾经在家中跌倒过的案例	□无　□有（原因）
进食	□完全自理　□基本自理　□轻度依赖　□完全依赖
穿衣（包括扣纽扣、拉链及穿鞋）	□完全自理　□基本自理　□轻度依赖　□完全依赖
仪表（洗脸、梳头、剃须）	□完全自理　□基本自理　□轻度依赖　□完全依赖
洗浴	□完全自理　□基本自理　□轻度依赖　□完全依赖
如厕	□完全自理　□基本自理　□轻度依赖　□完全依赖
走动（可用助行器）	□完全自理　□基本自理　□轻度依赖　□完全依赖
上楼梯	□完全自理　□基本自理　□轻度依赖　□完全依赖
视力	□完全自理　□基本自理　□轻度依赖　□完全依赖
使用电话	□能自己打电话　□能拨熟悉的电话　□能接但不能打电话 □不能使用电话
服药能力	□能主动准确服药　□能服用准备好的药物　□不能正确服药
听力	□听力下降　□使用助听器　□异常分泌物　□耳鸣　□眩晕
鼻部	□流涕　□异常分泌物　□鼻出血　□疼痛　□嗅觉异常　□鼻塞
口/咽喉	□疼痛　□溃疡　□嘶哑　□吞咽困难　□牙龈出血　□味觉迟钝 □断齿　□义齿　□打鼾
意识状况	□清醒　□嗜睡　□模糊
情绪表现	□平静　□不安　□急躁　□激动　□忧虑　□冷漠
决断与认知	□独立合理并具有一贯性　□需要他人提示或指引　□不能做任何决定
参加的社会活动类型	□公园　□居家照料中心　□老年大学　□其他（注明）

二、生活状态评估		
	生活习惯	
	兴趣爱好	
	工作经历	
	教育背景	
	经济条件	
	宗教信仰	
家庭成员照护者情况	子女数量	
	子女是否在当地工作	
	紧急情况能否联系到直系亲属	□能　　□否
	与家庭成员情感关系	□亲密　□良好　□一般　□冷淡
	现在有无照护者	□无　　□有（　）位
	照护者是否有照护经验	□无　□有，会日常护理　□有，会专业级护理
	照护内容	□进食　□穿衣　□仪表　□洗浴　□如厕 □走动　□服药　□其他
	照护时间	□全天24 h　□半天12 h　□上午6 h □下午6 h　□不固定

三、居家环境评估
（请在对应的分数栏内打勾，分值越高，整体安全性及舒适性越好）

（一）居家环境整体评估	评价			备注 注明老年人习惯和特殊需要
	1. 没有考虑，使用不便	2. 有考虑但效果一般	3. 措施到位，效果很好	
老年人是否有独立居住空间，采光通风良好，方便可达				
室内通道宽度是否满足老年人凭借辅助器具或被人搀扶行走				
家中空间能否允许轮椅、助行器或担架回转				
家中门槛、走道、房间、楼梯是否有高差或突出物影响老年人通过				
家中是否有明显提示门槛及高度变化的标志并配有栏杆扶手				
走道装设有安全扶手或安全绳可协助老年人行动				

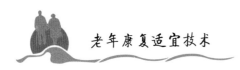

续表

三、居家环境评估

（请在对应的分数栏内打钩，分值越高，整体安全性及舒适性越好）

（一）居家环境整体评估	评价			备注 注明老年人习惯 和特殊需要
	1. 没有考虑， 使用不便	2. 有考虑但 效果一般	3. 措施到位， 效果很好	
地面铺设不反光且防滑的材质				
墙角、柜体、家具（椅子，茶几等）边缘或转角处是否锐利，是否有保护，不易伤人				
家中是否有紧急呼叫报警设备				
家中是否有火灾、燃气、防盗等自动报警装置				
室内照明强度适中，方便老年人可以看清屋内物品及家具，通道等位置				
开灯后，夜间室内地面是否产生浓重阴影				
屋内的电灯开关都有明显的标示（例如，有外环显示灯或荧光贴条）				
开关是否简洁方便，单开关独立设置，且上无其他接口，高度是适合老年人使用				
整体电路安全：电路老化情况是否严重，是否经常断电				
家中是否整洁卫生，有足够的收纳空间，物品收纳有序				
家具是否易于日常打扫清理				
家中老年人常使用的椅子是否适老，高度（质地较硬）可使其容易起身及坐下，并配有扶手以协助移动				
家具（椅子，茶几等）足够坚固，可倚靠它，协助行动时可以提供支持				
整体保暖情况：供暖期前两周及停暖期后两周有有效取暖措施				
整体隔音情况：门窗的密闭性、隔墙的隔音性				

三、居家环境评估

（请在对应的分数栏内打勾，分值越高，整体安全性及舒适性越好）

（一）居家环境整体评估	评价			备注 注明老年人习惯和特殊需要
	1. 没有考虑，使用不便	2. 有考虑但效果一般	3. 措施到位，效果很好	
整体漏水情况：门窗、屋面、墙体的漏水情况				
现有装修是否采用达到国家标准的绿色环保材料（地面材料、墙面材料、家具材料、天花板材料）				
室内色彩是否柔和且明亮，没有过多深色，不显沉闷，没有大量刺激性色彩				
家中是否安装空气净化设备				
是否有新风系统				
家中是否安装自来水净水设备				
家中是否种植绿色植物				

注：整体安全性及舒适性评估合计 28 个测量项，总分值为 84 分，单项评估未达最高分，则需要进行相对应的适老化改造。

（二）浴室	评价			备注 注明老年人习惯和特殊需要
	1. 没有考虑，使用不便	2. 有考虑但效果一般	3. 措施到位，效果很好	
厕所距离老年人卧室是否较近				
内外没有高差，老年人安全通过				
洗浴空间有空间分隔（浴帘、安全玻璃、隔板）				
浴室地面铺设防滑材料或防滑垫				
地漏安置合理，下水通畅，有存水阀，不反味				
洗浴空间有老年人洗浴椅或步入式浴缸				
洗浴空间内的马桶及洗手盆均设有安全扶手				
使用坐式马桶且高度适当，可方便老年人起身及坐下				
坐式马桶是否安装智能马桶盖以方便老年人日常上厕所后冲洗				

（二）浴室	评价			备注 注明老年人习惯和特殊需要
	1. 没有考虑 使用不便	2. 有考虑但 效果一般	3. 措施到位， 效果很好	
加装夜间照明装置，如感应式或触控式小灯				
厕所门可以向外开启				
厕所安装呼叫系统				
厕所有采暖器				
老年人需使用的设备（如轮椅、拐杖、半拐杖、助行器等）在厕所有安全回转半径				
洗面盆和洗手台高度尺寸合理，台面有一定空间，有方便老年人使用				
根据家庭需要，轮椅可进入洗手台下面				
厕所有足够的收纳空间，洗漱、护肤、毛巾、卫生用品、洁具可分类收纳				
洗衣机放置合理，衣物及清洗用品可分类收纳				
厕所电插座有漏电保护装置				

注：厕所安全性及舒适性合计 19 个测量项，总分值为 57 分，单项评估未达最高分，则需要进行相对应的适老化改造。

（三）卧室	评价			备注 注明老年人习惯和特殊需要
	1. 没有考虑， 使用不便	2. 有考虑但 效果一般	3. 措施到位， 效果很好	
老年人卧室是否隔音良好，睡眠不被打扰				
老年人卧室是否通风良好				
夜灯或床侧灯光足够提供夜晚行动				
床的高度适合（膝盖高度，即 45 ~ 50 cm）上下床能安全移动				
床垫舒服且质地较硬（以提供良好的坐式支持）				
地板防滑且平整无突出，不会绊倒老年人				
床的摆放位置恰当，适合双面护理				
衣柜分类收纳，空间足够				

（三）卧室	评价			备注 注明老年人习惯 和特殊需要
	1. 没有考虑， 使用不便	2. 有考虑但 效果一般	3. 措施到位， 效果很好	
柜子高度适合，方便老年人拿取衣物				
轮椅老年人卧室有轮椅回转空间				
卧室门应易于操作，门窗扶手要偏低				
床头安装呼叫系统				
床尾及两侧加扶手，以方便老年人起卧				
卧室有舒适的适老化休闲椅				
老年人床旁放有移动马桶				

注：卧室安全性及舒适性合计15个测量项，总分值为45分，单项评估未达最高分，则需要进行相对应的适老化改造。

（四）厨房餐厅	评价			备注 注明老年人习惯 和特殊需要
	1. 没有考虑 使用不便	2. 有考虑但 效果一般	3. 措施到位， 效果很好	
操作台高度适中，方便老年人操作				
橱柜把手以及吊柜高度适合，方便老年人拿取物品				
操作台照明良好				
厨房储物有足够的空间，橱柜分隔合理，餐厨用品分类收纳				
厨房操作台和餐厅的餐桌都有方便使用的电插座，有漏电保护装置				
垃圾桶放置合理，方便老年人整理				
地面铺设防滑材料或防滑垫				
加装夜间照明装置，例如感应式或触控式小灯				
厨房内外无高差，老年人安全通过				
厨房安有防烟防火自动报警系统				
根据家庭需要，轮椅可进入操作台下面				
餐厅有适老化桌椅，高度尺寸方便制作食物、家务操作和日常就餐				
餐厅作为老年人重要的活动空间，和起居室的联系比较方便				

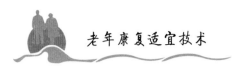
（四）厨房餐厅	评价			备注 注明老年人习惯 和特殊需要
	1. 没有考虑 使用不便	2. 有考虑但 效果一般	3. 措施到位， 效果很好	
餐厅和厨房相邻、有视线交流				
饮水设备和水加热设备方便使用				

注：厨房餐厅安全性及舒适性合计15个测量项，总分值为45分，单项评估未达最高分，则需要进行相对应的适老化改造。

（五）起居室 （门厅、储物间、走廊、阳台及其他）	评价			备注 注明老年人习惯 和特殊需要
	1. 没有考虑 使用不便	2. 有考虑但 效果一般	3. 措施到位 效果很好	
起居室与厨房、阳台、老年人卧室、厕所有洄游动线（加强视线交流与声音穿透）				
起居室沙发舒服且质地较硬，以方便老年人起立坐卧				
起居室和其他房间各处有视线交流，老年人在起居室可以看到其他房间的情况				
起居室家具（沙发）是否可以多功能使用，便于接待子女或朋友				
电视和沙发视距沙发合适				
起居室是否有合适的柜子或墙面摆放老年人怀旧物件				
起居室有老年人可用来看书写字或做家务的桌子（可由餐桌兼用）				
门厅安有准备空间（置物台放钥匙等杂物）				
门厅处有组合鞋柜（挂钩、扶手）以放置鞋子、雨具、手袋、大衣等				
高度适合老年人的猫眼				
门厅安有信息提示板（提醒老年人相关事宜）				
室内外高差小，老年人可安全通过				
门厅处尺寸大于轮椅宽度，有轮椅回转空间或担架回转半径				

（五）起居室 （门厅、储物间、走廊、阳台及其他）	评价			备注 注明老年人习惯和特殊需要
	1. 没有考虑 使用不便	2. 有考虑但 效果一般	3. 措施到位 效果很好	
门厅可以坐下来换鞋				
储物间位置设置合适，动线合理				
储物空间面积足够大、能够收纳家中杂物				
储物空间内部分隔合理，能够做到物品分类收纳				
较长的走道设有通过性扶手				
阳台内外没有高差，方便老年人通过				
阳台铺设防滑材料或防滑垫				
阳台结合储物与家庭园艺种植				
有合理的晾晒空间和设备				

注：起居室（门厅、储物间、走廊、阳台及其他）安全性及舒适性合计 22 个测量项，总分值为 66 分，单项评估未达最高分，则需要进行相对应的适老化改造。

总计		得 1 项	得 2 项	得 3 项	总分
数量（项）					
居家环境安全 总体评估分值区间	99 ~ 149 分	150 ~ 179 分	180 ~ 209 分	210 ~ 239 分	240 ~ 297 分
	危险	有安全隐患	小问题需改善	提高品质	完美的家

四、康复辅助器具需要评估	
助餐辅助	□喂食器　　□软勺　　□其他
助行辅助	□助行器　　□拐杖　　□轮椅　　□其他
助穿辅助	□穿衣辅助杆　　□穿袜器　　□其他
如厕辅助	□坐便器　　□接尿器　　□接便器（便盆）　　□扶手　　□其他
洗浴辅助	□沐浴椅　　□洗头盆　　□洗浴床　　□扶手　　□其他
感知辅助	□老年人放大镜　　□助听器　　□其他
康复辅助	□上下肢康复训练器　　□穿衣板　　□OT 桌　　□PT 床　　□康复脚踏车　　□其他
照护辅助	□护理床　　□褥疮垫　　□床边桌　　□转移板 □移位器　　□尿垫　　□口腔清洁刷　　□其他
智能辅助	□智能家居系统　　□紧急救援呼叫系统　　□远程监控系统　　□物联网健康管理系统

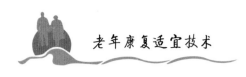

续表

四、康复辅助器具需要评估	
用户对居家环境安全有何需要	1. 整体：□过道扶手　□防滑地垫　□安全护角　□家具挪移　□线路整理　□安全门把 2. 厕所：□坐便器　□组合扶手　□防滑垫　□沐浴辅具　□夜间照明灯 3. 卧室：□床旁辅助　□防撞垫　□夜间照明灯 4. 厨房餐厅：□防滑垫　□防滑凳　□夜间照明灯 5. 其他
评估总结	
改善建议	

说明：评估时注意拍照和测量。

2. 简明评估量表

近年来，全国多个城市启动以政府全额补贴为主的居家适老化改造工程，改造对象为经济困难或高龄、失能等特殊困难老年人家庭，补贴经费为每户3 000～6 000元。在一定的经费限制下，就需能快速简便地发现最迫切的需要进行改造。紧紧围绕特殊困难老年人群体这个对象，分析这类群体的迫切需要是"吃饭""睡眠""排泄""移动""洗澡"五大方面，因此，从老年人在居家环境中与这五大方面行为的匹配度作为评估标准，尝试制定出特殊困难群体适老化改造需要简明评估表（表6-7）。其中的每一条均是考虑了老年人与居家环境的相互作用。评估完所有项目后，根据老年人及其家庭成员意愿，将需要改造的项目进行排序，结合补贴经费，制定出最终改造方案。

表6-7　特殊困难老年人家庭适老化改造需要简明评估表

姓名		性别		年龄	
老年人家庭类型	□分散特困供养　□建档立卡贫困户　□计生家庭　□优抚家庭				
自理能力	□失能　□半失能　□自理				
患病情况	□无　□心脏病　□高血压病　□低血压病　□糖尿病　□痛风　□耳聋耳背 □眼疾/白内障青光眼　□帕金森病　□骨质疏松　□支气管哮喘　□老年痴呆 □风湿性关节炎　□脑卒中　□癌症　□其他				
残疾等级	□无　　□一级　　□二级　　□三级　　□四级 □视力残疾　□听力残疾　□言语残疾　□肢体残疾 □智力残疾　□精神残疾　□多重残疾				

居住情况	□孤寡　　□独居　　□空巢		
联系人姓名		与改造对象关系		联系方式	

住房基本信息

改造住址	
房屋情况	□单元楼　　□独栋低层住宅　　□独栋低层住宅带院落 □平房　　□平房带院落　　□土坯房　　□土坯房带院落　　□其他
建造年代	

适老化改造需要评估			

日常生活行为	具体指标	描述是否与实际相符	改造迫切程度排序
备餐/进食	有相对独立的备餐功能空间 橱柜高度合适，方便取最上方或最下方的物品 橱柜深度合适，方便取放最里面的物品 厨房中灶台高度合适 厨房水池安放高度合适，方便洗菜、刷碗 餐桌旁椅子高度合适，方便落座 能坐在餐桌旁，自主吃饭 从餐桌旁的椅子上起身时，有支撑物满足支撑需要	□是 □否 □是 □否 □是 □否 □是 □否 □是 □否 □是 □否 □是 □否 □是 □否	□ □ □ □ □ □ □ □
睡眠/休息	老年人能轻松自主上下床 上下床时有支撑物满足支撑需要 在床上开关照明灯较为方便 从休息时常坐的椅子或沙发上起身时，有支撑物满足支撑需要	□是 □否 □是 □否 □是 □否 □是 □否	□ □ □ □
如厕	有相对独立的如厕功能空间 卧室到厕所的距离能保证老年人夜间如厕时及时从卧室走到马桶/蹲坑前 老年人能自主坐到自家马桶/蹲坑上，不感到费力 老年人能自主从自家马桶/蹲坑上起身，不感到费力 如厕过程中，当身体重心发生变化时，身边有支撑物可以满足老年人支撑需要	□是 □否 □是 □否 □是 □否 □是 □否 □是 □否 □是 □否	□ □ □ □ □ □

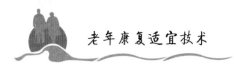

适老化改造需要评估			
日常生活行为	具体指标	描述是否与实际相符	改造迫切程度排序
移动/行走	老年人能轻松地从大门外走进自家院落	□是 □否	□
	老年人能轻松越过门槛进入自己家门	□是 □否	□
	厕所与其他房间连接处无高差，老年人出入厕所方便（或老年人已习惯有高差，不觉得不方便）	□是 □否	□
	厨房与房间连接处无高差，老年人进出厨房方便（或老年人已习惯有高差，不觉得不方便）	□是 □否	□
	阳台与房间连接处无高差，老年人进出方便（或老年人已习惯有高差，不觉得不方便）	□是 □否	□
	各房间之间连接处无高差，老年人进出方便（或老年人已习惯有高差，不觉得不方便）	□是 □否	□
	厕所地面有时积水或潮湿，老年人感到地面很滑	□是 □否	□
	厨房地面有时积水或潮湿，老年人感到地面很滑	□是 □否	□
	阳台地面有时积水或潮湿，老年人感到地面很滑	□是 □否	□
	家中有些家具或墙面拐角处较为锐利物，容易造成磕碰	□是 □否	□
洗澡	有相对独立的洗浴功能空间	□是 □否	□
	在浴缸中洗澡，老年人感到不安全	□是 □否	□
	洗澡时需要一直站着，老年人感到很累	□是 □否	□
	洗澡过程中，当身体平衡发生变化时，身边有支撑物可以满足老年人的支撑需要	□是 □否	□

最终改造方案	项目	经费
	1.	
	2.	
	3.	
	4.	
	合计	

评估服务组织签字确认		老年人（监护人）签字	
社区（村）意见		街道（乡镇）意见	

任务三
实施老年人居家适老化改造

一、实施流程

居家适老化改造实施流程如图6-3所示。

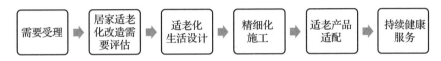

需要受理 ➡ 居家适老化改造需要评估 ➡ 适老化生活设计 ➡ 精细化施工 ➡ 适老产品适配 ➡ 持续健康服务

图6-3 居家适老化改造实施流程

（一）需要受理

通常，为老年人或其子女提出改造需要时，评估人员在登记需要时可初步对老年人的个人情况、家庭情况及改造意愿做了解，为下一步上门评估做准备。

（二）居家适老化改造需要评估

受理老年人家庭改造需要后，评估人员上门进行评估。评估是整个适老化改造的"灵魂环节"，是设计的初始，评估内容及评估工作要求见本项目任务二。

（三）适老化生活设计

评估结束，评估人员与老年人家庭达成初步共识，接着进行改造方案具体设计。设计原则、设计要素及各个功能空间设计要点见本项目任务三第二部分适老化生活设计。

（四）精细化施工

施工环节是设计的落地，是整个改造过程中时间最长、项目难度最高的部分。施工工期根据居室面积及改造难度而定，为40 d左右。施工环节主要包括开工准备、施工交底、主体拆改、正式开工、新建墙体、水电改造、厕所防水、贴砖、墙面抹灰、主材安装、竣工。

（五）适老产品适配

适老产品包括适老家具、老年辅具以及智能产品，根据老年人实际情况及居住环境的客观情况进行适配，达到老年人便于使用，为老年人代偿或补偿某方面功能的目的，使老

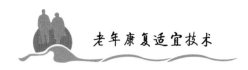

年人能够力所能及地做一些事，延缓其能力的衰退。

（六）持续健康服务

老年人的需要是多样化和多层次的，居家适老化改造项目结束后，可为老年人提供后续持续的健康服务，包括健康监测、家庭照护、助餐助浴、文娱休闲等。

二、适老化生活设计

（一）设计原则

适老化生活设计是指通过研究老年人身体机能的变化，从特点和生活习惯出发，根据实际功能需要，做出具有针对性的居家环境设计，让老年人健康、自由、快乐地生活，有尊严地安度晚年。

适老化生活设计应遵循安全、健康、便利、舒适、美观、智能六个原则。

1. 安全

安全是居住环境适老化的基本保障。设计需全面考虑老年人身心特点并符合人体工学，预防跌倒、保护助力、消除危险、守护安全，营造无障碍通行宜居环境。

2. 健康

遵循国家行业标准，遴选优质环保主材辅料，呵护全家人健康生活，绿色改造。

3. 便利

设计宜针对老年人的活动方式，合理安排空间布局，所选家具等应方便老年人使用，使老年人在洗漱清洁、备餐就餐、休闲会客、休息睡眠等活动中，动线、空间与用品合理配置，处处便利。

4. 舒适

坐卧起行无不妥帖、环境明亮照度均匀视线清晰、采光通风体感舒适，生活用品收纳整齐，温馨宜人踏实满足。良好的居住环境有利于帮助老年人保持身心健康。

5. 美观

以创作匠心打磨产品和服务打造赏心悦目的居家环境，彰显生活美学，引领并实现老年人对幸福生活的追求和享受。

6. 智能

精心选配智能产品，人体感应、语音控制、数据监控、紧急救助、智能物联，用科技守护健康，让生活更便捷愉快。

（二）设计要素

1. 生活动线设计

居家适老化设计需充分考虑老年人在门厅、起居室、厨房、餐厅、厕所、卧室及阳台七大功能空间的合理生活动线，通过建筑硬件改造、家具家居配置、康复辅具适配及智能家居系统，优化生活动线。

2. 安全防护措施

居家适老化设计中的安全防护是重中之重。安全防护措施主要包括防跌防撞措施、地面防滑措施、高差警示措施、照明控制措施、紧急报警措施、适老家具配置与辅助行走措施以及助浴如厕措施。居家适老化设计中的安全防护措施见表6－8。

表6－8　居家适老化设计中的安全防护措施

防跌防撞	地面防滑	高差警示	照明控制	紧急报警	适老家具	辅助行走	助浴如厕
安装帮助老年人起卧行的扶手	厕所、厨房、卧室、起居室等区域地面采用防滑地面	在过门石、凸出门框及其他有高差处粘贴高差警示标识	照明明亮柔和、开关联动，夜间自动照明	燃气、火灾报警器；紧急呼叫报警装置	适老沙发茶几、适老椅等，家具圆角、无棱角	根据老年人情况，配置拐杖、助行器、轮椅等，考虑空间通过性	根据老年人情况，安装助浴如厕安全扶手、配置浴凳等

3. 建筑物理环境

1）声环境

老年人对声环境的要求及改造措施见表6－9。

表6－9　老年人对声环境的要求及改造措施

老年人特点	对环境的要求	可实施的措施
怕吵，睡眠不好	建筑临街需有良好隔音	外墙隔音措施 提高窗户隔音性
	避免冰箱、空调室外机噪声	避免在老年人卧室内及附近布置此类电器设备
听力衰退，电视机收音机声音大，影响家人邻居	居室之间需有良好隔音	隔墙做好隔音 内装材料吸音 门的隔音
佩戴助听器	避免受电磁波影响	避免布置电磁设备

2）光环境

老年人对光环境的要求及改造措施如表6－10所示。

表 6 – 10 老年人对光环境的要求及改造措施

老年人特点	对环境的要求	可实施的措施
视力衰退、眼疾困扰；弱光下识别物体能力降低	充足的自然光，足够的阳光直射时长	选择朝南的起居室和卧室，避免建筑物遮挡
	足够的照度，光线较暗处需有照明	根据房间面积配置明亮、均匀、柔和的主光源；在鞋柜下、床下或走廊墙面下部区域安装感应夜灯
对光亮突变的适应力减弱	必要的局部照明，避免过大的反差、阴影和自身落影，实施两灯原则	需补充局部照明的区域：厨房操作台和水池厕所洗手台和化妆镜过道、转弯处、高差突变处床头、写字台等阅读处
对强光敏感	避免光线直射眼睛，避免地面墙面材料造成炫光	避免直射光、点光源避免选择反光较强的地面或墙面

3）热环境

老年人对热环境的要求及改造措施见表 6 – 11。

表 6 – 11 老年人对热环境的要求及改造措施

老年人特点	对环境的要求	可实施的措施
免疫力下降，体温调节能力下降	保持每个房间温度均衡，避免温度突变	冬季室内采暖要适度，北方推荐采用地暖北方地区外墙保温提高窗的保温密闭性卧室和厕所靠近，避免起夜时着凉
	通风良好，但不能吹风	注意床、沙发等老年人坐卧停留时间长的部位和窗的开启扇、空调的相对位置，避免直吹注意窗的开启扇位置，要易操作根据具体条件配置空气净化和新风系统
洗澡容易着凉	厕所采暖充足	可采取挂墙式暖气与三合一风暖 LED 照明相结合

4. 材料设施辅具

居家适老化改造涉及的材料设施辅具主要有装修材料、设施设备、老年辅具及生活用品。装修材料包括墙砖地砖、环保地板地胶、环保墙漆、卫浴洁具、适老橱柜、开关面板、吊顶隔墙及施工辅料；设施设备包括门、窗、暖气及灯具；老年辅具包括助餐、助行、如厕等类型辅具；生活用品包括收纳用品、清洁用品、餐厨用品、卫浴用品、视听用品、服装鞋帽及健康食品等。材料设施辅具首先应选择适合老年人使用的；同时，还应安全健康、便利舒适、美观智能。

5. 家具收纳设计

随着时间的积累，老年人的物品越来越多，而他们往往又不愿丢弃。每个居住空间有不同的功能要求，应按照收纳用品的使用方式、物品尺寸、使用频率加以设计，也要考虑老年人拿取方便，高处收纳大而轻的物品，低处收纳大而重的物品，容易拿取的位置收纳最常用的物品。

家具分为定制家具及成品家具两大类。定制家具通常用来收纳各类物品（表 6 - 12），成品家具主要用来满足老年人某方面生活功能需要（表 6 - 13）。

表 6 - 12　各个功能空间定制家具及其收纳物品

门厅	起居室	厨房	餐厅	厕所	卧室	阳台
鞋柜、多功能组合柜	电视组合柜、书柜、展示柜	橱柜	餐柜/酒柜	浴室柜、清洁柜	定制衣柜	储物柜、清洁柜、家庭园艺
收纳鞋子、外套、箱包、雨具、钥匙等	收纳纪念品、书籍、工艺品、日用品、影音娱乐设备	收纳餐具炊具刀具、粮食蔬果、调料、洗涤、厨房电器	收纳餐具、茶具、酒具、食品、茶叶、酒	收纳卫生盥洗、美容护肤、清洁用品、洗衣用品、脏衣篮	收纳四季衣物、被褥等床上用品、贵重物品	家中各种杂物、工具、清洁用品

表 6 - 13　各个功能空间常用成品家具

门厅	起居室	餐厅	卧室
鞋柜、换鞋凳	沙发、茶几、电视柜、展示柜	餐桌、餐椅、餐边柜	床、床头柜、书桌、写字椅、收纳斗柜、衣柜

6. 适老智能家居

随着互联网、物联网、大数据、云计算等的发展，伴随着"5G"时代的到来，人们的生活越来越离不开智能。适合老年人的智能家居产品能够给老年人的生活带来便利，给家人带来安心。适老智能家居主要包括智能安保、健康监测、环境智能及生活智能四个方面。智能安保包括语音紧急报警、智能门锁、燃气报警、水浸传感器、火灾报警、智能灶具等；健康监测包括可穿戴设备、身体指标测量、跌倒监控、空气检测等；环境智能包括智能门窗、空气净化、水净化软化、智能照明控制、门铃窗帘、传感器等；生活智能包括智能床/床垫、智能马桶、步入式浴缸、助起沙发、扫地机器人、智能垃圾桶等。

（三）各空间适老化设计要点

老年人室内居住环境主要包括门厅、起居室、餐厅、厨房、厕所、卧室、阳台七大空间。与其他年龄段的人相比，老年人在心理、生理以及行为特点上都有一定差异，因此其对空间大小、功能布局、家具选择及摆放的要求也会有所不同。各空间适老化设计应从老年人实际需要出发，以老年人体工学数据作为基础进行深入研究。

按照老年人是否在空间中完成特点动作，可将七大空间分为两大类型，第一类是门厅、厨房餐厅、厕所，另一类是起居室、卧室、阳台。老年人在第一类空间中完成特定动作的动线清晰，通常有固定的顺序，而这类空间相对较小，适老化设计应以保障老年人生活动线流畅、便利为原则，讲究精细化设计。第二类空间通常是为满足老年人日常生活功能，老年人大部分时间都在其中度过。这类空间的适老化设计需以满足老年人实际功能需要为原则，讲究部品适用且整体舒适。

1. 门厅

1）动线分析

门厅是联系室内室外的过渡空间，门厅面积虽然不大，但老年人要在其中完成许多动作。老年人进门后的活动动线为：关门－开关灯具（晚上）—放下手中物品—脱挂外套—坐下—探身取鞋—坐下换鞋—撑着扶手站起，出门的顺序大致相反。

2）适老化设计要点

为使老年人在进出门时在门厅的活动动线流畅、安全，门厅适老化设计要点如下：

（1）入户门考虑搬运大件家具或紧急救援时担架的通过，门洞宽度通常为 1 000～1 200 mm；加设低位观察孔，方便轮椅老年人使用；宜采用杆式门把手，易于抓握施力。

（2）在门扇开启侧留出不小于 400 mm 的墙垛（图 6－4），使轮椅老年人能够侧向接近门把手，完成开关门动作。

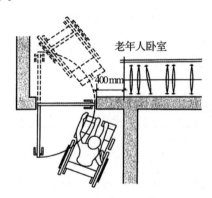

图 6－4 在门扇开启侧留出不小于 **400 mm** 的墙垛

（3）避免室内外地面及门槛形成高差，不得已时，采用倒坡脚（图 6－5）方式消除高差，确保老年人及轮椅能够顺利进出。

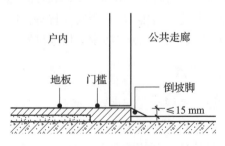

图 6－5 倒坡脚

（4）灯具开关宜设在门开启侧附近，兼顾一般老年人和轮椅老年人的使用要求，开关高度通常为距地面 1 100 ~ 1 200 mm，其设置如图 6 - 6 所示。

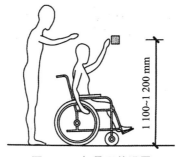

图 6 - 6　灯具开关设置

需设置鞋柜、带扶手鞋凳（图 6 - 7）、衣物挂钩；宜利用鞋柜上的台面用于放置钥匙、帽子、钱包等随身物品并可用于手扶支撑；鞋柜台面高度宜为 850 mm，鞋柜下方挑空 300 mm（图 6 - 8），鞋凳高度宜为 400 ~ 450 mm。

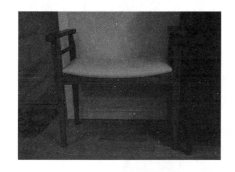

图 6 - 7　带扶手鞋凳

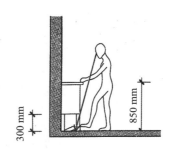

图 6 - 8　鞋柜下方挑空 300 mm

鞋凳旁边最好设置竖杆型扶手（图 6 - 9），扶手的形状要易于老年人把握，尽量采用竖杆型，并采用手感温润的表面材质，如木材、树脂等。

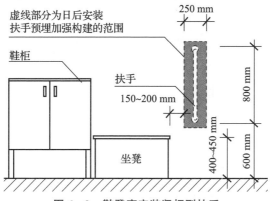

图 6 - 9　鞋凳旁安装竖杆型扶手

门厅通行宽度保证轮椅通过和护理人员的操作空间，一般不低于 1 000 mm；尽可能满足轮椅转圈的空间要求（直径 1 500 mm）。

2. 厕所

1）动线分析

厕所是老年居住环境中不可或缺的功能空间，特点是设备密集、使用频率高而空间有限。老年人在厕所主要完成盥洗、上厕所、洗澡、家务等多项操作，是最容易发生危险的场所。在进行适老化设计时，需着重考虑安全防护及方便使用。

以老年人入浴动线分析为例：进入厕所—脱放衣物—换洗澡拖鞋—打开水龙头—撑扶扶手坐到洗澡椅上—拿取洗发膏、沐浴液清洁（护理人员协助洗澡）—关闭水龙头—撑扶扶手站起—拿取浴巾擦拭—换干拖鞋—穿衣服—出厕所。

2）适老化设计要点

厕所应与卧室靠近。

做到干湿分离。干湿分离的通常做法是将淋浴区和浴缸临近布置，湿区集中，并尽量设置在厕所内侧，干区靠近门口，以免使用中穿行湿区。

厕所的门一般不宜采用内开门，而尽量选择推拉门（图6-10）和外开门。避免老年人在厕所内摔倒无法起身挡住内开门，无法施救；为保证轮椅顺利通行，门扇开启后有效通行净宽不应小于800 mm。

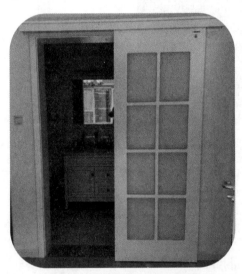

图6-10　厕所外挂式推拉门

消除厕所内部和门口高差。厕所地面高差通常有几种：①为保证厕所排水，有意降低厕所地面10~30 mm或过门石提高10~20 mm，或抬高厕所地面100~150 mm加大向内找坡。②同层排水方式，坐便器下水和地漏排水都走楼板之上，坐便器侧排管与主下水管接口很高，地面抬高150~250 mm不等。③采用蹲便器，地面上需有台阶。④厕所内布置淋浴房、浴缸，高差造成老年人入浴不便。第一种情况从技术上完全可以改造，厕所内外地面做平，保证找坡2%，去水顺畅，同时在干湿区分界处设置带形地漏，利于迅速排水（图6-11）；第二种情况比较复杂，可采用壁挂马桶降高差；第三种情况则应采取蹲改坐，选择专门的蹲改坐马桶；第四种情况建议老年人洗浴不选择淋浴房、浴缸，选择浴帘、浴杆、淋浴花洒的形式。

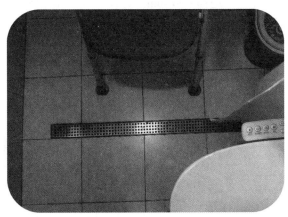

图 6 – 11　带形地漏

洗手盆中线距侧边的高起物不得小于 450 mm，保证老年人上肢的活动空间；洗手盆下部应适当留空，供轮椅老年人或坐姿洗漱时使用，留空高度不低于 650 mm，留空深度不小于 300 mm（图 6 – 12）；盥洗台前边沿可安装横向拉杆，利于轮椅使用者抓握借力靠近洗手盆；针对虽能步行，但下肢力量较弱、需要扶靠的老年人，宜在盥洗台侧边一定距离内设置扶手，当老年人双手被占用时，身体可以倚靠；洗手盆上方设置镜子并安装镜前灯，方便老年人修饰容颜。

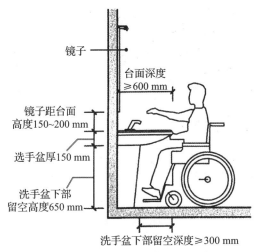

图 6 – 12　洗手盆下部留空尺寸

马桶前方和侧方均应留出一定空间，使照护人员能够在前侧方抱住老年人身体，帮助其擦拭、起身（图 6 – 13），如方便轮椅老年人靠近，其周边需留出更大空间；马桶常见高度为 400 ~ 450 mm，长度为 650 ~ 750 mm，马桶较矮时应更换合适高度的马桶或加装马桶支撑和抬起设备，协助老年人撑扶和起身；根据马桶区域的实际情况，安装安全扶手，辅助老年人起坐，扶手形式有 L 形扶手（图 6 – 14）、一字形扶手、U 形上翻扶手（图 6 – 15）等，当有偏瘫老年人使用时，需注意扶手安装的位置；手纸盒通常设置在距马桶前沿 100 ~ 200 mm、高度距地 500 ~ 600 mm 的范围内，保证老年人伸手可及；宜在马桶右手侧墙或后墙设置电源插座，高度距地面 400 mm，方便以后安装智能马座；宜在马桶前侧前方手能够到的范围内设置紧急呼叫器，高度距地面 500~600 mm，为了使老年人倒地后仍能使用，可加设拉绳，绳端距地 100 mm，也可选用智能语音呼叫器（图 6-16）。马桶上方可设置专门的照明灯具，以便观察排泄物状况。

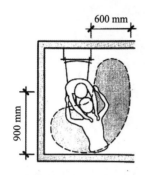

图 6-13　马桶前方和侧方应留出空间

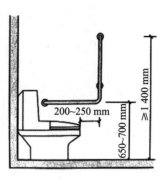

图 6-14　马桶侧前 L 形扶手安装尺寸

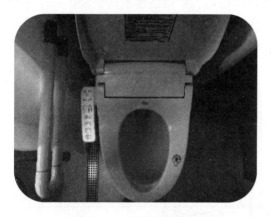

图 6-15　U 形上翻扶手

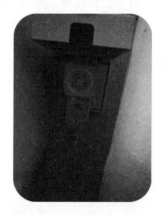

图 6-16　智能语音呼叫器

　　淋浴区需有持续扶手抓握，保证老年人进出过程中的安全。淋浴区侧墙上设置 L 形扶手或 135°扶手，便于老年人站姿或转换站坐姿时抓扶（图 6-17）；宜配置洗澡坐便两用椅或浴凳（图 6-18），让老年人坐姿洗浴。

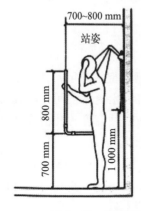

图 6-17　淋浴区侧墙上安装 L 形扶手

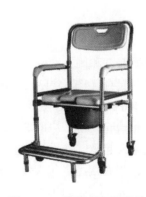

图 6-18　洗澡坐便两用椅

厕所地面应选用防水、防滑材质，湿区可局部采用防滑地垫加强防护作用。

厕所应争取直接对外开窗，以获得良好通风；老年人对温度变化和冷风较为敏感，尤其在洗浴时，需要保证适宜的室温。

应合理设计厕所的收纳。根据老年人盥洗、如厕、洗浴及家务的动线，科学合理设置收纳柜、毛巾架、浴巾架等，放置洗漱用品、毛巾浴巾及家务用具，达到使用方便的目的。

3. 厨房餐厅

1）动线分析

厨房餐厅主要是老年人备餐、就餐的区域，老年人在厨房的活动动线通常如下：从冰箱内拿取食材—洗（菜）—切（菜）—炒（菜）—端到餐桌—坐下就餐，应使老年人活动动线便捷、流畅，充分享受下厨的快乐。除用于就餐外，老年人往往还利用餐桌台面进行一些家务、娱乐活动，如择菜、打牌等。

2）适老化设计要点

厨房空间应有适宜的尺度，各种常用设备应安排紧凑，保证合理的操作流线，各操作流程交接顺畅，互不妨碍，如图 6 - 19 所示。

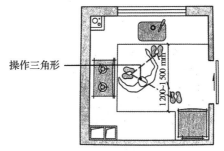

图 6 - 19　厨房内各种常用设备间应保证合理而短捷的操作流线

宜选择 U 形、L 形操作台。U 形、L 形操作台更适合坐轮椅的老年人使用，也更利于形成连续台面。操作台深度为 600~650 mm，高度控制在 800~850 mm，有条件时可采用升降式操作台；洗涤池、炉灶下部预留合适空间，允许老年人以坐姿操作或方便坐轮椅的老年人使用，留空高度不低于 650 mm，深度不低于 300 mm（图 6 - 20 和图 6 - 21）；操作台地柜下部抬高300 mm，便于轮椅脚踏板插入，也可避免老年人弯腰拿取较低位置的物品时摔倒。

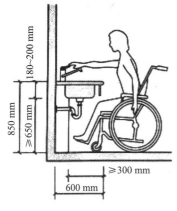

图 6 - 20　操作台下部预留合适空间

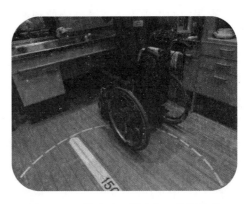

图 6 - 21　洗涤池下留空便于轮椅靠近

常用设备两侧留出合适的操作台面。洗涤池两侧均需留出操作台面，靠近高物一侧至少留出 150 mm 宽度，保证老年人进行洗涤操作的肢体活动空间，且避免水溅洒到高物表面；炉灶两侧留出操作台面，靠近高物一侧宽度不小于 200 mm；洗涤池与炉灶之间留出 600～1 200 mm 宽的操作台面，便于放置案板和常用的餐具等；洗涤池与冰箱之间设宽度为 300～600 mm 的操作台面，方便取放物品时换手。

可在吊柜下部加设中部柜或中部架，兼顾一般老年人和轮椅老年人取物的需要。设置在距地 1 200～1 600 mm 高度内，进深 200～250 mm，如图 6－22 所示。

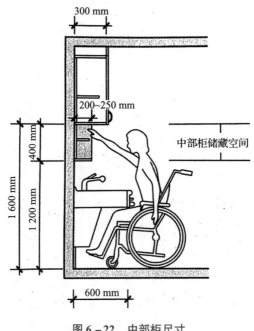

图 6－22　中部柜尺寸

对于一般老年人，两侧操作台之间通行及活动宽度不应小于 900 mm；对于使用助行器或轮椅的老年人，通行及活动区域的尺寸宜适当增加，保证轮椅进出、回转能有足够空间。

当老年人进入全护理阶段，需时刻有人照料时，厨房应做开敞式设计，做到视线通达，便于厨房内的护理人员或亲属顺便观察老年人情况。

可选择具有自动断火功能的炉灶，以免老年人忘记关火而发生危险；安装燃气泄漏报警器和火灾报警器。

餐厅与厨房宜临近布置，使上菜、取放餐具等活动更加便捷；可将餐厅与起居室连通，增加老年人与家人交流的机会。

宜使用大小可调的折叠式餐桌，老年人自用时可选择节省空间的形式，人多时可将餐桌加大；在餐桌临空一侧应留出轮椅用餐专座，餐桌下部留出轮椅老年人的容膝空间。

宜在餐桌附近设置餐柜，以满足老年人希望将零碎的常用物品摆放在明处的需要，方便老年人将用餐时常用的调味品、纸巾盒、牙签以及药品、水杯等杂物放于其上，餐间可随手拿取。

4. 起居室

1）功能需要

起居室是老年人进行聊天、待客等家庭活动和看电视、休闲健身等娱乐活动的主要场所。设计时，应迎合老年人的心理需要和活动能力，促进老年人及其家庭成员与外界环境之间的交流。

2）适老化设计要点

选择适合老年人使用的沙发（图6-23）。沙发不宜过软和过低，坐面进深不宜过大，避免老年人落座后起身困难；沙发两侧扶手需具有一定硬度，以便老年人起坐时撑扶；沙发靠背应较高，便于老年人颈部依靠。

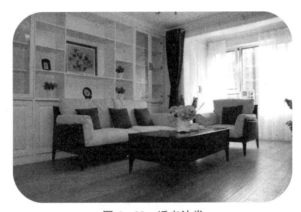

图6-23 适老沙发

沙发与电视机间的视距需合理。沙发前端和电视机间的距离一般为2~3 m。

茶几台面宜高于沙发坐面，可选择高度为550~600 mm茶几，这样老年人不必过于弯腰就能拿取茶几上的东西，且避免磕碰膝盖；前几与沙发之间的距离要大于300 mm，保证老年人顺利就座、通过而不会造成磕碰；前几与电视柜的间距要保证轮椅单向通过，至少为800 mm。

可在沙发一侧的边几上设置台灯，增加局部照明，便于老年人晚上泡脚、剪指（趾）甲。

起居室应重视通过性设计，在老年人活动动线上不要设置障碍物，以免绕行造成不便或绊脚造成磕碰（图6-24）；沙发旁预留专用于轮椅停放的位置，考虑其进出的便捷；起居室端头处适当放大，留出轮椅回转的空间。

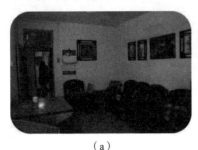 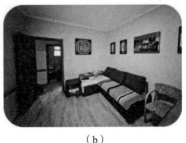

（a） （b）

图6-24 起居室的通过性改造

（a）改造前起居室通道上有桌子等障碍物；（b）改造后将通道上家具去掉

如果空间允许，可在靠窗区域设置日光及健身区，保证采光通风良好、视野开阔，便于老年人进行小幅度的肢体活动。

起居室地面宜选择木地板、防滑地砖或 PVC 防滑地胶等防滑、防反光、质软、易于清洁的材料，保证老年人安全和方便打扫。

5. 卧室

1）功能需要

卧室除承担老年人常规的睡眠功能外，往往还进行许多其他活动，例如阅读报纸、看电视、上网等。对于行动不便的卧床老年人而言，卧室更成为生活的主要场所。

2）适老化设计要点

卧室应有良好的通风和采光，还需注意隔绝噪声，尽量不要布置在电梯井附近，空调室外机的位置应防止离老年人的床头过近。营造舒适的休息环境对长期卧床老年人来说更加重要。

如有两位老年人居住，建议让他们分床休息或分房间休息，以免相互影响。

卧室中的床有多种摆放方式，通常可三边临空放置，也可以靠墙或靠窗放置。建议选择三边临空放置，这样不仅可以使老年人上下床方便，也便于整理床铺。当老年人需使用助行器或轮椅时，床周边应留出供使用助行器或轮椅的老年人接近的空间，床侧距其他家具之间距离不宜小于 800 mm，以保证轮椅通过。当老年人完全卧床时，床周边应留出护理人员的操作空间。床边宜设置足够多的台面，方便老年人伸手拿取物品。

床头设置双控开关，门侧和床头各有 1 个，方便老年人在床上操作，床边墙下部区域可设置人体感应夜灯，为老年人晚上起夜照明（图 6-25）。

卧室宜在床头设置紧急报警装置。

根据老年人的身体情况，有条件时，可设置导轨式吊架天轨（图 6-26），并将其延伸到厕所、厨房、起居室厅等区域。

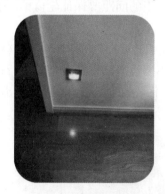 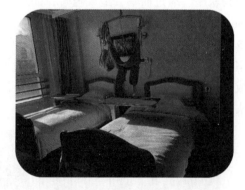

图 6-25　人体感应夜灯　　　　　图 6-26　天轨

6. 阳台

1）功能需要

阳台是为老年人提供晒太阳、锻炼身体、休闲娱乐以及收存杂物的场所。良好的阳台空间有助于加强老年人对外界信息的获取，对于延缓衰老、保持老年人身心健康有重要意义。

2）适老化设计要点

消除阳台与室内地面的高差，阳台与室内地面的高差通常有三种情况。情况1：土建阶段，阳台没有封闭的时候，避免雨水流向室内，阳台地平通常比室内地平略低，交接处形成坎。情况2：装修阶段，由于室内地面与阳台地面材质不同，交接处形成高差。情况3：阳台推拉门形成高坎。对于情况1和情况2，设计时，应事先考虑周到，也可采取一定措施加以找坡抹平。对于情况3，则需对门框附近进行一定处理，使高差小于15 mm，以便轮椅顺利通过。

合理划分生活阳台区域，避免空间浪费或成为废弃杂物的堆放区。可划分出活动区、洗涤晾晒区、植物展放区以及杂物存放区。活动区宜设置两把座椅，便于老年人交流；洗涤晾晒区留出摆放洗衣机的空间，并应设置上下水，可设置电动升降晾衣架；应在阳台留出摆放植物的空间，可为其设置专门的搁置台（图6-27）；宜对阳台的储存空间进行有效设计，对阳台的杂物进行分类储存，做到洁污分离，有效利用空间。

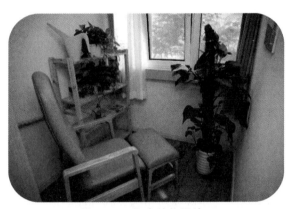

图6-27 阳台植物展放区

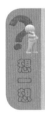

参观一个适老化改造样板间，总结其各个功能空间的适老化设计要点并思考可以改进的地方。

三、适老产品适配

（一）适老家具选配

选配成品家具时，首先应考虑其是否适老。常用的成品家具包括沙发、床、茶几、柜子、桌、椅等，在选配时，注意应无尖角、硬度合适、尺寸符合人体工学，符合老年人使用习惯，如抽屉分格方便老年人收纳不同物品（图6-28）。进行定制家具设计时，需考虑老年人不同的生活习惯和行为习惯。比如，老年人习惯折叠衣服收纳，所以定制衣柜需要多设置一些分层隔板。

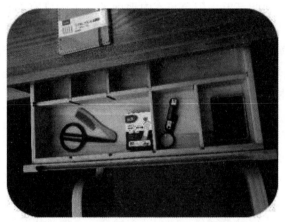

图6-28　抽屉分格方便老年人收纳不同物品

（二）康复辅具适配

讲究"适配"，不等于随意选购。具体需请康复专家对老年人身体能力情况做评估后给出康复建议，请辅具工程师给出适配方案，否则，若选择不合适，还有可能对老年人的身体造成损害，危害老年人的健康。

（三）智能设备配置

智能家居的普及程度越来越高，在适老改造中也需引起重视，可以根据实际条件适当采用。例如，家庭中的门禁设备、紧急呼叫系统、燃气探测器等，以及空调、灯光、窗帘等方面的自动控制系统等。在适老化改造中配置适宜的智能化系统，能够保障老年人安全、提高老年人操作便利性，但同时需注意智能设备的操作不能过于复杂、文字不能过小、色彩不能过多等问题，以免引起老年人的困惑，使智能设备起不到真正的作用，反而给老年人带来麻烦。智能化系统在适老化改造中设置的整体原则是让老年人易懂、易分辨、易操作。

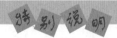

　　感谢北京易享生活健康科技有限公司为本章编者提供的企业实践机会，使编者积累了大量的真实案例和素材。本章中多数真实案例皆来自北京易享生活，特此说明！

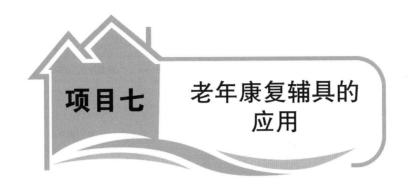

项目七　老年康复辅具的应用

【知识目标】

◇ 了解各类康复辅具的结构与功能；

◇ 熟悉各类康复辅具的种类与特点。

【能力目标】

◇ 能够选用合适的康复辅具应对日常护理工作；

◇ 能够正确使用各种类型的康复辅具。

【素质目标】

◇ 培养学生爱岗敬业、细心踏实、思维敏锐、用于创新的职业精神。

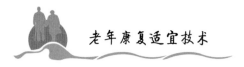
【思维导图】

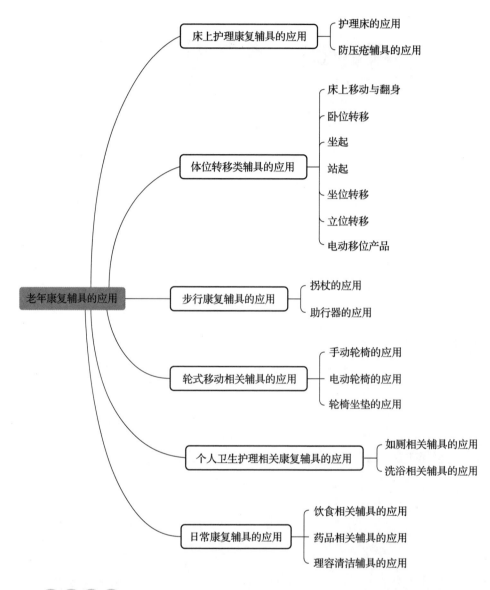

案例导入

张先生因脑出血被送到东方大学附属医院重症监护室，在抢救过程中，康复护士为他垫上防压疮床垫与摆位垫。20天后张先生转危为安，不过，原本健壮的张先生受损伤一侧的上下肢肌力为0，即便健康一侧，肢体的正常运动也受到了影响。康复护士利用护理床与移位机帮助张先生完成床至轮椅、床至坐便椅之间的转移，并利用护理型的轮椅移动他去往各个科室进行康复治疗。张先生运动功能逐渐恢复，在康复治疗师的帮助下学会了行走，但依然需要依靠助行器和矫形器。在作业治疗科进行康复时，张先生学会了利用左手餐勺与吸盘碗完成独立进食，也学会了利用穿衣辅具完成独立穿衣。3个月后，张先生出院回家，儿女们为他在家中安装了各类扶手，虽然身体功能仍然没有恢复如初，但他已经可以利用拐杖独立生活了……

【问题讨论】

1. 老年人常用辅助器具有哪些？
2. 辅助器具对于功能障碍者的意义有哪些？

任务一
床上护理康复辅具的应用

护理长期卧床的功能障碍者，对其家庭成员与护理人员都是一项艰巨的任务，护理人员往往要面对繁重的搬运工作，造成职业性的肢体劳损，同时，也为护理带来风险，发生跌落等问题。本任务介绍了在护理卧床的功能障碍者时可以使用的辅助器具，包括帮助护理人员进行体位与姿势变换的护理床；均匀压力，防止压疮，为护理人员减少翻身负担的防压疮床垫以及帮助护理人员进行功能障碍者移位的相关辅具。

了解辅助器具
和辅助器具
服务（上）

一、护理床的应用

护理床，顾名思义，即为便于护理的床，其使用对象一般为行动不便的人。以前护理床主要在医院中使用，而目前随着我国人口老龄化状况的迅速发展，很多老年人需要在家接受照顾，因此家用护理床的需要量越来越大。护理床的背部升降、腿部升降等功能，极大地方便了照顾者提供服务，使其更节力。另外，护理床的应用也扩大了使用者的活动空间和视野范围，对预防功能退化，促进康复具有十分重要的意义。

（一）护理床的结构

不同类型的护理床构造稍有差别，但总体来讲，其结构包括床身（床框）、床面、床头板、床尾板、床挡（护栏）、脚轮（有些家用护理床没有脚轮）等，有些护理床还配有小桌板、输液架等配件。护理床的结构如图7-1所示。

（二）护理床的功能及使用方法

目前，护理床的基本功能有起背、背膝联动、膝抬起、高度升降、下曲腿等，充分对应护理功能障碍者时需要满足的体位变换需要。

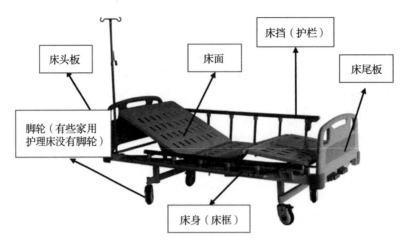

图7-1 护理床的结构

（三）护理床的种类与选择

根据护理床驱动方式，可将护理床分为手动护理床与电动护理床。手动护理床多需要照护者操作，而电动护理床则是照护者与被照护者均可操作，增强了被照护者的生活独立性。

护理床在选配是应该注意考虑以下几点：

1. 被照护者的身体情况

在选择护理床前，要对被照护者的身体情况进行综合评估，如每天卧床的时长，能够自立完成的体位变换动作有哪些，大、小便问题的处理方法，是否有压疮高风险，在医疗处理上有哪些特殊的要求，认知功能是否受损，是否有社会参与需要，等等。一般来说，护理床最常用到的功能包括背起和背降功能、抬腿和腿平功能以及整体升降功能，通过背起和背降功能、抬腿和腿平功能可改变使用者的体位，便于与人交流以及进餐、喝水、床上使用便器，这是每个被照护者都需要的，也是每个护理床都具备的功能，在此基础上若具备背膝联动功能则更好，可避免背部抬起时身体下滑；整体升降功能能够极大地节省照护者的体力，尤其适用于需长期接受照护的人。因此，若由于其他原因无法选择拥有更多功能的护理床时，应首选此三项功能。其他功能则视使用者的情况而定。若只是短期使用，可选择手动型护理床，价格会低很多；若使用时间较长，则最好选择电动，便于被照护者自行操作，也能减轻照护者的工作量。

2. 照护者的护理需要

在选择护理床前，还要对照护者的情况进行了解，如年龄，身体状况，能承担何种强度的工作，与被照护者的关系如何，在照护过程中遇到哪些问题无法解决，是否有能力使用护理床等。

3. 护理床使用环境

一方面，要考虑护理床对环境的需要，如房间的门宽是否可以通过护理床，房间的大小是否可以容纳护理床，在护理床边是否有照护者护理操作的空间，电动护理床连接的电源是否满足要求等。另一方面，还需要考虑不同使用环境对护理床的要求，比如，医疗机构可使用抗菌性更好的 ABS 材质护理床，而养老机构更适合可营造居家氛围的木制护理床，居家使用则可以抛弃脚轮的设计，使护理床更加稳固。

4. 经济能力

经济能力即所能承担的护理床的费用，需要提出的是，现在有些企业已经开始提供护理床租赁服务，这无疑是一个用较少的钱获得较大利益的最优选择，而且提供辅具的租赁服务也将是我国老年康复辅具行业发展的主要趋势。

二、防压疮辅具的应用

（一）防压疮辅具的功能

压疮是指皮肤和/或皮下组织的局部损伤，通常位于骨隆突处，由强和/或持久的压力或压力联合剪切力所致，或与医疗器械或其他器具相关。一旦形成压疮，不仅给患者带来痛苦，加重病情，延长康复时间，严重时可因继发感染引起败血症而危及患者生命。相比于费用高昂、患者痛苦的医学治疗，加强翻身护理，预防压疮的发生十分重要，然而，频繁的翻身不仅伴随着护理强度增加，也为患者带来痛苦，所以使用防压疮辅具辅助压疮的预防及治疗变得十分必要。

防压疮辅具通过均压材料的特性与符合人体工学的形状设计，可以减少支持表面的压力、摩擦力与剪切力，同时，辅具表面材料防水、透气、降温的特性改善支持面的微环境，最大程度减少压疮的发生。

（二）防压疮辅具的种类与结构

1. 体位垫

体位垫（图7-2）由聚氨酯泡沫、凝胶、泡沫粒子等材料制成，放置于患者身下，在保持患者良好的肢体位置，避免畸形的同时，减少压力性损伤的发生。常见的种类有：

凝胶体位垫，常用于手术室，在长时间手术过程中为手术患者提供良好的体位固定，最大限度暴露术野，最大限度分散压力；楔形垫，三角柱状垫子，楔形垫一般一侧为30°角，用于在翻身至侧卧位时支持被照护者脊柱，减少压力性损伤的发生；足部减压垫，被照护者平躺时放置于其小腿或大腿下方，将足跟抬离地面悬空，踝关节保持于功能位，尽可能减少足跟受压损伤与踝关节跖屈畸形；粒子摆位垫，由不同大小、形状的垫子构成，用于不同的身体部位，内部填充泡沫粒子与少量空气起到均压作用，帮助功能障碍者保持良好体位，避免关节畸形，缓解肌肉紧张，同时进行压力分散，非常适合卒中患者的早期康复。

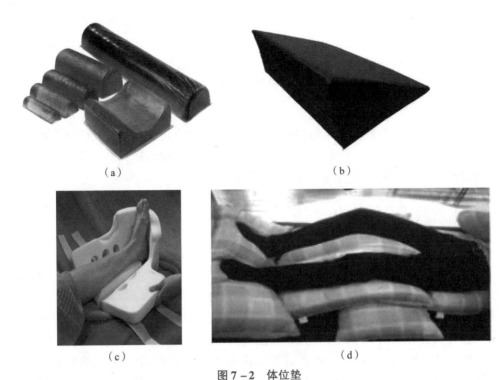

图 7 - 2　体位垫

（a）凝胶体位垫；（b）楔形垫；（c）足部减压垫；（d）粒子摆位垫

2. 减压床垫

使用有效的减压床垫后可延长翻身频率至每次 4 h，对不能够有规律翻身或翻身会导致生命体征改变的个体，应考虑使用减压床垫。减压床垫按照产品的材质分，可分为海绵垫、凝胶垫、空气垫；按照产品动力性可分为静止型床垫与波动型床垫；按照铺设方式分，可分为覆盖式床垫与替代式床垫，覆盖式床垫一般比较薄，覆盖于原有床垫之上配合使用，但在使用时应注意两层床垫的总体厚度不宜过厚，否则，容易导致病患翻出护理床栏杆；替代式床垫由于厚度较大，可以替代普通床垫单独使用，以取得更好的减压效果。

任务二
体位转移类辅具的应用

丧失移位能力的被照护者往往导致照护者的沉重的身体与心理负担，许多照护者由于无力移动他们而任其长期卧床，导致其生活质量急剧下降，甚至引发压疮等并发症导致死亡；而日复一日的移位照护，又使照护者饱受腰痛、膝痛等疲劳性疾病的困扰。另外，被照护者在被人徒手移动时，往往会产生心里不适，尤其是照护者是陌生人时，而不恰当的护理也容易引发其跌落，导致二次伤害的发生，所以选择合适的康复辅具是非常有必要的，它可以减轻照护者的护理强度，保证护理安全，从而提高被照护者生活质量。

一、床上移动与翻身

滑动布：使用摩擦系数很小的尼龙材质制成，通过减小被照护者与床面之间的摩擦，使照护者省力的完成床上移动与翻身动作，同时，减少护理时摩擦力的产生，降低压疮产业的风险，其种类如图 7 - 3。

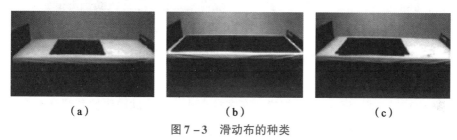

（a）　　　　　　　　　　　（b）　　　　　　　　　　　（c）

图 7 - 3　滑动布的种类

（a）筒形超薄移位滑动布 S；（b）筒形超薄移位滑动布 L；（c）单层移位护理滑动布 S

二、卧位转移

搬运垫/卧位转移板：用于移动卧床无法坐起的被照护者，进行床 - 床转移时使用。将搬运垫/卧位转移板插入被照护者身体与床面之间，由两人在左右侧抬起被照护者进行转移，如图 7 - 4 所示。

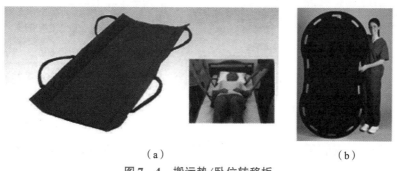

（a）　　　　　　　　　　　　　　（b）

图 7 - 4　搬运垫/卧位转移板

（a）搬运垫；（b）卧位转移板

三、坐起

（1）起身绳梯/拉带：将起身绳梯/拉带一段固定在床尾，被照护者可以拉着 4 个连续的套环/拉杆起身，适用于上肢力量较足的被照护者使用，如图 7 - 5 所示。

（2）起床架/吊环：安装于床边或床上的起床吊环，用户将手抬起拉住吊环向上即可完成起床动作，适用于上肢力量较足的被照护者使用，如图 7 - 6 所示。

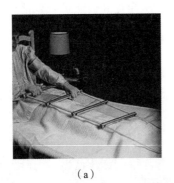
（a）

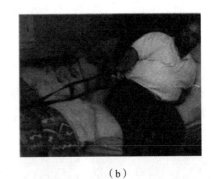
（b）

图7-5　起身绳梯/拉带

（a）起身绳梯；（b）拉带

（3）床边护栏：固定于床边的护栏，有多种款式，可协助被照护者翻身、移动、坐起甚至站起，如图7-7所示。

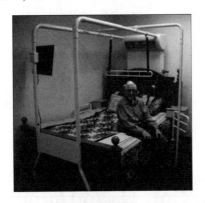

图7-6　起床架/吊环

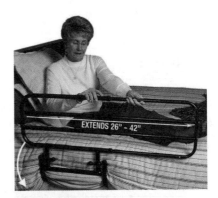

图7-7　床边护栏

四、站起

床边起立扶手：安装于床上或床边，供被照护者站起时撑扶，如图7-8所示。

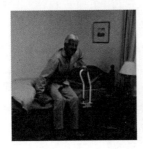
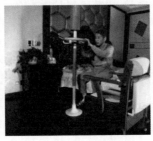

图7-8　床边起立扶手

五、坐位转移

坐位转移通常使用转移板与转移腰带，如图7-9所示。

（1）转移板：坐位转移时（如轮椅-床转移，轮椅-座便器转移）使用，帮助被照护者减少不同位置间转移的落差，减少移位平面的间隙，减少滑动摩擦力。

（2）转移腰带：固定在被照护者腰部，转移过程中，照护者握住转移腰带手柄，辅助转移，也可用于辅助行走。

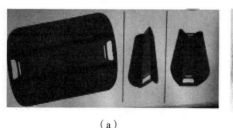 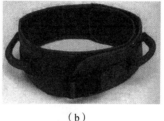

（a）　　　　　　　　　　　（b）

图7-9　转移板与转移腰带

（a）转移板；（b）转移腰带

六、立位转移

移位车：可帮助被照护者实现床、座椅、轮椅、座便器之间的安全转移。使用时被照护者站立于移位车上，放下座位板，通过座位板和小腿支撑板保持被照护者半坐位进行移动。适用于有站起能力且站立位稳定性较好的被照护者使用，如图7-10。

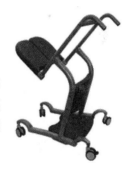

图7-10　移位车

七、电动移位产品

电动移位产品（图7-11）种类较多，根据移位功能可将其分为坐位转立位移动、坐位移动、半卧位移动和卧位移动。目前，国内较为常用的是移动吊臂，根据其形式不同可分为床边固定式、据置式、天轨式、地面行走式，如图7-12所示。四类各有利弊：床边固定式使用较为方便，但每台设备只能供一个床位使用，同时，对床边墙面承重性要求较高；据置式对环境要求不多，可多张床共用，但占地较大，移动不便；天轨式移位吊臂对空间大小要求较低，但只能在安装有轨道的范围内使用，灵活性较低，费用较高；地面移动式移位机对空间要求较高，居室内必须留出移位吊臂的回转空间，使用起来较为麻烦，但多个空间均可使用，灵活性较高。养老机构可根据建筑与运营需要对移动吊臂进行选择。

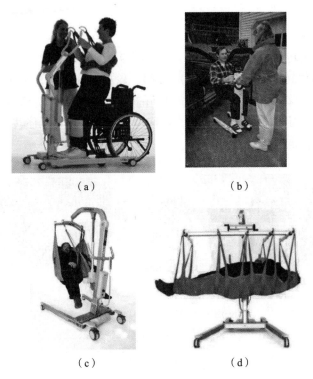

图 7 – 11　电动移位产品

（a）坐位转立位移动；（b）坐位移动；（c）半卧位移动；（d）卧位移动

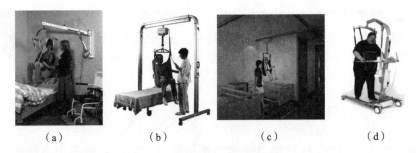

图 7 – 12　不同形式的移动吊臂

（a）床边固定式；（b）据置式；（c）天轨式；（d）地面行走式

任务三
步行康复辅具的应用

了解辅助器具和辅助器具服务（下）

一、拐杖的应用

（一）拐杖的种类

拐杖可分为手杖、前臂拐、腋拐和平台拐等。

1. 手杖

手杖是一种可供使用者单侧手扶持以助行走的工具，可分为单足手杖与多足手杖，单足手杖与地面仅有一个接触点，好处在于轻巧且适合上下楼梯，但由于提供支撑与平衡作用较少，适用于握力好、上肢支撑力强的使用者，平衡功能较好的使用者。多足手杖：与地面有3~4个接触点，由于底面积较大，所以能提供比单足手杖更好的支撑与稳定性，适用于平衡能力欠佳而用单足手杖不安全的使用者，如图7-13所示。

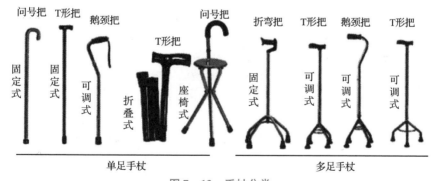

图7-13 手杖分类

2. 前臂拐

又称肘拐，把手的位置和支柱的长度可以调节，夹住前臂的臂套通常为折叶形式，有前开口和侧开口两种。此拐可单用也可双用，一般可减少下肢40%~50%的负重，可提供较好的腕部稳定性，如图7-14（a）所示。

3. 腋拐

腋拐由腋托、把手、侧弓、调节杆、橡皮头（拐杖头）、调节螺丝及螺栓等部分组成。腋托上一般装有海绵套，避免使用者在腋窝处严重压迫神经。具有较好减轻下肢承重、保持身体平衡、协助站立及步行的作用。此拐可单用也可双用，一般可减少下肢80%的负重，如图7-14（b）所示。

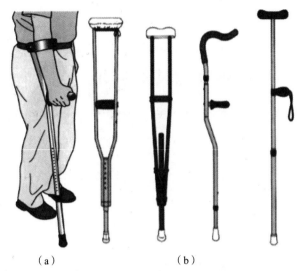

图 7 – 14　前臂拐与腋拐

（a）前臂拐；（b）腋拐

4. 平台杖

平台杖又称类风湿拐或前臂支撑杖，有固定带，可将前臂固定在平台式前臂托上，前臂托前方有一把手。适用于类风湿性关节炎、烧伤、肱三头肌无力及手部变形而无法用手支撑行走者，如图 7 – 15 所示。

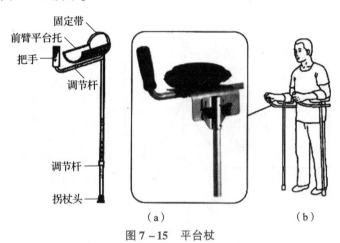

固定带

前臂平台托

把手

调节杆

调节杆

拐杖头

（a）　　　　　　　　　　　　　（b）

图 7 – 15　平台杖

（a）平台杖的基本结构；（b）平台杖的使用

（二）拐杖的选配

选配合适长度的拐杖是保障使用者安全并最大限度发挥拐杖功能的关键。

1. 手杖的长度

正确的手杖长度是当使用者直立且手杖着地时，手肘应弯曲 20°～30°，目的在于使手能自由向前活动，而不引起身体重心的改变，如图 7 – 16 所示。

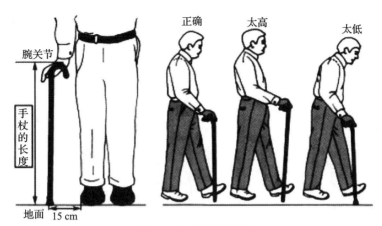

图 7 – 16 手杖的长度

2. 前臂拐的长度

前臂拐长度是肘关节下 2.5 cm 处至第五足趾外 15 cm 处的距离，即图 7 – 17 中 a 与 b 合起来的距离，两边的手握柄的高度要能使肘关节弯曲 20° ~ 30°。

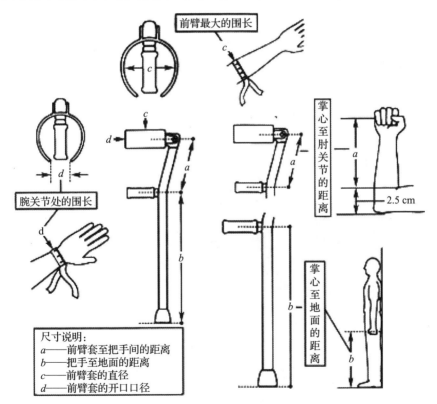

尺寸说明：
a——前臂套至把手间的距离
b——把手至地面的距离
c——前臂套的直径
d——前臂套的开口口径

图 7 – 17 前臂杖的长度

3. 腋拐的长度

确定腋拐长度可选择为站立位，从腋下 5 cm 处量至第五脚趾外 15 cm 的长度；腋托（腋托一般包有海绵）顶部与腋窝的距离应有 5 cm 或三横指，过高会压迫臂丛的血管和神经，过低则不能抵住侧胸壁，失去稳定肩部作用，而且导致走路姿势不佳。腋托至把手的高度为：伸腕握住把手时，肘关节呈 30° 屈曲，腋下至掌心或股骨大转子的高度，如图 7 - 18 所示。

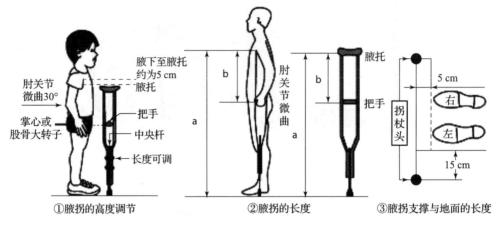

图 7 - 18　腋拐的长度

（三）拐杖的使用

1. 手杖的使用方法

手杖应拿在患足的对侧手上，行走顺序为：一杖—二患—三健，即手杖先向前—再迈患侧腿—最后迈健侧腿，如图 7 - 19 所示。上下楼梯时，则遵守好上坏下，即健侧先上，患侧先下的原则，如图 7 - 20 所示。

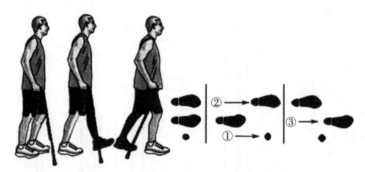

图 7 - 19　手杖的使用方法——三点步

使用手杖坐下/站起，坐之前，先移动身子，使小腿后面正好碰到椅子边缘，手杖放置一旁，在椅子边上，然后双手向后摸到并抓住椅子扶手或者椅子座位，慢慢地下降身子到椅子上，将身体重量尽量分担到健侧腿上，并且双手用力支撑，必要时可移动背部靠在椅子上。使用手杖站起：在站起之前，先将手杖移动至椅子扶手边上或者直接握在手中（健侧手），移动身体，靠近椅子边缘，向下支撑椅子扶手或者椅子表面，然后身体轻微向前倾，将患足稍微置向前，然后用健侧腿支撑站起，站起后，保持身体稳定，如图 7 - 21 所示。

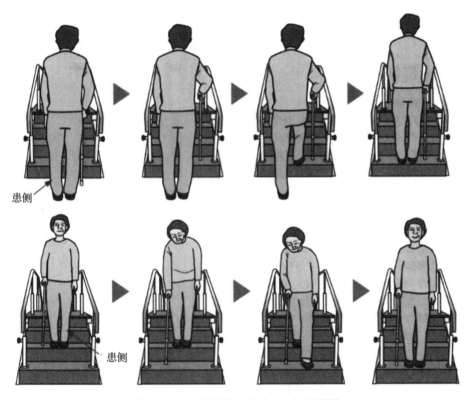

图 7 – 20　手杖的使用方法——上下楼梯

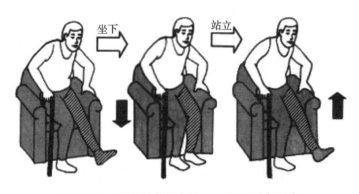

图 7 – 21　手杖的使用方法——坐下/站起示意

2. 腋拐的使用方法

当握力、前臂力较弱时，可以使用腋拐或前臂拐。前臂拐的使用方法与腋拐的基本相同，既可以单用，也可以双用。单用时步行方法同手杖，双用时可以使用四点步、三点步、二点步、摆至步、摆过步等方法。

四点步：一右拐—二左腿—三左拐—四右脚，即先伸出右侧腋拐，然后迈出左腿，再伸出左侧腋拐，最后迈出右腿（图 7 – 22）。此方法稳定性好，练习难度低，步行速度较慢，适用于有双下肢运动功能障碍的使用者。

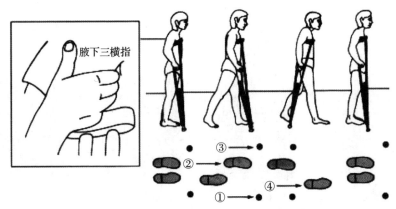

图 7 - 22　腋拐的使用方法——四点步示意

三点步：先将肌力较差的一侧脚和两侧腋拐同时伸出，再将对侧足（肌力较好的一侧）伸出（图 7 - 23）。此方法步行速度快，稳定性良好，适用于有单侧下肢运动功能障碍的使用者。

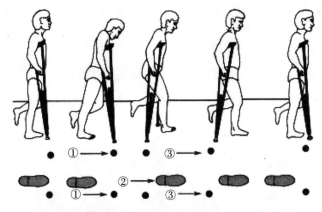

图 7 - 23　腋拐的使用方法——三点步示意

两点步：一侧腋拐和对侧足同时伸出，再将余下的腋拐和足伸出（图 7 - 24）。此方法是在四点步的基础上进行练习的，其稳定性不如四点步，步行环境与摆过步相同。

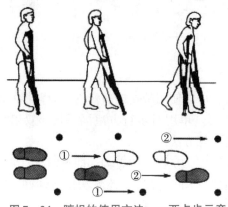

图 7 - 24　腋拐的使用方法——两点步示意

摆过步与摆至步（图7-25）：摆过步，行进时，双侧拐同时向前方伸出，使用者支撑把手，使身体重心前移，利用上肢支撑力使双足离地，下肢向前摆动，双足在拐杖着地点前方位置着地，再将双拐向前伸出取得平衡；摆至步，同时伸出两支腋拐，支撑并向前摆身体使双足同时拖地向前，到达腋拐落地点附近。摆过步与摆至步相似，但双足不拖地，而是在空中摆向前，双足着地点必须超过双拐的连线，落在双拐的前方，故步幅较大、速度快、姿势轻快美观，要求使用者的躯干和上肢控制力必须较好，否则容易跌倒，适用于路面宽阔、行人较少的场合，一般用于患者恢复后期的步态训练。摆至步双足着地点不能超过双拐的连线，摆至步主要利用背阔肌来完成，步行稳定，具有实用性，但速度较慢，适用于道路不平、人多、拥挤的场合下使用。

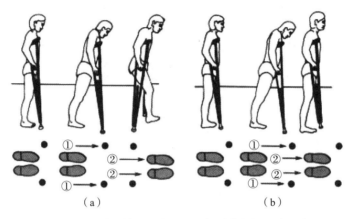

图7-25 腋拐的使用方法——摆过步与摆至步示意
（a）摆过步；（b）摆至步

起身站立与坐下（图7-26）：起身站立，在站立前，请先确定椅子或床是否稳定牢固，正常腿支撑在地面上，身体向前移动到椅子或床的边缘，再将双拐并拢合在一起，用患腿一侧的手握住腋拐手柄，健侧的手扶住椅子扶手或床沿，两手一起支撑用力，同时，健肢发力站起，保持站稳；坐下，身体向后慢慢退，直到正常侧的腿碰到椅子或者床的边缘，保持体重在正常腿上，将双拐并拢合在一起，用患腿一侧的手握住腋拐手柄，健侧的手放到椅子或床沿上，然后弯曲健侧膝盖，慢慢坐下，坐下过程慢慢来，始终保持双拐放在椅子旁边。

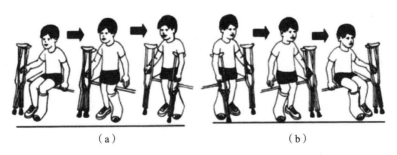

图7-26 腋拐的使用方法——起身站立与坐下示意
（a）站立；（b）坐下

使用腋拐上/下楼梯或台阶（图7-27）：如果台阶或楼梯有扶手，尽量利用扶手。将两个腋拐合在一起，用远离楼梯扶手一侧的手握住，另一手扶住楼梯扶手，身体尽量靠近扶手，上下没有扶手的楼梯时，两手各持一腋拐，如同行走时一样。上楼梯/台阶：准备上楼时，移动身体靠近最底层的一级楼梯，两手各持一腋拐，同时支撑，将正常腿向前跨上一级楼梯，体重保持支撑在正常腿上，再移动双拐和患腿上到同一级楼梯，不断重复，一级一级上楼梯，不要太急。下楼梯台阶：移动身体靠近待下楼梯的边缘，两手各持一腋拐，将双拐移至下一级楼梯上，同时，患腿跟上，双手支撑稳定后，重心下移，再移动正常腿下一级楼梯，不断重复，一级一级下楼梯，不要太急。上楼/台阶时，如果有人协助，请协助人站在使用者身后保护。下楼/台阶时，如果有人协助，请协助人站在使用者前面保护。

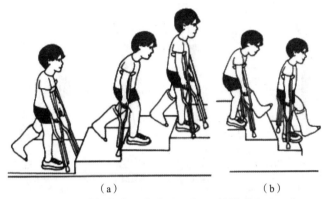

（a）　　　　　　　　　　　　　　（b）

图7-27　腋拐的使用方法——上/下楼梯或台阶示意

（a）上楼梯/台阶；B. 下楼梯/台阶

通过门口：请先确保大门有足够的空间允许你的双足和双拐通过。打开门之后，先将靠近门一侧的腋拐脚顶住大门，然后通过门口。

二、助行器的应用

（一）助行器的种类

助行器（Walker）也称助行架（Walking frame），助行器是使用较为广泛的一种助步行走工具，它是一方框形、四角（三角）架的金属制辅助步行的器具。它可将部分体重经由上肢转移到助行器上，而减轻双脚的负担，同时，使用它们可扩大整体的底面积，增加稳定性。而在所有的步行辅助器中，助行器所能提供的支持力及稳定度最大，但越稳定的辅助器具，转移越不容易，所以行走速度也最慢。助行器的主要功能为：①有助于行走，缓解疼痛；②有助于保持平衡；③肌肉无力时有助于支撑身体；④有助于减少患腿负重；⑤使用双拐较为吃力；⑥有助于恢复正常行走步态。助行器主要适用于平衡能力差、使用拐杖不稳定的使用者，如下肢受伤或手术后使用拐杖较为吃力的使用者，步态不稳、腿脚无力的患者等。助行器可以移动、携带、折叠，可在户外及室内等较平坦的地方使用，不适用于上下楼梯。助行器按结构分为框式、轮式和平台式等；按支撑方式分为手撑式、手扶式和臂支撑式等。其常用的类型如图7-28。

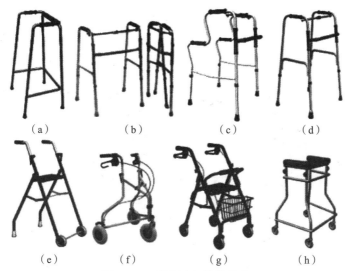

图 7 – 28　常用助行器的种类

（a）固定式；（b）折叠式；（c）阶梯式；（d）交互式；（e）两轮式；（f）三轮式；（g）四轮式；（h）平台式

（二）助行器的选配

助行器高度的调节：使用助行器时，使用者首先要根据自己身高和自身状况进行高度调节。身体直立，以肘关节屈曲 $20° \sim 30°$ 的状态手持助行器，使助行器的高度与身体大转子（关节突起部位）保持水平位置。助行器的高度是通过腿部的伸缩杆来进行调节的，如图 7 – 29 所示。

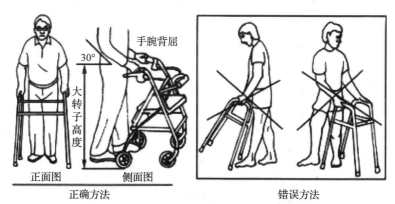

图 7 – 29　助行器高度的调节方法示意

（三）助行器的使用

正确姿势：①行走前先穿好鞋；②身体站直站稳，双目视前；③将助行器置于面前，人站框中，左右两边包围保护；④两手握住助行器的扶手；⑤将助行器高度调整为：双臂自然下垂时，双肘可以稍弯曲，手柄恰在手腕高度，这样做，行走时可以降低肩背部负重受力，减少劳损。

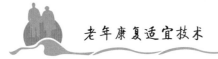
使用助行器行走，用三点步法：①助行器置于面前，站立框中，左右两边包围；②双手持扶手向前移动助行器约一步距离，将助行器四个脚放置地上摆稳；③双手支撑握住扶手，患腿向前摆动，重心前移；④稳定后移动正常腿向前一步，可适当落在患腿前方；⑤重复这些步骤，向前行走（移动：助行器—患腿—健腿），如图 7-30 所示。

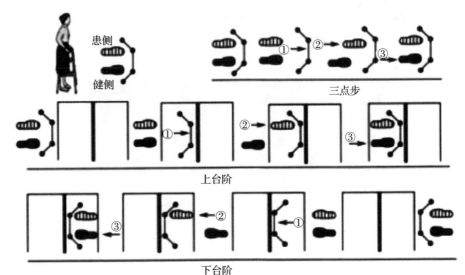

图 7-30　使用助行器行走和上/下台阶示意

使用助行器上/下台阶：①上台阶，行走到台阶边，尽可能靠近，站稳后，双手扶住把手移动助行器，具体是助行器—患腿—健腿，即助行器先上一级台阶，再移动患腿上一级台阶（不负重），最后移动健腿上一级台阶；②下台阶，先移动助行器靠近台阶，双手扶住把手移动助行器，具体是助行器—患腿—健腿，即助行器先下一级台阶，再移动患腿向下，最后健腿下来。

使用助行器坐下/起身站立：①移步到待坐椅子前，扶住助行器，背对椅子；②后移健腿，使腿后方碰到椅子；③患腿略滑向前伸；④双手向后扶住椅子扶手，重心后移；⑤慢慢弯曲健腿，坐到椅子上；⑥反过来做可以起身站立，如图 7-31 所示。

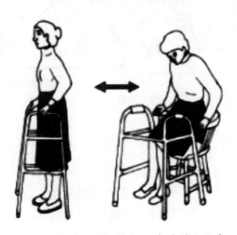

图 7-31　使用助行器坐下/起身站立示意

助行器使用的注意事项：①使用助行器前，应先检查一下助行器有否伤痕，折叠关节、调节钮、脚垫和脚轮是否完整牢靠，以保证安全；②行走前检查助行器的脚垫是否老化磨损，发现问题及时更换；③检查助行器的四个脚是否同样高度，确保平稳；④行走时不要穿拖鞋或高跟鞋，尽量穿着有牢固保护的鞋子；⑤行走时不要把助行器放得太靠前，否则容易摔倒，一般以自己正常行走一步的距离为宜；⑥坐下和起身时不要倚靠或压在助行器上，否则容易使助行器翻倒；⑦避免在湿滑的路面上行走，如果不可避免，请放慢步伐；⑧地面上如有地毯、电线之类的东西容易绊倒摔跤，应避免在这些东西上行走；⑨定期对助行器及其附件（轮子、螺丝、橡胶垫等）进行检查，发现问题及时更新。

任务四
轮式移动相关辅具的应用

　　轮椅是常用的康复辅助器具之一，能够帮助使用者获取移动能力。轮椅使用的最终目标是确保使用者最大限度地实现独立的个人移动，实现融入社会的需要并享受高质量的生活。随着我国老龄人口群体规模的扩大，以及广大人民对美好物质文化生活的追求不断增强，对于借助轮式移动康复辅助器具实现移动的要求更为迫切。从应对老龄群体轮椅产品的分类来看，轮椅可以分为手动轮椅、电动轮椅、代步车三个大类，可以满足不同需要使用者对于工作和生活的移动要求。坐姿调整、单手操控、站立轮椅——市场上的轮椅已经从功能层面为广大受众提供了丰富的选择，能够为有需要的个人提供一台合适的轮椅。

　　现代轮椅的结构包括一个椅座、四个车轮以及一组轮椅靠背后方助推用的手推杆。在现代轮椅应用的早期，轮椅驱动主要由照护人员推行来完成，但带来的问题是仅有少部分人能够承受照护人员昂贵的服务费用。随着应用需要的增强，现代轮椅逐渐通过设计改进形成了可以自驱动的带手轮圈轮椅结构。近年来，随着机电技术的发展，带有电动马达动力系统的电动轮椅在市面上越来越常见，而在平地移动需要得到满足后，能够承载轮椅的爬楼机也开始出现，更好地解决人们的出行难题。随着材料领域技术的不断发展，更多专业级、功能特性突出的轮椅产品将在市场上涌现，精细化满足不同群体的需要。

一、手动轮椅的应用

（一）手动轮椅的结构

　　轮椅是为行走或移动困难者（以下简称"用户"）提供轮式移动和座椅支撑的设备，手动轮椅泛指借助人力推行的轮椅。手动轮椅一般由身体支撑系统、推进系统、转向系统和制动系统以及一些提供附加功能的附件共同构成。

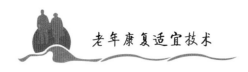

（二）手动轮椅的尺寸选择

基于用户实际身体尺寸的测量数据，同时，评估用户的关节活动度，尤其是髋、膝关节和肩、肘关节的屈曲伸展状况，以及考虑用户维持坐姿平衡的能力，最终确定所需轮椅的尺寸。轮椅可供选择的配件较多，对应的需要确定的尺寸也较多。根据世界卫生组织要求，最基本的需要确定的轮椅尺寸包括座宽、座深、座高、靠背高度。

1. 轮椅座宽的确定

在用户坐姿状态下，测量前检查轮椅用户的衣着，保证口袋内无其他杂物。测量臀部或者大腿最宽部位的距离。为保证测量准确，需借助于大游标卡尺或者两块硬纸板等工具测量。对于老年人，需要在测量数据上再加 5 cm，即坐下以后两边各有 2.5 cm 的空隙。座位太窄，上下轮椅比较困难，臀部及大腿组织受到压迫；座位太宽则不易坐稳，操纵轮椅不方便，双上肢易疲劳，进出大门也有困难。

通常，为了便于出入，轮椅的宽度应尽量窄，但前提是用户不感觉髋部或大腿部受到挤压。增加座位宽度就意味着增加轮椅的总宽度。如果用户想要自己的轮椅有较好的静态稳定性，则应选择宽度较大的轮椅。

2. 轮椅座深（长）的确定

在用户坐姿状态下，测量从骨盆后部到腘窝的直线距离，将测量结果减 5 cm 作为座深数据。测量过程中要保证两条腿的均被测定。若两条腿的测量值不同，则需检查用户的骨盆是否处于水平坐直状态。若调整后仍不同，则依据短的一侧确定参数。若座位太短，用户体重将主要落在坐骨上，易造成局部易受压过多；若座位太长，则会压迫腘窝部影响局部的血液循环，并易刺激该部皮肤。对大腿较短或有髋、膝屈曲挛缩的用户，则使用端坐位较好。

3. 轮椅座面相对于脚托（蹬）的高度确定

在用户坐姿状态下，测量腘窝沿小腿侧面到足底（或鞋底，通常建议用户穿鞋）的距离，两条腿均需测量。对于用脚推行的用户即为轮椅座高。

轮椅座位应有足够的高度让用户的双腿能舒适地放在脚托上，但又不能太高，以便让用户的双腿能放在桌子下。一些用户宁愿坐得高一些以便和其他坐着或站着的人更能面对面地交流。脚托部件的长度通常是可以调节的，用户选择满足自己要求的脚托部件后，在调节时应在脚托板留有至少 5 cm 的间隙，避免碰撞地面上的凸出物。在允许的情况下，应确保用户脚踝屈曲 90°。

4. 靠背高度的确定

测量椅座到用户胸腔下缘的距离，以确定低靠背的位置；测量椅座到肩胛下骨的垂直距离，以确定高靠背的位置。靠背越高，越稳定，靠背越低，上身及上肢的活动就越大。

（三）手动轮椅的使用

手动轮椅的使用主要包括驱动、转向、上下坡道、上下楼梯等基本操作，以及一些转移操作。

1. 平地推行轮椅

正确推行轮椅方式的为从 10 点钟向 2 点钟位置用长且连贯的动作推行，这样更省力，如图 7 - 32（a）所示。

2. 转向

转向包括两种方式，第一种为握住一侧手推圈，同时，驱动另一侧手轮圈，该方法转向的回转半径较大。第二种为双手同时向相反方向驱动手轮圈，这种方法转向快速且回转半径较小，如图 7 - 32（b）所示。

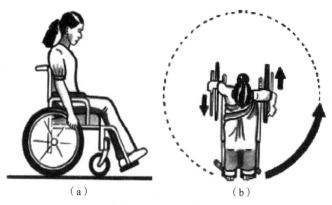

（a）　　　　　　　　　　　　（b）

图 7 - 32　平地推行轮椅与转向

（a）平地推行轮椅；（b）转向

3. 上坡道

上坡道时要有照护人员帮助，使用者坐稳扶好后，照护人员均匀用力向前推，保证平稳上坡，如图 7 - 33（a）所示。

4. 下坡道

下坡道时需由照护人员协助，采用倒退下坡的方式进行。使用者坐稳扶好，照护人员身体靠近轮椅，缓慢倒退下坡，注意观察下坡路线，保证缓慢平稳下坡，如图 7 - 33（b）所示。

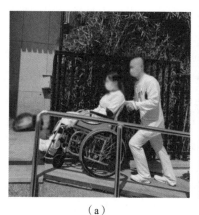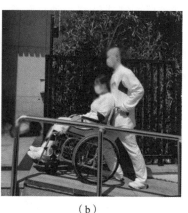

（a）　　　　　　　　　　　　（b）

图 7 - 33　上坡道与下坡道

（a）上坡道；（b）下坡道

5. 上台阶

上台阶应由照护人员操作，使用者坐稳扶好，照护人员一脚踩轮椅后侧倾倒杆，以两后轮为支点，使前轮翘起移上台阶，将前轮放置在台阶上，再以前轮为支点，抬起车把将后轮抬起，平稳移上台阶，如图7-34（a）所示。

6. 下台阶

下台阶应由照护人员操作，采用倒退下台阶的方法，使用者坐稳扶好，照护人员提起车把，缓慢将后轮移到台阶下，再以两后轮为支点，稍翘起前轮，轻拖轮椅至前轮移到台阶下，平稳放下轮椅，如图7-34（b）所示。

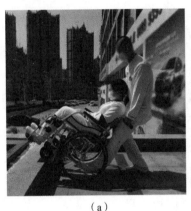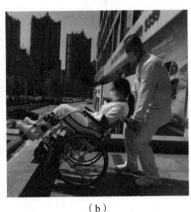

（a） （b）

图7-34 上台阶与下台阶

（a）上台阶；（b）下台阶

7. 轮椅与床之间的转移

（1）独立转移法：偏瘫和一侧下肢截肢等有一侧健全肢体的使用者常采用先站立再转动方向的转移方法，如斜角法、直角法；双下肢截瘫或肌力差者常采用滑动的转移，从轮椅的下面、侧面和后面完成转移。独立转移方法要求使用至少具备一定的伸肘功能以完成支撑动作。

（2）部分帮助转移法：照护人员用自己的膝和足固定使用者的膝和足，双手握住使用者的腰带或托住双髋或一只手置于髋下，另一只手置于肩胛部向上提；使用者用健手支撑在扶手上或护理者的肩部用力站起，以健侧为轴转身坐在床上。根据情况，帮助者也可扶持使用者肩胛部或托住双肘。

（3）全部帮助转移法：两人转移四肢瘫的使用者——训练人员站在使用者身后，双手从腋下伸出抓住使用者交叉的前臂，另一训练人员站在使用者的侧面，一只手于使用者大腿下方，另一只手放在小腿的下方，同时，抱起并移向轮椅。或者一人转移四肢瘫的使用者——护理人员身体向后倾倒，抵住双膝搬动使用者，将其拉起呈站立位，然后向床边移动，护理人员一手扶住其臀部，另一手向后滑到使用者的肩部以稳定躯干，把使用者放到轮椅上。

二、电动轮椅的应用

（一）电动轮椅的结构

电动轮椅是采用动力推进，为行动不便的人提供轮式移动和身体支撑的装置。电动轮椅基本上分为底座传动系统、电动控制系统、人机界面和座椅及姿势变换机构四大部分。

（二）电动轮椅的种类

电动轮椅根据动力结构形式划分出多种功能类型。使用方式上分为室内型和室外型；驱动类型上分为前驱、中驱、后驱类型；结构上分为一般型电动轮椅、动力底座型电动轮椅、外挂动力型两用轮椅；使用程度上分为轻度使用、简单康复使用、复杂康复使用、高活动需要适用、儿童专用及其他等级需要使用。

电动轮椅的出现让使用者可以在出行过程中节省体力，并且到达一些原来难以到达的地点以便更好地融入社会。一些高级电动轮椅还具有多姿态调节功能，帮助使用者精细化实现坐姿减压，一些头部控制、下巴控制的组件还可以为特殊需要的使用群体提供驱动选择。

（三）电动轮椅的使用

（1）乘坐轮椅前先进行检查，如检查胎压是否合适，检查电池电量是否充足；确保轮椅处于带离合状态。

（2）坐到轮椅上后，系好安全带，打开电动电源，电动轮椅的指示灯会亮起；先将速度调至最低，操作熟练后根据需要调整速度，向行驶方向缓慢推动操纵杆。

（3）电动轮椅行驶过程中，若要在行驶途中制动电动轮椅，松开操纵杆使其复位即可，使用者可以根据自己的身体情况和路面选择电动轮椅的行驶速度。

（4）电动轮椅的电池电量不足时应及时充电。

三、轮椅坐垫的应用

不是每位轮椅使用者都有患压疮的风险，然而一旦压疮出现，后果往往很严重。对于轮椅使用者来说，压疮越大，问题越严重。压疮需要长时间的卧床休息。如果压疮感染，感染可能扩散至血液、心脏或骨骼，均可能导致严重的疾病和死亡。轮椅使用者压疮最可能发生在坐骨、尾骨、骶骨、髋骨、肩胛骨、脊柱等位置。预防压疮需要使用减压坐垫，减压坐垫有助于减轻压力。任何可能发生压疮风险的使用者都应使用减压坐垫。

轮椅坐垫主要为使用者提供坐姿舒适和减压作用，没有哪一款坐垫能够做到适合所有人。轮椅坐垫产品经过多年的发展，市场上主要包括海绵、凝胶、充气、混合型多类材质的无源静态减压坐垫，以及有源动态减压坐垫。对于使用坐垫的轮椅使用者来说，稳定性、清洁便利性、轻量化、质轻、减压、舒适是需要考虑的重点因素。需要注意的是，坐垫需要外置坐垫套以避免内部受潮，两个坐垫套轮流使用有助于坐垫的保养。

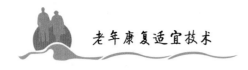

（一）坐垫产品的种类

坐垫能够增加受压部位的承重面积以降低局部压强，使压力分配均匀，减少使用者皮肤擦伤和压疮的机会；并且给使用者提供足够的承托，使乘坐舒适，有利于保持稳定的坐姿。不合适的减压坐垫最可能导致压疮、严重伤害甚至死亡。对许多使用者而言，舒适的坐垫可以延长他们使用轮椅的时间。

轮椅坐垫的三个要素是舒适、减压和姿势支持，一般要求坐垫软硬适中，有良好的均压性、透气性、散热性、吸湿性，便于清洁等。

（二）坐垫使用

轮椅坐垫应满足如下要求：为臀部和大腿提供稳定的支撑面；对于坐姿状态下的骨性突出部位能够提供有效减压作用；所配置坐垫的尺寸应适配于椅座；正确使用和放置坐垫的方法（哪面朝上，哪面朝前）；使用者可以获取使用和清洁、保养坐垫的方法。

任务五
个人卫生护理相关康复辅具的应用

一、如厕相关辅具的应用

对于如厕障碍或频繁去厕所的使用者来说，如果随便选择辅具产品可能会加剧身心功能的下降。选择如厕辅具时，应充分评估老年人的功能状态，同时，也要考虑如何让老年人延长自己的可自理状态，不可自理的部分是否可以通过康复、医疗途径进行改善。下面介绍一些常见的如厕辅具。

1. 移动厕椅

当老年人走路困难，卧室离厕所距离较远时，可采用移动厕椅，放置在卧室及床边，便于身体虚弱或肢体障碍的老年人使用。移动坐便椅种类较多（图7-35），应根据老年人身体状况、实际需要选择相应辅具。

2. 坐便器增高器

由于下肢肌肉力量或关节承受内部反力的能力减弱，老年人在便前便后坐下、站起时通常感到困难。适当增高坐便器高度，能在很大程度上缓解老年人行动上的不便，尤其适合于髋、膝、踝关节活动障碍的老年人。增高的方法有多种，如在装修时可在坐便器下方用水泥垫高，或者在不改变原有坐便器的基础上加设垫圈，也可以使用电动升降的坐便器升高器，如图7-36所示。

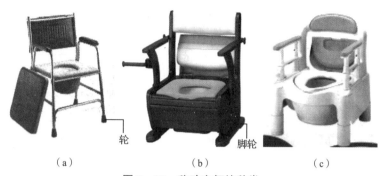

图7-35　移动坐便椅种类

（a）普通坐便椅；（b）沙发式坐便椅；（c）树脂式坐便椅

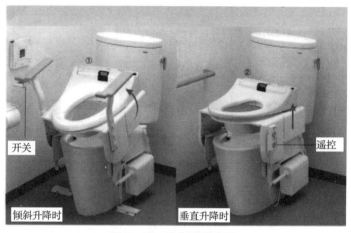

图7-36　坐便器升高器

3. 扶手

老年人从坐便器上站起时容易引起头晕和血压的波动，从而致使身体失去平衡。因此，老年人使用的坐便器旁边应当安装扶手，帮助老年人站立、坐下、起身。

4. 转换便座

由于地域习惯差别以及建筑新旧程度不一，部分建筑的厕所依旧使用蹲便器，然而老年人很难长时间保持下蹲姿势，同时，老年人从下蹲姿势到站立姿势，变化幅度较大，容易引发头晕或者血压升高，往往导致站不稳或摔倒的情况发生。因此，老年人使用的厕所应配备坐便器，若不想大范围动工改造，可使用转换便座进行改装，如图7-37所示。

5. 便器

常用于卧床患者的大便护理，根据功能可选择插入型便器与不需要抬腰型便器。便器种类、优点与使用场合见表7-1。

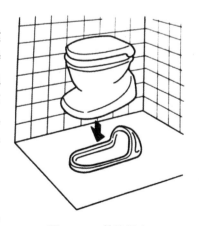

图7-37　转换便座

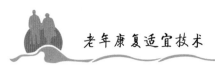

表 7 – 1   便器种类、优点与使用场合

种类	优点与使用场合	图片
插入型便器	仰卧位放入臀部下方使用；塑料制品，方便拿取、清洗。 适合无法保持坐姿、卧床老年人	
不需要抬腰型便器	仰卧位且不需要抬臀和腰部，放入臀部下方使用。 适合下肢完全无力、卧床老年人	

6. 小便器

常用于卧床厕所的小便护理，根据患者功能可选择。

小便器种类、优点与使用场合见表 7 – 2。

表 7 – 2   小便器种类、优点与使用场合

种类	优点与使用场合	图片
普通小便器	站坐都可立即使用，接口大、使用方便，清洁方便。 适合有尿意但无法移动到卫生间的人	男性用　女性用
落差型小便器	接收器与容器部分离，储存量比普通小便器大。 适合有尿意但无法移动到卫生间的人	男性用 女性用
自动导入型小便器	接收器感知到排尿后自动启动，将尿导入容器部，噪声较大。 适合尿失禁、卧床老年人	

续表

种类	优点与使用场合	图片
内置导入型小便器	专用尿片内置感应器、尿导管，自动感知排尿并导入容器部。尿片一天换一次。 适合长期卧床或夜间不想更换尿垫的老年人	

7. 自动排泄处理装置

无法频繁更换体位的老年人，由于一直处于仰卧位，排便较困难，自动排泄处理装置（图7－38）能利用传感器对老年人的排便、排尿进行自动感知，随即以温水边清洗、边抽引，同时，用热风实施干燥，以微风定时干燥，保证老年人一直处于舒适状态。

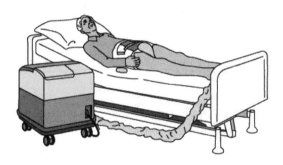

图7－38　自动排泄处理装置

8. 吸收辅具

吸收辅具分为外侧用和内侧用两种：外侧用辅具主要有轻微失禁专用内裤、成人拉拉裤、两穿纸尿裤；内侧用辅具主要有尿片、尿布。对于失禁、轻微失禁、夜间失禁、卧床等如厕障碍的老年人，通常使用吸收辅具解决其如厕障碍问题。外侧用和内侧用吸收辅具通常是搭配使用的，如图7－39所示。

二、洗浴相关辅具的应用

洗浴相关的辅具中最常用的就是各类洗浴凳、椅，洗浴轮椅或洗浴如厕两用椅以及洗浴床的使用。应根据使用者的身体状态、照护者的照护方式以及使用环境选择合适的辅具产品。

洗浴凳/椅、洗浴轮椅及洗浴床的种类与应用范围见表7－3。

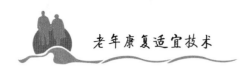

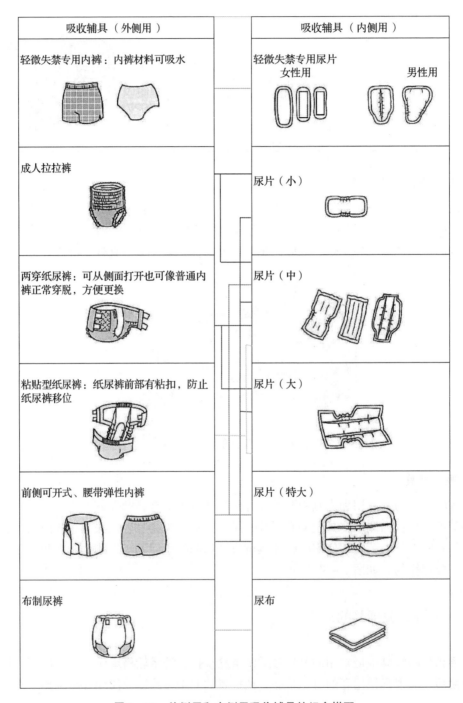

吸收辅具（外侧用）	吸收辅具（内侧用）
轻微失禁专用内裤：内裤材料可吸水	轻微失禁专用尿片 女性用　　　　　男性用
成人拉拉裤	尿片（小）
两穿纸尿裤：可从侧面打开也可像普通内裤正常穿脱，方便更换	尿片（中）
粘贴型纸尿裤：纸尿裤前部有粘扣，防止纸尿裤移位	尿片（大）
前侧可开式、腰带弹性内裤	尿片（特大）
布制尿裤	尿布

图 7-39　外侧用和内侧用吸收辅具的组合搭配

表7-3 洗浴凳/椅、洗浴轮椅及洗浴床的种类与应用范围

种类举例	图片	特点与适用人群
固定式可上翻式浴凳		安装于浴室墙面，不用时可上翻不占空间； 适用于洗浴空间较为狭窄区域或自理老年人洗浴时临时使用
非固定式浴凳		双侧扶手便于老年人抓握，良好的防滑性能，便于老年人多角度清洗身体； 适用于坐位平衡能力较好的老年人
折叠浴椅		低靠背，可折叠放置； 适用于洗浴环境较为狭窄的家庭
浴椅不带扶手		带靠背不带扶手的浴椅； 适用于有一定坐位平衡能力的老年人
浴椅带可卸扶手		带扶手浴椅，扶手可卸除，便于进行轮椅坐位转移； 适用于坐位平衡力较差，须进行轮椅坐位转移的半自理老年人

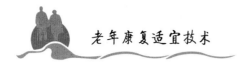

续表

种类举例	图片	特点与适用人群
可旋转浴椅		浴椅带扶手，可进行旋转； 适用于坐位平衡力较差的半自理老年人，旋转的设计便于照护人员多角度清洗老年人身体与辅助转移
两用洗浴轮椅		带轮、带扶手、带排泄孔的洗浴轮椅，可与马桶配合完成如厕，也可进行洗浴； 适用于能保持坐位但无法站立行走的老年人，便于照护人员护理，不需要频繁进行轮椅—马桶—浴椅间转移
高靠背洗浴轮椅		带头靠、半躺位的洗浴轮椅； 适用于头颈支撑力弱，坐位平衡能力差的老年人进行转移与洗浴
可移动浴床		用于卧床老年人淋浴，老年人从床边转移至浴床后可直接推入浴室洗浴

1. 智能洗澡机

为了提高长期卧床老年人的生活质量，减少照护人员负担，养老机构往往使用智能洗澡机为卧床老年人洗浴。

常用的辅助洗浴设备见表7-4。

表7－4　常用的辅助洗浴设备

图片与特点	图片与特点
 步入式浴缸：用于可行走的老年人盆浴，避免跨越浴缸时的风险。有气泡浴、冲击浴、涡流浴功能，可进行水疗	 升降淋浴床：安装于浴室墙壁，用于卧床老年人淋浴。升降功能便于护理人员转移老年人
 机械助浴：老年人从床边转移至浴床后可直接推入浴缸内洗浴	 浴缸与升降设备：可将老年人运送并移至浴缸进行盆浴。常与水疗设备配合使用
 多功能洗澡机：配套的洗浴轮椅可滑入浴缸中，老年人可以安全转移入浴缸进行自动洗浴	 多功能自动洗澡机：老年人从床边转移至浴床后可直接推入洗澡机内。洗澡机可进行自动洗浴与烘干。舱式设计能有效保护隐私

2. 其他

浴室中经常使用的辅具有浴缸坐板、浴缸凳、防滑垫，长柄搓背刷、防水护浴套等，如图 7-40 和图 7-41 所示。

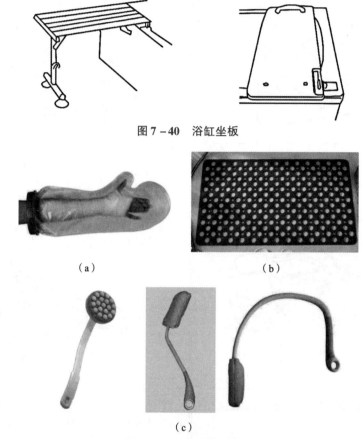

图 7-40　浴缸坐板

（a）　　　　　　　　　　　　　　（b）

（c）

图 7-41　浴室常用辅具

（a）防水护浴套；（b）防滑垫；（c）长柄搓背刷

任务六
日常生活康复辅具的应用

一、饮食相关辅具的应用

（一）围兜

易擦型防水橡胶围兜如图 7-42 所示。

适用人群：有吞咽障碍和上肢运动障碍的老年人等。

结构功能：简单、轻便防水橡胶围兜，底部接物兜可接住食物残渣，可拆洗，通过颈部纽扣搭接，可以卷起来便于存放。

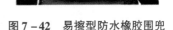

（二）防洒助餐盘、餐碗

防洒助餐盘、餐碗可分为吸盘防洒助餐盘、吸盘防洒助餐碗和手柄助餐碗，如图 7 – 43 所示。

图 7 – 42 易擦型防水橡胶围兜

1. 吸盘防洒助餐盘

适用人群：上肢或严重身体运动障碍者，不能端碗的老年人等。

结构功能：盘子有一个高的后壁来辅助舀盛餐具中的食物，餐具底部带有防滑吸盘垫，保证使用过程中碟子不打滑。

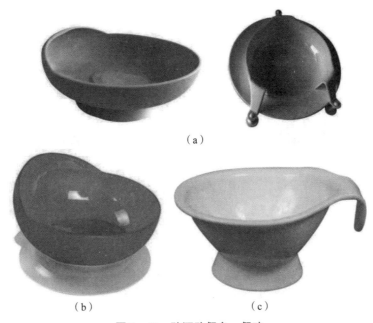

（a）

（b）　　　　　（c）

图 7 – 43 防洒助餐盘、餐碗

（a）吸盘防洒助餐盘；（b）吸盘防洒助餐碗；（c）手柄防洒助餐碗

2. 吸盘防洒助餐碗

适用人群：上肢或严重身体运动障碍者，不能端碗的老年人等。

结构功能：特点为高的边沿便于舀取，避免碗烫、溢出食物，碗底硅胶采取按压排空的方法吸住桌面，防滑防洒。

3. 手柄防洒助餐碗

适用人群：手部无力、偏瘫、手抖、不能端碗的老年人等。

结构功能：特点把手设计、便于拿放、碗口一边容易流出，解决进食困难，防滑防洒。

（三）餐匙和餐叉

餐匙和餐叉可分为可弯柄餐匙/叉、加重餐具、防抖助食叉/勺，如图 7 – 44 所示。

1. 可弯柄餐匙/叉

适用人群：患有抓握障碍、上肢运动障碍或严重关节炎的老年人等。

结构功能：可弯柄餐匙/叉头部分具有柔性，可弯曲成任意角度；配有组合软垫抓握手柄，使把持更加舒适和轻松。

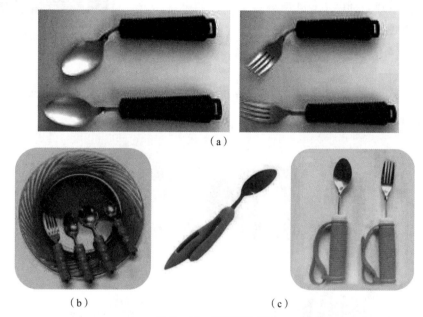

图 7 – 44　餐匙和餐叉

（a）可弯柄餐匙/叉；（b）加重餐具；（c）防抖助食叉/勺

2. 加重餐具

适用人群：患有抓握障碍、上肢运动障碍或上肢不自主震颤的老年人等。

结构功能：加重餐具辅助稳定震颤的手。

3. 防抖助食叉/勺

适用人群：手和手指变形、疼痛、握力下降等导致的握力低下、没有握力的老年人；肘、肩关节运动障碍导致拿重物有困难的老年人等。

结构功能：叉勺可根据左右手进行弯折，凹面防滑把手，防抖绑绳可调节松紧，即使握力弱的人也可以稳稳握住。

（四）防抖助食餐筷

适用人群：手抖、手指痉挛、手部残疾等无法使用餐具的老年人等。

结构功能：筷尖刻有防滑的槽，有效防止食物滑落。筷子可自动张开，解决食指中指无法正常弯曲的问题，微小力量也可控制筷子，如图 7 – 45 所示。

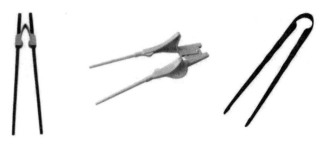

图 7 - 45　防抖助食筷

（五）杯具

杯具可以分为开口水杯、防摔吸管杯和多功能护理杯，如图 7 - 46 所示。

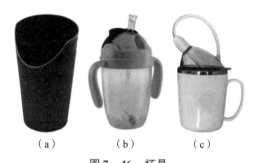

（a）　　　　　（b）　　　　　（c）

图 7 - 46　杯具

（a）开口杯；（b）防摔吸管杯；（c）多功能护理杯

1. 开口水杯

适用人群：适用于颈部受伤、颈部后倾斜或转动头部有困难、容易噎食的老年人。

结构功能：杯身轻，独特的鼻口开放设计使得使用者在喝水的时不用低头，杯沿不会卡在脸上，降低由于仰头饮水造成呛咳误吸的风险。

2. 防摔吸管杯

适用人群：适用于颈部活动不便、容易呛咳、手抖的老年人。

结构功能：吸管防洒、防呛水，用嘴轻轻压在吸管嘴上再用牙齿轻轻咬住吸管嘴，便可轻松吸水，倾斜不漏水，带有刻度，方便计算饮水量，双手柄方便老年人抓握，不容易掉。

3. 多功能护理杯

适用人群：患有脊髓损伤、严重肢体障碍或上肢运动障碍的老年人等。

结构功能：吸管可调节，防呛水，倾斜不漏水，去掉吸管可当流食杯使用，保温防洒，也可作为日常水杯使用，有把手方便拿握。

（六）辅助固定器具

辅助固定器具可分为杯架、吸管固定器、防滑垫，如图 7 - 47 所示。

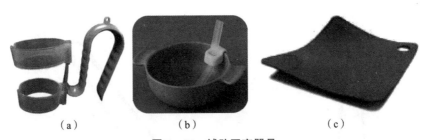

（a）　　　　　　　（b）　　　　　　　（c）

图 7 - 47　辅助固定器具

（a）杯架；（b）吸管固定器；（c）防滑垫

1. 杯架

适用人群：上肢功能障碍的老年人等。

结构功能：杯架带把手，防滑防倒。

2. 吸管固定器

适用人群：有上肢功能障碍、吞咽困难的老年人等。

结构功能：硅胶吸管，夹子可以夹在碗、杯子的边缘，是老年人喝汤、喝水好帮手。

3. 防滑垫

适用人群：有上肢功能障碍者的老年人等。

结构功能：保持杯、盘子在适当位置，防止餐具滑动。

二、药品相关辅具的应用

药品相关辅具可分为智能定时药盒、药丸吞咽壶、药品切片器和药品研磨器以及眼药水助滴器，如图 7 - 48 和图 7 - 49 所示。

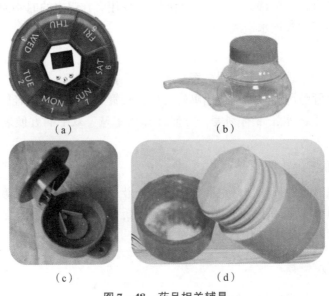

（a）　　　　　　　　　　　　（b）

（c）　　　　　　　　　　　　（d）

图 7 - 48　药品相关辅具

（a）智能定时药盒；（b）药丸吞咽壶；（c）药品切片器；（d）药品研磨器

1. 智能定时药盒

适用人群：健忘的老年人等。

结构功能：小巧便携、一次设置天天提醒，每个独立避免服错，带夜光灯，方便夜间使用。

2. 药丸吞咽壶

适用人群：吸食力减弱的老年人等。

结构功能：帮助吸食力弱的患者服药、喝水时使用。壶口经过特殊设计，水不易洒出，可直接吸饮，也可配合特质的吸口使用。

3. 药品切片器和药品研磨器

适用人群：吞咽困难的老年人等。

结构功能：轻松将药物平均分割，研磨，方便取用、吞咽。

4. 眼药水助滴器

适用人群：手抖的老年人等。

结构功能：准确防止手抖、节省不浪费、清洁不污染、可自助滴眼药水。

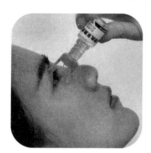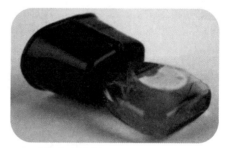

图 7 - 49　眼药水助滴器

三、理容清洁辅具的应用

（一）口腔清洁辅具

1. 牙刷

牙刷可分为电动牙刷和可变形手柄牙刷两种，如图 7 - 50 所示。

1）电动牙刷

适用人群：手抖、上肢无力、手部把持能力低的患者、老年人等。

结构功能：刷头声波高频振动、防止手抖、清洁全面、防水。

2）可变形手柄牙刷

适用人群：手抖、上肢无力、手部把持能力低、手部关节僵硬的老年人等。

结构功能：牙刷手柄形状可随意调节、无数次变形。

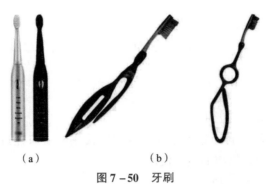

（a）　　　　　　　　　（b）

图7-50　牙刷

（a）电动牙刷；（b）可变形手柄牙刷

2. 漱口盆

适用人群：卧床的老年人等。

结构功能：手柄方便把持，凹槽贴近面部使用，大小适中，可放在床边供吐痰、漱口使用，如图7-51所示。

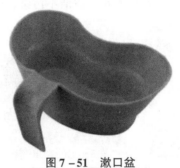

图7-51　漱口盆

（二）头发理容辅具

长柄发梳、发刷

适用人群：上肢活动不便、关节炎、肩周炎、颈椎病、胳臂不能举起的老年人等。

结构功能：手臂延长，手柄部位防滑材质，老年人梳头更方便，如图7-52所示。

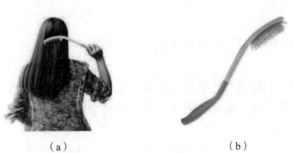

（a）　　　　　　　　　　　（b）

图7-52　长柄发梳、发刷

（a）长柄发梳；（b）发刷

（三）穿衣辅助器

穿衣辅助器可分为系扣拉链辅助器、穿衣辅助杆、穿袜辅助器，如图 7－53 所示。

1. 系扣拉链辅助器

适用人群：手部外伤、手指变形、手指手腕活动不便、握力不足的老年人等。

结构功能：不锈钢扣环经久耐用，握把柔软有螺纹更适合把持。

2. 穿衣辅助杆

适用人群：患有关节炎、腰、腿、背、腿伤痛的老年人等。

结构功能：手柄柔软易于抓握，可以用于穿脱上衣、穿脱鞋、脱袜、还可以作为晾衣竿，拿取高处晾晒衣服。

3. 穿袜辅助器

适用人群：关节炎、腰、腿、背、腿伤痛病人、不能弯腰的老年等。

结构功能：将袜子套在穿袜辅助器上，手拽布绳，脚深入袜子开口处，提拉布绳，袜子穿好，同时拉起穿袜辅助器。

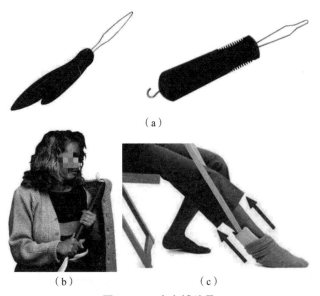

（a）

（b） （c）

图 7－53 穿衣辅助具

（a）系扣拉链辅助器；（b）穿衣辅助杆；（c）穿袜辅助器

项目八　老年康复案例介绍

【知识目标】

略。

【能力目标】

略。

【素质目标】

略。

【思维导图】

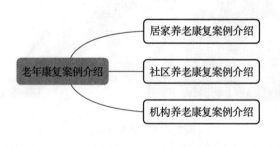

任务一
居家养老康复案例介绍

　　居家养老，是指以家庭为核心、以专业化服务为依靠，为居住在家的老年人提供以解决日常生活困难为主要内容的服务。居家养老康复服务由经过专业培训的服务人员上门为老年人开展照料服务与医疗康复。

我国失能老年人、高龄老年人、空巢老年人数量巨大。中国人的养老观念倾向于选择居家养老。这部分人多数分散居住在各自家庭中，其养老不仅有生活照料、精神慰藉问题，更有医疗康复问题。居家养老康复服务是一种既不同于家庭保姆，也不同于一般意义上家政服务的独特养老方式。居家养老康复服务是专业性强的服务，服务工作人员须具有一定医疗康复知识和技能，才能较好解决这些问题。下面举例说明。

案例一：老年人骨折 2 年不愈合，居家康复显奇效

肖老先生，2 年前左胫腓骨骨折，在××医院行"左胫腓骨骨折切开复位外固定术"，术后 1 年在家由保姆负责生活照顾，骨折不愈合伴溃疡形成。1 年前至××医院做"左下肢皮瓣移植术＋左小腿外固定取出术＋左胫骨骨折外固定装置固定术＋左小腿切口 VSD 负压吸引术"。二次手术半年后骨折仍愈合不良。为促进骨折愈合，改善肢体功能他到××医院康复科就诊，康复科医务人员对肖老先生的病情进行了全面评估，仔细分析了他的影像资料，并结合病史明确指出，应根据 Wolf 定律，循序渐进地进行负重训练，促进骨痂塑形、骨折愈合，但由于医院床位紧张和医保政策限制而无法满足肖老先生长期住院治疗的需要。经家属要求，由医院康复科医务人员上门为其提供居家养老康复服务，一方面为其提供日常生活照护的是经过医院康复科专门培训的养老护理员；另一方面，医院康复科医务人员为其制订康复训练方案，并上门定期作康复训练指导，跟踪评估效果，适时调整康复训练方案。经居家养老康复治疗 1 月余，肖老先生左下肢肌肉萎缩改善、X 线可见骨痂形成。康复前骨折仍愈合不良如图 8－1 所示。

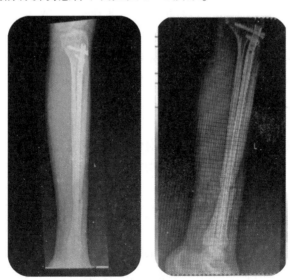

图 8－1 骨痂塑形情况

结合案例知识讲解：骨折术后的康复训练

骨折术后的康复训练应如何进行？骨折治疗最终目的是使患者尽早最大限度地恢复功能，任何手术绝不可能是治疗的全部，故康复在骨折患者的治疗中占举足轻重的地位。康

复功能训练可以有效地改善和促进血液循环、消除肿胀、加速骨折愈合，避免组织粘连、瘢痕形成、肌肉萎缩、关节僵硬等。

骨折术后的康复训练一般可分为以下四个时期进行：

（1）一期康复（术后1~2周）。此时伤肢肿胀、疼痛、骨折断端不稳定，容易再移位。因此，功能锻炼的主要目的可以肌肉锻炼为主，主要目标在于保持肌肉张力和减轻局部肿胀，防止出现关节僵硬和肌肉萎缩，使骨折愈合与功能恢复相结合。早期卧床休息，将患肢置于舒适位置，并保持其略高于心脏水平，可促进静脉的回流，并做向心性按摩以利于肿胀消退。进行患侧股四头肌等肌群的等长收缩，即在关节不动的前提下，使肌肉有节奏地收缩和放松，每日4~5次，每次5 min左右，结合患肢踝关节的主动背伸及跖屈运动，以不产生疲劳感为原则。此期的康复训练，原则上除了骨折处关节外，身体的其他部位均应可以进行正常活动。

（2）二期康复（术后2~4周）。这一时期，骨、关节、肌肉、韧带等组织的损伤及手术切口正在愈合，手术部位疼痛、肿胀明显缓解或消失，骨折端已有纤维连接，并正在形成骨痂。在此期间，可进行关节活动，指导患者对患肢在床上进行不负重活动，并进行膝关节、踝关节以及足的小关节主动屈伸锻炼、踝关节的背伸跖屈、股四头肌的等长收缩；同时利用牵引床进行上臂锻炼，训练臂力，以便下地时用拐，增加髋关节伸曲活动，逐渐增加锻炼强度和活动范围，使全身关节达到或接近正常的活动，使患肢的大部分功能得到恢复，但此期活动仍需限制。

（3）三期康复（术后5~6周）。在此期间继续加强患肢关节的主动训练，使患肢功能恢复正常活动范围。患者根据骨折的情况，患者可扶双拐下床活动，尤其是活动患侧膝关节及髋关节，但是伤肢严禁负重。

（4）四期康复（手术7周后）。康复训练的后期是指从骨关节等组织已经愈合到恢复全身和局部正常功能的一段时间，此时骨折已达到临床愈合或已经去除外固定，骨性骨痂已形成，X光检查已显影，骨骼有了一定的支撑力，但大多存在邻近关节的关节活动度下降、肌肉萎缩等功能障碍。此期康复的目的是恢复受累关节的关节活动度、增强肌肉的力量，使肢体功能恢复。训练方式以抗阻力活动和加强关节活动范围为主，伤肢关节的主动活动和负重练习，再加上肌力恢复训练，训练次数、时间及强度均高于前期，使各关节迅速恢复到正常活动范围和肢体的正常力量，对仍有不同程度障碍的关节、肌肉，给予有针对性的训练，并利用器械加强活动，使肢体功能得到恢复。

案例二：出院后留下肢体偏瘫后遗症，居家康复半年症后能自理

患者刘××，男，69岁，以"右侧肢体偏瘫1天，伴眩晕5 h"为主诉入×××中心医院，完善相关检查后行脑出血微创血肿清除术，术后给予药物等对症支持治疗12天（具体不详），遂转至×××中医院给予运动、针灸等综合康复治疗1月，病情好转后出院，遗留右侧肢体偏瘫。出院医嘱：①建议转当地医院继续康复及药物治疗；②戒烟酒、低盐低脂饮食；③注意休息，避免劳累；④注意饮食搭配，加强营养；⑤定期复查血常规、肝肾功、血脂、血糖、电解质、同型半胱氨酸，不适随诊。出院时由医务人员建议，经与家属

协商，康复科医务人员上门为其提供居家养老康复服务，并指导家属配合康复训练，康复科医务人员定期评估效果，适时调整康复训练方案。经居家养老康复治疗 6 月余，刘×× 能拄拐行走，生活基本自理。

任务二
社区养老康复案例介绍

　　20 世纪末以前，我国只有居家养老和机构养老这两种养老方式。随着社会老龄化加快，社会呼唤居家养老需要社区"搭把手"，把托老所、日间照料室建在社区，建成另一类"老年活动中心"。进入 21 世纪以来，社会在不断完善一个新的养老服务模式——社区养老。社区养老，是指以家庭为核心，以社区为依托，以老年人日间照料和社区医疗保健为主要内容，以定期上门服务和社区日托服务为主要形式，并引入机构专业化服务方式的养老服务体系。随着国家实施健康老龄化战略的步伐加快，社区养老服务体系和社区卫生服务体系逐渐融合，社区养老康复逐渐兴起。下面举例说明。

　　由于康复介入早，治疗措施得当，王×× 的各项功能恢复圆满达到期望目标。治疗之余，社区康复团队还就如何预防卒中复发对王×× 及其家人进行宣教，以增强防病意识。

案例三：89 岁不能进食，社区养老康复解难题

　　苏××，男，89 岁，18 天前突然流涎、口角歪斜，进食呛咳，言语不利，急至××市人民医院就诊，行头颅 CT 示：未见出血，给予抗血小板聚集、强化降脂等治疗 18 天后出院，吞咽功能无改善，言语不利，发病后，体重逐渐减轻。

　　患者 10 年前脑梗死、延髓梗死、真性球麻痹，曾在医院接受星状神经节阻滞，吞咽功能痊愈出院。二次发病出院后回家，因不能进食，卧床奄奄一息之际，抱着试试的心态，让他的孩子们去找社区养老康复中心上门救治。社区养老康复团队医务人员到他家后首先了解他的病史及先后两次住医院的治疗过程，然后接他到社区养老康复中心，先请治愈他吞咽障碍的××大学第一附属医院康复医学科专家的会诊指导。在社区养老康复中心，开始经口进食少量的糊状食物，进食呛咳，呕吐，吞咽启动延迟，喉上抬不充分。社区养老康复团队在××大学一附院康复医学科专家会诊指导下，通过全面仔细的评估，为患者制定了系统的康复治疗方案，白天在社区养老康复中心进行 IOE 营养支持，400 mL/餐，6餐/日，夜晚回家休息，并在社区养老康复中心由××大学一附院康复医学科专家给予神经阻滞 2 针，可进食面条、包子等食物；治疗第 4 天，可经口进食各形态食物，进食量正常，过程顺利无呛咳，洼田饮水Ⅱ级；到××大学一附院造影复查，返流消失，食道蠕动分级 1 级。经继续在社区养老康复中心做语言康复治疗 6 个月，患者言语功能逐渐恢复，头颅影像学检查如图 8-2 所示。康复治疗前后吞咽功能对比见表 8-1。

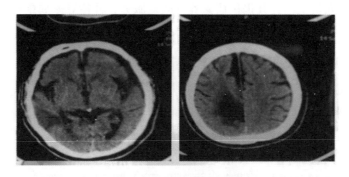

图8-2　头颅影像学检查

表8-1　康复治疗前后吞咽功能对比

项目	入院时	治疗第四天
吞咽	1. 偶尔经口进食少量稀糊状食物，进食后呕吐、咳嗽 2. IOE营养支持，400 mL/餐，6餐/日 3. 洼田饮水V级 4. 造影可见食物反流，引发呛咳，食道蠕动分级5级	1. 可进食各形态食物，进食量正常 2. 洼田饮水Ⅱ级 3. 造影反流消失，食道蠕动分级1级

老年吞咽障碍最突出的并发症为营养不良，若不进行有效干预，可加重原发病，降低免疫力，恶化疾病甚至使其向死亡转归。合理的营养支持应贯穿吞咽障碍治疗始终，但目前国内常用的留置鼻饲不但不能改善营养状态，反而带来一系列并发症。针对这种治疗现状，郑州大学吞咽障碍研究所曾西教授及其团队经过20余年的探索，发明了间歇经口至食管管饲法（Intermittent Oro-Esophageal Tube Feeding，IOE）。该方法进餐时食管经口插入，进食后立即拔出，不仅操作简便，还可有效预防和治疗营养不良、误吸性肺炎、反流性疾病等，大大增强了患者舒适度，顺应性极高，维护了患者的自尊，提高了其日常生活能力。

任务三　机构养老康复案例介绍

无论居家养老康复还是社区养老康复，都需要医疗康复机构的专业人员给予指导和示范，不但要求康复的方法要相对简单、重复次数多，风险性小，而且要求老年人的心肺等重要脏器功能不能太差，而老年人往往是患病多、重要脏器功能差，这给老年康复带来了极大挑战。具有更高专业水平的医养结合机构开展机构养老康复是老年康复事业适应适应社会健康老龄化的大势所趋。医养结合机构是指兼具医疗卫生资质和养老服务能力的医疗机构或养老机构。现举例示范如下。

大型养老机构内设老年康复医院的康复案例——
"脑外伤开颅＋气管切开"术后康复

首次病程记录

2019－12－27 16：58

李××，性别：男，年龄：64 岁。病例特点：①以"外伤后言语不清、右侧肢体无力2 月余"为主诉入院。②入院情况：2 月余前（2019 年 10 月 18 日）患者农田浇地时被物体砸伤左侧头部，当时意识不清、左侧头皮出血，晕倒在地，随即打"120"送至××县人民医院。行头颅 CT 提示：硬膜下血肿脑挫裂伤蛛网膜下腔出血左侧脑出血（详见 CT 报告单），急诊给予药物治疗（具体用药用量不详）患者仍昏迷，为求进一步诊治转至××市中心医院神经外科按"脑挫裂伤、蛛网膜下腔出血"给予"开颅术＋气管切开术"等治疗（具体不详），意识逐渐转清，生命体征平稳后出院。老年人现在情况为言语不清、右侧肢体活动无力，右上肢上举困难、右手不能抓握、右下肢不能站立行走，日常生活能力极严重功能缺陷，门诊以"颅脑损伤蛛网膜下腔出血"收入康复一区。③既往患"原发性高血压"病史。④查体：T36.7℃ P78 次／分 R18 次／分 BP171/78 mmHg 口唇稍紫绀，双肺呼吸音稍粗，双肺底可闻及少量细湿性啰音，心律齐，各瓣膜听诊区未闻及杂音，腹平软，无压痛、反跳痛，肝脾肋缘下未触及，双下肢无水肿。神经系统检查：意识水平低，无实质性语，仅能发出"enen"声音，理解力、定向力、命名能力、记忆力、计算力等高级智能检查不能配合。嗅觉、视力及视野不能配合，双侧眼球居中，双侧瞳孔等大等圆，直径约 3.0 mm，对光反射存在。双侧额纹对称，右侧鼻唇沟变浅，张口、伸舌不配合，咽腭反射差，右上肢肌力 1 级，右下肢肌力 1＋级，右侧肢体肌张力稍高，左侧肌力、肌张力正常。右侧肱二头肌腱反射（＋＋）、肱三头肌腱反射（＋＋）、膝反射（＋＋）、踝反射（＋），右侧 Babinski 征：（＋）：两侧肢体深、浅感觉不能配合。坐位平衡 1 级，立位平衡 0 级；日常生活能力评分（改良 Barthel 指数）：0 分（极严重功能缺陷，生活完全需要依赖）。⑤辅助检查：头颅 CT 示，硬膜下血肿脑挫裂伤蛛网膜下腔出血（2019－10－18××县人民医院 CT 号：CT142323）。初步诊断：①颅脑损伤蛛网膜下腔出血右侧中枢性面舌瘫肢体瘫构音障碍认知知觉功能障碍；②高血压 2 级极高危；③开颅术后。诊断依据：老年男性，明显外伤病史，既往发现原发性高血压，此次言语不清、右侧肢体无力，结合查体（同上），CT 证实。鉴别诊断：头颅 CT 诊断明确，不必鉴别。诊疗计划：①完善相关检查、检验，如心电图、下肢彩超、血常规、生化及血凝等；②稳定血压、心率、改善脑功能等药物治疗；③进行康复评定，制定康复计划、进行康复训练；④病情与患者近亲属沟通；⑤请示上级医师指导进一步诊治。

（由首次接诊的值班医师记录书写签字）主治医师：李××（签字）

2020－01－02 09：22 交班记录（由第一阶段负责又换班轮休的交班医师书写）

患者：李××，男，64 岁。入院时间：2019－12－27 16：58。以"外伤后言语不清、右侧肢体无力 2 月余"为主诉入院。入院情况：2 月余前（2019 年 10 月 18 日）患者农田浇地时被物体砸伤左侧头部，当时意识不清、左侧头皮出血，晕倒在地，随即打"120"送至××县人民医院。行头颅 CT 提示：硬膜下血肿脑挫裂伤蛛网膜下腔出血左侧脑出血

（详见 CT 报告单），急诊给予药物治疗（具体用药用量不详）患者仍昏迷，为求进一步诊治转至××市中心医院神经外科按"脑挫裂伤、蛛网膜下腔出血"给予"开颅术＋气管切开术"等治疗（具体不详），意识逐渐转清，生命体征平稳后出院，现言语不清、右侧肢体活动无力、右上肢上举困难、右手不能抓握、右下肢不能站立行走，日常生活能力极严重功能缺陷，为进一步综合康复治疗前来我院，门诊以"颅脑损伤蛛网膜下腔出血"收入科。查体：T36.7℃ P78 次／分 R18 次／分 BP171/78 mmHg 口唇稍紫绀，双肺呼吸音稍粗，双肺底可闻及少量细湿性啰音，心律齐，各瓣膜听诊区未闻及杂音，腹平软，无压痛、反跳痛，肝脾肋缘下未触及，双下肢无水肿。神经系统检查：意识水平低，无实质性言语，仅"enen"发音，理解力、定向力、命名能力、记忆力、计算力等高级智能检查不能配合。嗅觉、视力及视野不能配合，双侧眼球居中，双侧瞳孔等大等圆，直径约 3.0 mm，对光反射存在。双侧额纹对称，右侧鼻唇沟变浅，张口、伸舌不配合，咽腭反射差，右上肢肌力 1 级，右下肢肌力 1＋级，右侧肢体肌张力稍高，左侧肌力、肌张力正常。右侧肱二头肌腱反射（＋＋）、肱三头肌腱反射（＋）、膝反射（＋＋）、踝反射（＋），右侧 Babinski 征：（＋）；两侧肢体深、浅感觉不能配合。坐位平衡 1 级，立位平衡 0 级；日常生活能力评分（改良 Barthel 指数）：0 分（极严重功能缺陷，生活完全需要依赖）。入院初步诊断：①颅脑损伤蛛网膜下腔出血右侧中枢性面舌瘫肢体瘫构音障碍认知知觉功能障碍；②高血压 2 级极高危；③开颅术后。

诊疗过程描述：入院后完善相关检查、检验，给予稳定血压、心率、改善脑功能等药物治疗，同时进行康复评定，制定康复计划、进行康复训练。目前诊断：①颅脑损伤蛛网膜下腔出血右侧中枢性面舌瘫肢体瘫构音障碍认知知觉功能障碍；②高血压 2 级极高危；③开颅术后。

目前情况：患者右侧肢体活动较前有力，给予帮助或言语指导后可进行坐位支撑训练，精神较前好转，饮食、睡眠尚可，大小便失禁。专科检查：意识水平低，仍言语不消，双侧瞳孔等大等圆，直径约 25 mm，对光反射存在。张口、伸舌不配合，咽腭反射差，右上肢肌力 1 级，右下肢肌力 1＋级，右侧肢体肌张力稍高，坐位平衡 1 级，立位平衡 0 级，日常生活能力评分（改良 Brathel 指数）：5 分（转移 5 分，余 0 分）。

交接班注意事项：注意按时用药基础病治疗，嘱养老护理员做好生活护理，同时，继续改善患侧肢体运动功能训练。

（由第一阶段负责又换班轮休的交班医师书写签字）交班医师：王×××（签字）

结合案例知识讲解：养老机构内老年康复医院的医疗文书记录

大型养老机构内设老年康医院，应按医疗机构的有关法规要求进行管理，老年康复医院的康复活动记录应按照医疗活动要求记录医疗文书，一般要让患者复印在此之前住医院的病例记录，以此为进行本次康复入院的诊断和评估作参考，按照医疗活动要求记录医疗文书。一般包括首次病程记录、康复过程记录、交班记录、接班记录、出院记录等。记录人要签字并注明时间。

参 考 文 献

[1] 世界卫生组织. 健康服务体系中的康复 [J]. 邱卓英, 郭键勋, 李伦, 译. 中国康复理论与实践, 2020, 26 (1): 1 - 14.

[2] 卓大宏. 康复求知录 [M]. 北京: 中国盲文出版社, 2013.

[3] 世界卫生组织. 关于老龄化与健康的全球报告 [R]. 日内瓦: 世界卫生组织, 2016.

[4] European Commission. Taking forward the Strategic Implementation Plan of the European Innovation Partnership on Active and Healthy Ageing. https: // ec. europa. eu/health/sites/ health/files/ageing/docs/com_2012_83_en. pdf.

[5] 同春芬, 刘嘉桐. 积极健康老龄化及其影响因素的研究进展 [J]. 老龄科学研究, 2017, 5 (9): 69 - 78.

[6] 邱卓英. 《国际功能、残疾和健康分类》研究总论 [J]. 中国康复理论与实践, 2003, 9 (1): 2 - 5.

[7] 梁娟. 作业治疗技术 [M]. 北京: 中国中医药出版社, 2018.

[8] Pfeffer RI, Kurosaki TT, Harrah CH, et al. Measurementof Functional Activities in Older Adults in the Community [J]. J Gerontol, 1982, 37 (3): 323 - 329.

[9] 王玉龙, 张秀花. 康复评定技术 [M]. 2 版. 北京: 人民卫生出版社, 2014.

[10] Lawton MP, Brody EM. Assessment of Older People: Self - Maintaining and Instrumental Activities of Daily Living [J]. Gerontologist, 1969, 9: 179 - 186.

[11] 李奎成, 闫彦宁. 作业治疗 [M]. 北京: 电子工业出版社, 2019.

[12] 陈仁兴. 园艺治疗: 概念、内涵与理论依据 [J]. 残疾人研究, 2017, 32 (15): 70 - 72.

[13] 路海兰. 基于园艺疗法的老年人园艺活动设计 [J]. 城市建筑, 2018, 6 (2): 85 - 86.

[14] 王慧. 居住区适老化康复性景观设计研究 [D]. 西安: 长安大学, 2016.

[15] 贾丽璇. 基于园艺疗法角度的老年福利院景观设计研究 [D]. 雅安: 四川农业大学, 2016.

[16] 杨翎. "园艺疗法" 视角下老年慢病患者焦虑情绪的介入研究 [D]. 长春: 吉林大学, 2019.

[17] 范馨月. 老年痴呆症患者康复花园设计策略研究 [D]. 重庆: 西南大学, 2016

[18] 于悦. 西安市老年社区康健景观设计研究 (D). 西安: 西南建筑科技大学, 2017.

[19] 李树华. 园艺疗法的起源与发展 [J]. 现代园林, 2013, 10 (4): 1 - 2.

[20] 王涵. 日常园艺疗法初探 [D]. 北京: 北京林业大学, 2008.

[21] 侯莲娜. 音乐治疗研究述评 [J]. 北方音乐, 2012, 10 (1): 37 - 38.

[22] 李婷婷. 音乐疗法对养老院老年人身心健康的影响 [J]. 北方音乐, 2019 (12)

233，239.

[23] 周颖，徐乐义，李海燕．体感游戏改善脑卒中患者认知功能障碍的效果［J］．中国医药导报，2018，15（2）：115－118.

[24] 濮芷青，乔家浩，林李梵．体感游戏对脑血管病偏瘫恢复期老年患者下肢康复训练的影响［J］．中国临床新医学，2019，12（10）：1120－1123.

[25] 陈浩，刘葳，陈田．一个面向老年人娱乐健身的体感严肃游戏研究［J］．系统仿真学报，2016，28（10）：2586－2592.

[26] Saposnik G, Teasell R, Mamdani M, et al. Effectiveness of Virtual Reality Using Wii Gaming Technology in Stroke Rehabilitation：a Pilot Randomized Clinical Trial and Proof of Principle［J］. Stroke, 2010, 41（7）：1477－1484.

[27] Nitz JC, Kuys S, Isles R, et al. Is the Wii Fit a New－Generation Tool for Improving Balance, Health and Well－being? A Pilot Study［J］. Climacteric. 2010. 13（5）：487－491.

[28] Agmon M, Perry CK, Phelan E, et al. A Pilot Study of Wii Fit Exergames to Improve Balance in Older Adults［J］. J Geriatr Phys Ther, 2011, 34（4）：161－167.

[29] 孙萌，孙奎松．Wii 运动类游戏在健身和疾病康复中应用的研究［J］．体育世界，2016（9）：176－178.

[30] 纪翔，饶培伦．体感游戏在中国老年人康复领域的研究进展［J］．中国康复医学杂志，2016，31（9）：1036－1039.

[31] 代艾波，瞿畅，朱小龙．体感交互技术在运动康复领域的应用［J］．中国康复理论与实践，2014，20（1）：41－44.

[32] 谢菁．基于老年人学习需要的老年教育课程体系建设研究［D］．昆明：云南大学，2017.

[33] 徐炜芸．依托微信公众平台的老年教育微课现状研究［D］．上海：上海师范大学，2019.

[34] 张丽君．医养结合型养老机构老年福祉大学的课程设置［D］．杭州：杭州师范大学，2018.

[35] 王琼．悬吊训练的临床应用进展［J］．按摩与康复医学，2016，7（15）：16－18.

[36] 牟彩莹，罗伟．悬吊训练的生理作用与应用现状研究［J］．运动训练学，2015，5（15）：39－40.

[37] 张瑞结．悬吊训练对老年人行走能力及心肺耐力的影响［J］．中华物理医学与康复杂志，2014，36（1）：61－62.

[38] 吴晓薇．悬吊训练原理与方法［M］．北京：北京体育大学出版社. 2011.

[39] 查甫兵．悬吊技术（SET）对脑卒中患者平衡功能的影响［D］．广州：广州医科大学，2017.

[40] 刘锦仪，陈伟，吴志刚，等．低负荷运动训练对帕金森病患者步态及平衡功能的效果［J］．中国康复理论与实践，2016，22（1）：19－22.

[41] 邓金平，刘小霞．适量规律有氧运动对社区老年人体质水平及生活质量的影响［J］．中国老年医学杂志，2014，34（14）：3994－3996.

［42］ Borg G. Psychophysical Bases of Perceived Exertion［J］. Med Sci Sports Exerc, 1982, 14（5）：377 – 381.

［43］ 吕慧颐，陈晓青，周卫红，等. 偏瘫康复体操对脑卒中病人日常生活活动能力的影响［J］. 护理研究，2012，26（8）：2275 – 2276.

［44］ 李芳. 帕金森操康复训练的临床疗效观察［J］. 国际神经病学神经外科学，2015，42（3）：247 – 250.

［45］ 张梅. 康复运动处方指导老年人锻炼效果的研究［J］. 保健医学研究与实践，2010，7（3）：61 – 63.

［46］ 孙奥. 浅析大众健美操对中老年人身心健康的影响［J］. 社会体育学，2017，7（7）：114 – 116.

［47］ 李昊. 体育舞蹈对提高老年人健康的作用研究［J］. 中国老年学杂志，2011，6（31）：2385 – 2387.

［48］ 刘宇. 运动性疲劳与恢复的研究综述［J］. 科技信息，2010（7）：139.

［49］ 公璐璐. 中老年体成分与骨密度的关系［J］. 运动精品. 2018，37（7）：74 – 78.

［50］ 陈亚华. 刘燕. 林慧慧. 呼吸操锻炼对改善老年人肺功能的效果观察［J］. 现代临床医学. 2014，40（2）：134 – 135.

［51］ 陈耀英，许一，陈赛莲，等. 帕金森健康操对帕金森患者运动功能障碍的影响.［J］. 齐齐哈尔医学院学报. 2015，36（21）：3186 – 3187.

［52］ 刘国华. 盛迪晔. 渐进式抗阻训练延缓骨骼肌衰减的 Meta 分析［J］. 内江师范学院学报. 2018. 33（8）：107 – 115.

［53］ 吴军，张维杰. 物理因子治疗结束［M］. 3 版. 北京：人民卫生出版社，2014.

［54］ 金荣疆，张宏. 物理治疗学［M］. 5 版. 北京：人民卫生出版社，2012.

［55］ 何成奇. 物理因子治疗技术［M］. 北京：人民卫生出版社，2010.

［56］ 王玉秀，李伟，刘阳，等. 蜡疗配合关节松动术对脑卒中恢复期患者手功能恢复的影响［J］. 长春中医药大学学报，2016，32（6）：1209 – 1211.

［57］ Mackenzie L, Clemson L, 周淑新. WONCA 研究论文摘要汇编——慢性病管理计划（含职业疗法和理疗）能否减少老年人跌倒的风险？［J］. 中国全科医学，2014，17（21）：2512.

［58］ 张凤斋. 老年人家庭理疗不当致烧伤 11 例报告［J］. 中国社区医师（医学专业），2013，15（07）：117 – 118.

［59］ 王毅，许均黎，曲建平. 超声及生物电反馈技术治疗老年人睡眠障碍［J］. 中华综合临床医学杂志，2004，6（1）：59 – 60.

［60］ 孙星炯老年高血压病人的物理治疗［J］. 国外医学（物理医学与康复学分册），2001，21（2）：84 – 85.

［61］ 孙嘉利，范建中. 骨性关节炎的物理疗法研究进展［J］. 实用医药杂志，2004，21（8）：752 – 755.

［62］ 洪雁，赵枫林，吴会新. 神经阻滞结合超短波和调制中频电辅助治疗中老年人带状疱疹后遗神经痛［J］. 中华物理医学与康复杂志，2010，32（6）：472 – 473.

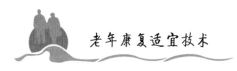

[63] 孙冬宁．综合物理治疗与现代伤口敷料系列对老年人难愈性创面的临床观察 [J]．实用医技杂志，2007，14（2）：226－227.

[64] 钱国栋，朱咏梅，方萍，等．综合治疗老年性腰椎间盘突出症的疗效观察 [J]．安徽医学，2010，31（4）：376－377.

[65] 李宁．物理因子疗法在治疗老年常见病中的作用 [J]．中国疗养医学，2009，18（4）：341－342.

[66] 安恒远，李雪萍．物理因子治疗骨性关节炎的研究新进展 [J]．中华物理医学与康复杂志，2011，33（3）：227－229.

[67] 曾蕾．物理疗法在老年性尿失禁中的应用效果 [J]．母婴世界，2017，（19）：45.

[68] 王静，段青梅，索南才措．物理因子治疗高海拔地区老年阻塞性肺气肿并肺部急性感染的观察与护理 [J]．护士进修杂志，2011，26（19）：1819－1820.

[69] 徐哲，庄素芳．老年人体位性低血压的评估及非药物干预的研究进展 [J]．护理管理杂志，2019，19（10）：723－728.

[70] 何成奇，王朴．骨关节炎与骨质疏松的关系及物理治疗中的热点与争议 [J]．四川大学学报（医学版），2014，45（1）：102－106.

[71] 冯宪煊，施慧鹏，白跃宏．老年骨质疏松性骨折的康复治疗 [J]．中华老年骨科与康复电子杂志，2018，4（1）：48－51.

[72] 李晓瑛，乔慧．老年病人静脉炎护理中物理因子干预的疗效观察 [J]．护理研究，2010，24（9）：771－772.

[73] 党俊武．老龄蓝皮书：中国城乡老年人生活状况调查报告（2018）[M]．北京：社会科学文献出版社，2018.

[74] 周燕珉，程晓青，林菊英，等．老年住宅 [M]．2版．北京：中国建筑工业出版社，2018.

[75] 王友广．中国居家养老住宅适老化改造实操与案例 [M]．北京：化学工业出版社，2018.

[76] 林曦，姚琪，章曲．家·养老——居家养老适老化改造 [M]．北京：中国建材工业出版社．2016.

[77] 全国老龄工作委员会办公室，清华大学建筑学院周燕珉居住建筑设计研究工作室．适老家装图集——从9个原则到60条要点 [M]．北京：中国建筑工业出版社，2018.

[78] （日）高龄者住环境研究所，无障碍设计研究协会．住宅无障碍改造设计 [M]．王小荣，袁逸倩，郑颖，译．北京：中国建筑工业出版社．2015.

[79] 马晓雯，谢红．国外居家环境适老化评估工具介绍及其对我国的启示 [J]．中国护理管理，2016，16（3）：381－384.

[80] 杭州市上城区市场监督管理局．DB 330102/T 331—2018 适老化住宅设计规范 [S]．2019.